阳气为重　气化为用

——雒晓东六经体系讲稿及

李可六经学术思想探讨

主　编　雒晓东　朱美玲

副主编　范玉珍　李　哲　吕少华

编　委　(以姓氏笔画为序)

　　　　刘　勇　刘梓言　许燕娟

　　　　余泽程　周志成　曾　艳

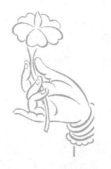

中国中医药出版社
·北京·

图书在版编目（CIP）数据

阳气为重 气化为用：雒晓东六经体系讲稿及李可六经学术思想探讨/雒晓东，朱美玲主编．—北京：中国中医药出版社，2021.9（2022.10 重印）
ISBN 978-7-5132-6701-4

Ⅰ．①阳… Ⅱ．①雒… ②朱… Ⅲ．①《伤寒论》—六经辨证—研究
Ⅳ．①R222.29②R241.5

中国版本图书馆 CIP 数据核字（2021）第 007907

中国中医药出版社出版

北京经济技术开发区科创十三街 31 号院二区 8 号楼
邮政编码　100176
传真　010-64405721
廊坊市祥丰印刷有限公司印刷
各地新华书店经销

开本 710×1000 1/16 印张 13.75 字数 247 千字
2021 年 9 月第 1 版 2022 年 10 月第 2 次印刷
书号　ISBN 978-7-5132-6701-4

定价　45.00 元
网址　www.cptcm.com

服 务 热 线　010-64405510
购 书 热 线　010-89535836
维 权 打 假　010-64405753

微信服务号　zgzyycbs
微商城网址　https://kdt.im/LIdUGr
官 方 微 博　http://e.weibo.com/cptcm
天猫旗舰店网址　https://zgzyycbs.tmall.com

如有印装质量问题请与本社出版部联系（010-64405510）
版权专有 侵权必究

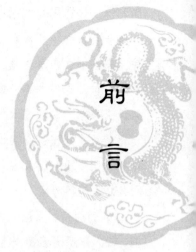

前言

我步入中医殿堂已 30 余载，研究生时期师从伤寒气化大家张斌教授，导师 3 年的谆谆教诲奠定了我在《伤寒论》气化学说方面的扎实基础。自学生时代读《伤寒论》始，我便对伤寒六经情有独钟，后又拜师李可和黄煌两位经方大家，与师一起沉潜其中，体味仲景幽思，然至今仍有大惑不解。现将多年思索写出，以与同道切磋。

《伤寒论·序》云："撰用《素问》《九卷》《八十一难》《阴阳大论》……"可见《内经》《难经》诸书也是仲景撰著《伤寒杂病论》时的重要参考书目。《内经》详于理论、灸刺，略于方药、论治。张仲景继承了《内经》的基本思想和系统理论，补其不足，一方面对"热病"大加阐发，在《素问·热论》六经分证的基础上，对外感热病演变过程中出现的各种证候进行分析、综合、归纳，从而讨论了病位表里、损及的脏腑经络、邪正虚实、病性寒热、燥湿实质、传变预后及立法处方等问题，提出了系统的六经辨证体系和施治方法；另一方面对杂病进行探讨，将《内经》的基本思想和以脏腑经络学说为核心的系统理论融会贯通，并阐述仲师对病因病机、天人相应、五脏生克制化等理论的认识，而且在每一个病的具体辨证施治过程中，将理、法、方、药熔于一炉，将理论与实践紧密结合，以病阐理，著成《伤寒杂病论》这一经典，奠定后世外感热病六经辨证和中医内科学脏腑经络辨证的根基。

仲景所论中风、伤寒、温病、湿、暍是辨病，但《伤寒论》主要是论中风、伤寒之病，中风、伤寒是贯穿疾病始终的基本矛盾；太阳、阳明、少阳、太阴、少阴、厥阴也是辨病，是反映六淫外感病在特定阶段的基本矛盾。

六经的经证、腑证或脏证是辨证中的定位，腑证和脏证又分手足经脉和十二脏腑相连。经证因其气化相通，故只有六经经证。太阳经证分中风、伤寒，太阳腑证分膀胱蓄水和小肠蓄血。阳明经证在外，腑证则或在胃，或在大肠。少阳经证在腠理，腑证则在胆与三焦。太阴脏证重点在脾，少阴脏证则分心、肾，厥阴脏证则分肝、心包。六经各具生理病理特点，如：太阳本寒标阳，标本两从，寒热两化；少阳风火壅郁，多从其本气火化；阳明因从其中气，故多湿热；太阴本湿标阴，从本而化，故多寒湿；少阴本热标阴，标本两从，故也寒热两化；厥阴本风标阴，从其中气，阴中出阳，故多寒热错杂或从阳化热之证，但终属阴极，亦多寒证，总以肝、心包功能障碍为主。

六经为病，入脏入腑多不传变，经病则多传化。邪从太阳传入阳明、少阳或少阴，传入阳明者多循皮毛肌腠而传，或邪气内逆循胸膈而至中焦阳明、太阴之腑脏；阳明、太阴腑脏之病，则多随中气虚实而互相转化。由经脉入脏腑，由太阳入少阴，这些表里传变以循经络为主。由太阴至少阴，或由脾肺病及心肾者，多为阳衰。由少阴至厥阴的传变，主要指热化证的传变，一般有肝和心包功能障碍表现，如阳亢风动、气逆昏仆之类。

《伤寒论》六经体系是疾病共性规律的概括，该书以六经生理为基础，阐释疾病的病理变化，其不仅阐释外感病，实可统万病。阳气为一身之本，若阳气充裕流畅，则万病不生，故四逆、理中、桂、萸为常备之药。三阴病皆以少阴阳气虚为其根本，故三阴病多合病、并病，且三阴多合用阳药，如大回阳饮（附子、干姜、肉桂、炙甘草）为三阴并治万全之剂。但太阴之上，湿气治之，故太阴要兼治其湿，茯苓、半夏为常用之品。厥阴之上，风气治之，多寒凝、血气凝，或阳气凝滞，或阳气散乱，可用当归四逆汤或乌梅丸、来复汤之类增损以治之。

六经本为一体，乃一气流行其间。六经之阳衰，四逆类皆可加减用之。如太阳之桂枝加附子汤，太少两感之麻黄附子细辛汤，即使胃寒、胆寒、三焦之寒证，皆可加减用之。三阴重证，无论何经，吴佩衡先生之大回阳饮均为正剂，以奠其基。

总之，阳气为一身之本，无论何处，无论何病，皆阳气之病。六经无论何经，五脏无论何脏，皆要调其阳气，治其阳气。阳气旺则人旺，阳气衰则人衰，阳气亡则人亡。阳气旺则阴寒不凝，水饮不生，血气流通，万病不生！

广东省中医院　雒晓东

2021 年 3 月

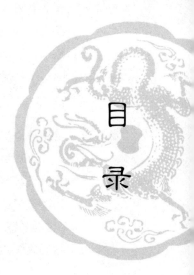

目录

第1讲 论《内经》对《伤寒杂病论》的影响

《黄帝内经》(简称《内经》)用"元气说""天人相应""阴阳五行""五运六气"等朴素的辩证唯物论的思想观点,对人体的生理、病理、诊法、辨证、治疗等方面的知识进行了概括总结,奠定了中医学的理论基础,成为后世医家和医学流派学术思想的渊源。《伤寒论·序》云:"撰用《素问》《九卷》《八十一难》《阴阳大论》……"可见,《内经》《难经》诸书也是仲景撰著《伤寒杂病论》时的重要参考书目。《内经》详于理论、灸刺,略于方药、论治。张仲景补其不足,成功地运用了《内经》的基本思想和系统理论,其一方面对"热病"大加阐发,在《素问·热论》六经分证的基础上,将外感热病演变过程中出现的各种证候进行分析、综合、归纳,讨论了病位表里、损及的脏腑经络、邪正虚实、病性寒热、燥湿实质、传变预后及立法处方等问题,提出了系统的六经辨证体系和施治方法;另一方面对杂病进行探讨,将其基本思想和以脏腑经络学说为核心的系统理论具体落实到对病因病机、天人相应、五脏生克制化的总体认识和每个病的具体辨证施治过程中,将理法方药治于一炉,理论、实践密切结合,撰成《伤寒杂病论》这一经典著作,成为后世外感热病的六经辨证和内科学脏腑经络辨证方法的渊源。正如《医宗金鉴》所云:"发明《内经》奥旨者也,并不引古经一语,皆出心裁,理无不赅,法无不备。盖古经皆有法无方,自此始有法有方。启万世之法程,诚医门之圣书。"以下从几方面探讨《内经》对《伤寒杂病论》的影响。

一、基本思想的影响

《内经》是战国时期的作品,当时诸子百家学术争鸣之风盛行。中医学也受当时哲学思想的影响,形成了自己的基本思想,包括"元气说""天人相应""阴阳五行""五运六气"学说,并用这些基本思想结合粗略的解剖知识和对人体生理病理的观察,形成了以脏腑经络学说为核心的理论体系。这是一种近似于黑箱理论的研究方法。如《灵枢·本藏》云:"视其外应,以知其内脏,则知所病矣。"这就是《内经》的总括内容。

1. 元气说　元气说来源于《周易·系辞》的"太极"说。太极根于无极，本是混沌不分，一气流行，运转不息，进而分出二仪、四象，形成万事万物。元气说引进中医学领域，形成了中医学中气的概念，即气是构成人体和维持人体生命活动的精微物质。人的生命活动、生理病理变化都是气的运动变化的结果。《素问·天元纪大论》论述了宇宙中元气不断运动变化的规律，文中引《太始天元册》云："太虚寥廓，肇基化元，万物资始，五运终天，布气真灵，总统坤元……幽显既位，寒暑弛张，生生化化，品物咸彰。"寥寥数语，已勾画出天体演化和生命发展的一幅轮廓。宇宙造化根于元气，五运循行，六气敷布，是天体运行的规律，也是总统大地万物生长变化的共同规律，自然也包括人体在内。其元气运动变化的形式，不论在人在天，均是有规律可循的升降出入。这一形式遭到破坏，则产生疾病灾害。如《素问·六微旨大论》云："出入废则神机化灭，升降息则气立孤危……故无不出入，无不升降。化有大小，期有远近，四者之有，而贵守常，反常则灾害至矣。"元气及其运动变化也是人体生命活动的根本。《素问·上古天真论》论述肾中精气及其对人体生长壮老已的重要意义，《灵枢·决气》"常先身生"之精气，《素问·五脏别论》五脏所藏之精气，《灵枢·刺节真邪》所谓"所受于天，与谷气并而充身"之真气，这些均是指人体一元之精气，是人体生命活动所赖以依存的各种物质元素的总称，亦即气血津液所赖以生成的根本，而成为人体的能量来源。亦就是张仲景在《金匮要略》中所言的"五脏元真"。其包括元阴、元阳两部分（亦即"元气""元精"）。但在其运动变化、发挥功能作用的过程中，以阳气为主导，以阴气为基础，其间存在着相互制约、互根互用、消长转化的对立统一关系。《素问·生气通天论》云："阳气者，若天与日……故天运当以日光明……"强调了注重阳气的思想。张仲景运用发挥了这一思想，在平调阴阳基础上更加注重阳气。如《伤寒论》第390条霍乱致阳亡阴竭的证候，治以回阳为主、佐以益阴和阳的通脉四逆汤加猪胆汁治疗。在少阴病的辨治过程和预后中，更是以阳气盛衰为转移。

2. 天人相应论　天人相应论也来源于当时的哲学观点。人是自然界的一部分，自然界的运动变化必然对人体产生影响，反映出各种不同的生理病理变化。如《灵枢·岁露》云："人与天地相参。"自然界对人体生理的影响，如《灵枢·五癃津液别》云："天暑衣厚则腠理开，故汗出……天寒则腠理闭，气涩不行，水下流于膀胱，则为溺与气。"《素问·八正神明论》云："天温日明，则人血淖液而卫气浮……天寒日阴，则人血凝涩而卫气沉。"《素问·生气通天论》曰："平旦人气生，日中阳气隆，日西而阳气已虚，气门乃闭。"等等。另外，还有脉色应于四时的变化。病理上也有相应的改变，如《素问·本病论》曰："夫百病者，多以旦慧、昼安、夕加、夜甚……"《素问·金匮真言论》曰："长夏善病洞泄寒中，秋善病风疟。"《素问·异法方宜论》中论述了地理环境对人的生理病理的影响。治法上提出了因人、因地、因时制宜。如《素问·五常政大论》云："必先岁气，无伐天和。"仲景学术中也继承和运用了这一观点。如《伤寒论·序》云："夫天布五行，以运万类，人禀五常，以有五脏……"《金匮要略》云："寸口脉动者，因其旺时而动，假令肝旺色青，四时各随其色……"《伤寒论》中的各经病欲解时辰都是"天人相应"这一观点的具体运用和体现。

3．阴阳五行说　阴阳讲万物的性，五行讲万物的质，阴阳五行相互联系，在人体以脏腑经络学说为客观依据，在天人相应、元气说的观点指导下，深入细致地阐述了人体生理病理，作为诊断的纲领、论治的原则，归纳药性、药味等，这些在《内经》中均有系统阐述（参考《素问·阴阳应象大论》《素问·生气通天论》《素问·至真要大论》等）。

另外，《内经》的脏腑经络、病因病机、辨证、诊法、治则学说均在仲景学说中得到了灵活运用。现举要说明，《素问·调经论》云："阳虚则外寒，阴虚则内热；阳盛则外热，阴盛则内寒。"寥寥数语，深刻表达了八纲辨证的奥义。《伤寒杂病论》据此大加发挥，贯穿于六经辨证体系中，亦为杂病辨证的纲要。同时仲景又论述了辨燥湿的内容，如六经以阴阳为三阴三阳总纲，太阳经的表实表虚、经证腑证，阳明病的燥实、湿热，又三阳病多为表实热证，三阴病多为里虚寒证，三阳三阴中又分表里，等等。病因方面，从《素问·调经论》的"病生于阴，病生于阳"发展到《金匮要略》的三因论。在标本逆从的治则中，有白虎汤治热厥的寒因寒用，承气汤治热结旁流的通因通用，厚朴生姜半夏甘草人参汤的塞因塞用，通脉四逆汤的热因热用，等等。其理论思想均直接来源于《内经》。

二、伤寒概念及内容的影响

"伤寒"一词来源于《素问·热论》"今夫热病者，皆伤寒之类也"。《伤寒论》之"伤寒"即源于此，论指一切外感热病而言。《难经》云："伤寒有五：有中风，有伤寒，有湿温，有温病，有热病。"张仲景将广义伤寒又列出伤寒、中风、风湿、温病、痉、湿、暍等名目，从而丰富了外感热病的内容，但《伤寒论》中仍以讨论外感风寒所致的狭义伤寒为主。其中对温病也做了阐述讨论，如《伤寒论》第6条"太阳病发热而渴，不恶寒者，为温病，若发汗已，身灼热者，为风温。风温为病，脉阴阳俱浮，自汗出，身重，多眠睡，鼻息必鼾，语言难出。"从其表现看，仍像是《内经》谈到的伏邪温病。《素问·生气通天论》《素问·金匮真言论》所云"冬伤于寒，春必病温""藏于精者，春不病温"，从内外因两方面对伏邪温病进行了探讨。内因为冬不藏精，外因为冬伤于寒，至春乃发为温。《素问·热论》又云："凡病伤寒而成温者，先夏至日者为病温，后夏至日者为病暑。"指出温病、暑病的界限，但均是指冬伤于寒，伏邪为患。至于《素问·评热病论》"有病温者，汗出辄复热，而脉躁疾不为汗衰，狂言不能食"的"阴阳交"亦在温热病之列。总之，《伤寒论》虽以风、寒二邪致病为主，但伤人之后，根据六经特点，即可见风、寒、暑、湿、燥、火六气的变化，燥、湿、火三气亦见于六经病理之中，故也可以说《伤寒论》是以风寒致病为例，统讲六气为病。故方有执说《伤寒论》是"论病以辨明伤寒，非谓论伤寒一病也"。

三、六经体系的影响

《素问·热论》的六经分证纲领，实为《伤寒论》六经辨证之滥觞，但《伤寒论》又有新的发展。它们均以三阴三阳六经分证，用以说明外感热病在人体的由表入里、由阳入阴、由腑传脏的传变途径，以及各个阶段正邪交争形势不同而出现的不同临床表现。这些证候的出现都与经脉循行部位以及各个经脉内属脏腑的气化功能、生理病理特点相一致。太阳为巨阳，"巨阳者，诸阳之属也……故为诸阳主气也。"外邪入侵，首犯太阳，其经脉上额交巅，入络脑，还出下项，循肩膊，夹脊抵腰中，故寒伤太阳经脉引起"头项痛，腰脊强"和"脉浮，头项强痛而恶寒"的太阳经症状。"二日阳明受之，阳明主肉，其脉夹鼻络于目，故身热目疼而鼻干，不得卧也。"因此，《内经》和《伤寒论》有关热病六经证候的分类都有其脏腑经络和气血津液精为基础，抛弃了这一基础，而单纯看作六个症候群，就会使生动活泼的六经传变规律变成僵死的教条，实际应用时无法解释错综复杂的病理现象。然而《伤寒论》的六经又较《内经》六经有了很大发展。例如，《素问·热论》的六经传变病证皆是热证，在治疗上仅指出"各通其脏脉""其未满三日者，可汗而已""其满三日者，可泄而已"的治则，而《伤寒论》的六经却体现

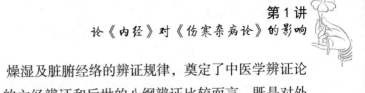

了阴阳、表里、寒热、虚实、燥湿及脏腑经络的辨证规律，奠定了中医学辨证论治的基础。另外，《伤寒论》的六经辨证和后世的八纲辨证比较而言，既是对外感热病六类证候的概括，又表现出了病变发展过程中的阶段性。太阳病多为外感疾病的初期，少阳病为渐进期，阳明病为极期，太阴病为渐衰期，少阴病为衰减期，厥阴病为极弱期。这种时空统一、纵横交错的辨证方法证明是有效的。

四、气化学说的影响

气的运动变化及其随之发生的能量转化过程称为气化。气化运动是生命的基本特征，《伤寒论》的气化学说来源于《内经》的运气学说，在阴阳五行、天人相应、元气说的指导下，以《内经》的标本中气，开阖枢的理论为论理工具，阐述人体的六经六气，以反映六经为病的生理病理特点而指导临床实践。

仲景在《伤寒论》序中言撰用《阴阳大论》，按林亿新校正的说法，《阴阳大论》即是王冰补入的七篇大论。七篇大论确以运气学说为主，看来林亿的说法可信。《伤寒论》中直接提到的运气内容很少，但还是运用了运气学说的，如六经病的欲解时间、冬至后甲子夜半少阳起等。后世张志聪为首的《伤寒论》气化学派，用气化理论对伤寒六经大加阐发，认为《伤寒论》的太阳、阳明、少阳、太阴、少阴、厥阴六经乃指人身经气，《伤寒论》的本旨期在阐明人体经气的变化，认为三阴三阳六经六气在天地之间有，在人身之中也有，无病则六气运行，上合于天；外感风寒则以邪伤正，始则气与气相感，继则从气而入经。

至于人体六气来源，来之六经，又是手足十二经的合称。而经脉内源脏腑，外络肢体，通贯表里上下，运行气血津液，并据此和三焦一起布散脏腑产生的体内元真，故《伤寒论》的六经乃是脏腑、经络、气血津液精功能变化的综合概括，是以五脏为核心，配属六腑，通过经脉连络布散而实现的物质和能量代谢过程。《素问·六微旨大论》云："少阳之上，火气治之，中见厥阴；阳明之上，燥气治之，中见太阴；太阳之上，寒气治之，中见少阴；厥阴之上，风气治之，中见少阳；少阴之上，热气治之，中见太阳；太阴之上，湿气治之，中见阳明。所谓本也，本之下，中之见也，见之下，气之标也。"以上阴阳六气标本理论，为《伤寒论》六经气化学说提供了理论根据。六经分阴阳，阴阳为标；六经分六气，六气为本，标本之间维系阴阳表里关系的为"中气"。中气在六经标本气化中有重要意义，它能使阴阳配偶，以调节气化的盛衰，使生机不息，起枢机的作用。另外，还有《素问·至真要大论》的从化理论，"所从"即依据、随从的意思。论曰："少阳、太阴从本，少阴、太阳从本从标，阳明、厥阴不从标本，从乎中也。"就人体而言，"本气"即六经所系之六气，是其功能所主的根本性质；"标气"即六经所系之阴阳，是其气化的相应表现；"中气"是阴阳相关之经，与该经互相包含、渗透、制约、生助，因而有所从之意。六经之气分为六大功能单位，内源于脏腑，外出经络，化生能量，遍布周身，各有所主。六经之气，一方面行于经脉，如日月之行有常道，另一方面循经布散，遍布通体，但受六经开阖枢的影响。开阖枢的理论来源于《素问·阴阳离合论》。人体的经脉合而言之是一个有机的整体，分而言之有阴经、阳经，而阳经有太阳、阳明、少阳，阴经有太阴、少阴、厥阴，三阴三阳各有表里相合的关系。它们在生理活动中有离有合，离是指各经各有自己的循行部位、脏腑络属关系和生理功能，合是指经气运行转输互相衔接，功能上互相为用，不可分割。故《素问·阴阳离合论》云："阴阳霎霎，积传为一周，气里形表而为相成也。"开阖枢说明了经脉生理作用的各自特点。就三阳来说，太阳主开，阳明主阖，少阳主枢；就三阴来说，太阴主开，厥阴主阖，少阴主枢。张景岳曰："太阳为开，谓阳气发于外，为三阳之表也；阳明为阖，谓阳气蓄于内，为三阳之里也；少阳为枢，为阳气在表里之间，可出可入，如枢机也。"三阴经也如同理。开阖枢三者有机联系，处于一个统一体中。标本中气通过开阖枢的内向、外向、环转流行的升降出入，以此维护体内各部的动态平衡，能量所出又与天地六气阴阳相应，方能维持人体的正常代谢与生命活动。此即六经气化理论的核心。但其来源不出《内经》。另外，六经气血多少的理论也来自《素问·血气形志》，在具体分析伤寒六经气化之理时有重要作用。

　　以上举其大要，从几方面讨论了《内经》对张仲景《伤寒杂病论》的影响，其中学术思想、基本理论已成为中医学的基础内容，六经体系、气化学说仍有多方阐发的必要，以期更加有效地指导临床，并结合西医学和现代哲学等科学理论，以促进中医学有新的突破性的发展。

第 2 讲　《伤寒论》六经气化学说阐释

《伤寒论》为中医典籍，对外感疾病，受《内经》《难经》《阴阳大论》诸经启发，创六经辨证之说。然其六经蕴义深远，不深明其所本所据，实难会通。故宋以来注家杂众，莫衷一是，惟清代张志聪、柯琴、陈修园、唐容川几位，对其多有发挥。尤在张氏，倡气化之说，本天人之理，阐明三阴三阳六经乃人身经气。其经气内源于脏腑，外达于周身，阴阳相贯，如环无端，有循经络而行者，有循三焦气化内外出入者。然其内在根据，却不离脏腑经络。以下详述之。

一、中医藏象经络学说的实质探讨

中医学的主要内容之一，就是探讨脏腑经络的本质问题。这里之所以要作此探讨，就是因为脏腑经络也是《伤寒论》六经的生理基础。

中医学的脏腑经络，不单纯是一个解剖学概念，更重要的是一个病理生理学概念，属"耗散结构"的范畴，是一种不断进行物质和能量代谢的"活的物质结构"，是一种高度有序的不断进行物质和能量补充的"气化结构"。器质性结构是生物的实体，是气化的物质基础；气化结构是气的有序运动，是实体的功能表现，但反过来又是形成实体的生命元素，二者相互依存制约。中医学的脏腑经络是二者的有机统一体，而且重点在于后者。孟庆云曾用"模型说"说明中医学的藏象概念，"藏象概念所表述的不是脏腑的实体，而是模型。"这种模型，除有解剖模拟和功能模拟外，还有对自然现象和易理的模拟，它是一个综合模型。藏象模型所要表达的生理功能，具有时间、方位、气候、心理多方面的内容。从空间坐标看，是多维空间，它的实质就在于人和周围环境相应的观点。

中医藏象学说很接近现代生物全息律的观点，认为体表、内脏、组织器官的各层次之间，形成了一个以五脏六经为中心的有机联系的整体，且时时与外界环境相通应。其联系的渠道和实质就在于经络和三焦气化，其物质和能量代谢的承担者就是经气。经气是五脏元真所化，发于六经，随三焦气化布散周身的精微物质，蕴含着较大能量，包括气、血、精、津、液五种。《素问·离合真邪论》言："真气者，经气也。"《灵枢·刺节真邪》言："真气者，所受于天，与谷气并而充身也。"很好地概括了经气的来源与本质。中医病理上的证候，即是其气化结构功能状态的反映。中医认识和治疗疾病的着眼点即在于此——调节人体的功能态，而《伤寒论》六经气化学说的精华即在于此。

二、三焦为人体一身气化之枢纽

三焦为一身脂膜、膈膜之类。唐容川认为三焦"即人身之膜膈油网是矣"。其经手少阳和心包互相络属，和胆同属少阳，其气化相通应。三焦下根于肾，上通于肺，系诸五脏六腑，外连于腠理，主通行气液，升达命火，推动激发一身脏腑经络的气化。其重点在胸腹腔的脂膜、膈膜，内有微孔络脉，为五脏六腑经气转输、上下通降、外内出入的一身气化之枢纽，通主全身气化。又按其所处部位分为上、中、下三部。上焦如雾，以概括心阳、肺卫、宗气的功能作用；中焦如沤，以概括脾、胃、胆、肠的消化功能；下焦如渎，以言二便生成、排泄的功用。

张景岳《类经附翼·三焦辨》言："三焦者，五脏六腑之总司。"三焦不枢，多假诸脏腑以为其病，或为水停，或为阳郁。如有阳郁，外则为头汗、无汗，内则为大便不出，胃气不和。如有水停，上则为口渴，中则胸满结滞，下则为小便不利。

三焦气化如下表所示。

附表：三焦气化是全身气化的概括（六经气化升降出入之机）

三焦气化	六经	气化所生来源（主）（助）	气化动向	主要功能
开	太阳	肾、肺	上升外出	宣发阳气，固护周身
	太阴	脾、心		布散水津，滋养周身
枢	少阳	心、肝	环转流行	枢转气液，周身内外
	少阴	心、肝		枢转血气，全身上下运行
阖	阳明	肺、脾	潜降内入	和降胃气，维护阳热于内
	厥阴	肝、肾		储蓄阴血，潜藏阳热

三、标本中气及其从化

标本中气及其从化来源于《素问·六微旨大论》《素问·至真要大论》，书中云："少阳之上，火气治之，中见厥阴；阳明之上，燥气治之，中见太阴；太阳之上，寒气治之，中见少阴；厥阴之上，风气治之，中见少阳；少阴之上，热气治之，中见太阳；太阴之上，湿气治之，中见阳明。所谓本也，本之下，中之见也，见之下，气之标也""少阳、太阴从本，太阳、少阴从本从标，阳明、厥阴不从标本，从其中也。"

所谓本，就是本气，来源于五脏元真，为本经气化的依据，即是对本系统脏腑经络及其所属的五体九窍物质基础和功能作用的概括。所谓中见之气，就是标本两气中可以见到相对应的气，中气为与本气相关或相反的气，在人体可以通过表里两经的络属联系而经气相互渗透，以平衡协调本经之气，促进标气阴阳的化生。"标"为标志或标识，是以本气为依据，在母脏的气化推动下和中气的渗透作用下，循三焦气化产生的物质和功能属性。

四、三阴三阳开阖枢之机

开阖枢学说源于《灵枢·根结》《素问·阴阳离合论》，以门户开阖枢转之状，说明人体六经经气的输转规律。三阳经气，太阳从开，阳明从阖，少阳为枢，三者不得相失。三阴经气，太阴从开，厥阴为阖，少阴为枢，三者亦不得相失。阴阳相贯，气里形表，内出外入，运转不息。六者均以三焦为输转之轴，为气化之机。张志聪言经气运转"舍枢不能开阖，舍开阖不能转枢"，形象地说明了它们的内在联系。

五、六经的气血多少和阴阳盛微

六经气血多少来源于《素问·血气形志》。阳明多血多气，太阳、厥阴多血少气，少阳、少阴、太阴少血多气。六经气血多少之论，主要着眼于六经本气方面，太阳多血少气，以其本寒而言，成为化生标气三阳的雄厚物质基础。言太阳之气以其三阴的精血津液为基础。厥阴的多血少气，以其藏血收蓄的特性而言，为人身给养的后勤保障。阳明为水谷之海，六气之源，故多气多血。少阴君火，少阳相火，以其阳热气化为人身立命之本，故多气少血。太阴脾、肺，肺为气之大主，脾主运化之能，皆以阳气为用。

《素问·天元纪大论》言："阴阳之气各有多少，故曰三阴三阳也。"主要指标气阴阳而言，亦随一日及四时而变。人体本气受母脏之助生化，中气之渗透，产生标气阴阳。

少阳（一阳）：（或称风木生阳）水中生阳，以厥阴为根基，阳气由微而渐而盛，外应自然春升之气，主枢，从本气而化。

阳明（二阳）：阳热已盛，内在胃肠，为其受纳消化水谷之能，主阖，从其中气而化。

太阳（三阳）：阳气最盛，充盈于周身肤表，司气立以和外界天气相应，且其阳热时时向外界放射，与自然界六气相通应，向内和六经经气相通。其气主开，从本标两化。以少阴为基。

厥阴（一阴）：主收蓄疏泄调节气血阴阳，以助少阳成化，其气主阖。

少阴（二阴）：主心血、肾精，重在心阳命火、心血肾精，重输转精血，燮合阴阳。其为先天之本，水火之基。

太阴（三阴）：主一身津液，其阴气最盛，其气主开达表。

六、五脏元真化生六经本气，循三焦气化生出标气阴阳

气化学说来源于《内经》的运气学说，与其说被张志聪等用来阐释《伤寒论》六经生理，不如说张仲景的《伤寒论》本自贯穿着六经气化之理，独张志聪能识之，其理始明。实际上，六经名称及散在的各种论述均已见于《内经》，只是张志聪按天人相应理论，为之进一步系统阐述。

自然界本是统一体，天有风、寒、暑、湿、燥、火六气，地有木、火、土、金、水五行，人居天地气交之中，以五脏六经起而应之。但在人体，以五脏为本，五脏元真以其根本属性化生出六经本气，再由本气生出六经标气，如心之元真化生出少阴君火之气，肾之元真化生出太阳寒水之气，肺之元真化生出阳明燥金之气，肝之元真化生出厥阴风木之气，脾之元真化生出太阴湿土之气，包络之元真化生出少阳相火之气。

六经即成为六大生理功能单位，六气燥湿相济，寒热相对，风火相助，互为中见，而成三大系统。六经本气又得母脏之助，中见之气的渗透，循经络通过三焦气化而成标气阴阳的开阖枢之机。

七、《伤寒论》六经传经气旺解析

人体五脏元真生化六经本气，进而产生标气阴阳，但六经六气受自然界阴阳消长规律的影响，并各有气旺之时日。一年有一年的气旺规律，一日有一日的气旺规律，故《素问·六微旨大论》云："物生其应也，气脉其应也。"自然界三阴三阳之气，以一年为规律，由一而三，由阴而阳，循厥阴→少阴→太阴→少阳→阳明→太阳的规律，各主两月，实为助旺人体六经标本之气。三阳主外，多以标气而言；三阴主内，多以本气而言，但其主要根据运气学说的天时客气规律对人体的影响。其司天在泉，年年不同，以运气为依据。但六淫邪气，中伤肤表太阳之气，则使人经气逆转，由三而一，由阳而阴，由表入里，循太阳至厥阴的传变规律而日行一经，气气相感，太阳之气，动阳明之气，循序渐进，随其气动则其经气外出太阳以应之，拒邪于表，但其是气传而非病传。若太阳气衰，卫外不固，六经又不能循序助旺太阳之气，则邪有内传之机，故有易传日数的区别。三阳多循皮毛肌腠而传，由外而内，或循经脉入腑而成腑证，或循胸膈三焦而传，由上而下，虚处则受之而留邪致病。三阴则或为传经，或为直中，总由太阳而来，虚则应之受之。因其表里两经经脉络属，气化相应，中气相见，故表里相传就为多见，亦有从里出表、脏邪还腑的，是正盛邪却，病邪有外出之机。如厥阴病的"呕而发热者"是转出少阳，"少阴病八九日，一身手足尽热者"是邪出太阳。太阴病中阳渐复，亦有转属阳明之理者。

另外，一日之内的阴阳消长也循序助旺人体六经之气，故有六经气旺欲解之理，或当其旺时，正邪交争剧烈而症状表现明显。《灵枢·邪气脏腑病形》云："中阳则溜于经，中阴则溜于腑。"故三阳病多以经证为主，三阴因脏气受损而脏不容邪，故其主要表现在腑。

八、《伤寒论》六经辨证的实质

《伤寒论》六经是系统概念，是人体物质结构及其生命活动的概括，是将人体物质结构及其功能表现分为六大系统或单位，是一生理概念，每一系统以直接联系的脏腑为核心，经络为依据，联系气血津液、五体九窍，分成六大系统，用六经气血多少、阴阳盛微反映其每一系统物质基础和功能表现的相对定量关系，用六经标本中气及其从化理论概括六经中每经的主从关系和联系方式，用开阖枢理论概括六经经气的运转规律。《伤寒论》的六经也是器质性结构和气化结构的统一体。医学的目的，一是认识疾病，一是治疗疾病。辨因、辨病、辨证是认识疾病的手段，立法、遣方、用药是治疗疾病的过程。一部《伤寒论》，全以《内经》的生理六经为基础，进行分经辨因、辨病、辨证，然后治疗。以下简述之。

1. 辨病

贯穿全过程的基本矛盾：中风、伤寒、温病、暑病、湿病、燥病、疠气。

某一阶段的基本矛盾：太阳病、阳明病、少阳病、太阴病、少阴病、厥阴病。

定六经病位及其标本从化：或从本化，或从标化，或标本两从而化。

2. 辨证

定位：当根据六经主证以定病位，以脏腑经络及所属五体九窍、皮部、经气出入之路径定位。

定性：以体内六淫气化结合外邪而定性。

定向（发展趋势）：据六气所偏及传经特点、邪正虚实而定。

定量：生理上以阴阳盛微、气血多少定量，病理上亦当结合六经阴阳气血为邪所伤程度而定，邪气之量、体质之量、病因之量及症状之量等。

3. 辨因

辨病邪：六淫疠气（邪气盛则实）相互作用致病。

辨体质：体内六气所偏（精气夺则虚），但以内因为根据。

《伤寒论》主要讨论风、寒二邪为病，虽在太阳篇有风湿、温病，在《金匮要略》中有痓病、湿病、暑病，但论之甚少，只有风、寒二邪贯穿六经，即六经皆有中风、伤寒，但风为阳邪，中于三阴，多发病较轻或从阳热化较多，故仲景也论之不详。此属仲景辨病邪之意也。关于"病发于阳，病发于阴"，是辨太阳表气之盛衰，"真气者，所受于天，与谷气并而充身也""经气者，真气也"，可见先后两天是太阳经气之本。气盛则自能拒邪，交争剧烈而发热恶寒；表气虚则正不拒邪，邪气独留而无发热恶寒，然其病位皆在于表。由于外感病邪从表而入，故《伤寒论》重在辨表气之盛衰。至其传化，则随内在六经之气性质所偏而为。此属仲景辨体质要点，也就是六经气化可反映自然界六淫属性发病的特点。

仲景中风、伤寒、温病、湿、暍是辨病，但《伤寒论》主要是论中风、伤寒之病，这是贯穿疾病发展全过程的基本矛盾。太阳、阳明、少阳、太阴、少阴、厥阴也是辨病，反映六淫外感病在某一阶段的基本矛盾。

　　六经的经证、腑证或脏证是辨证中的定位，腑证和脏证又分手足经脉和十二脏腑相连。经证因其气相通，故只有六经经证。太阳经证分中风、伤寒，腑证分膀胱蓄水和小肠蓄血。阳明经证在外，腑证则或在胃，或在大肠。少阳外证在腠理，腑证则在胆与三焦。太阴脏证则重点在脾，少阴则分心、肾，厥阴则分肝、心包，也会有外证。六经还各有自己的性质特点：如太阳的本寒标阳，标本两从；少阳的风火壅郁，从其本气而化；阳明因从其中气，故多燥热、湿热；太阴本湿标阴，从本而化，故多寒湿为患、肠胃虚寒；少阴本热标阴，标本两从，故也寒热两化；厥阴本风标阴，从其中气，阴中出阳，故多寒热错杂或从阳化热之证，但终属阴极，故亦多寒证，但总以肝、心包功能障碍为主。

　　六经为病，入脏入腑则多不传，经病则多传化。从太阳传入阳明、少阳或少阳传入阳明主要多循皮毛肌腠而传，或邪气内逆循胸膈上位而至中焦阳明、太阴之腑脏；阳明、太阴腑脏之病，则多随中气虚实而互相转化。由经脉入脏腑或由太阳至少阴之类的表里相传是循经络为主。由太阳至少阴是脾肺病及心肾，以阳衰为主。由少阴至厥阴主要指热化证的传变，应有阳亢风动、气逆昏仆之类肝和心包功能障碍的表现。六经传化特点如下。

　　（1）阳明中土，万物所归，无所复传，但可燥伤肾阴或热动肝风。

　　（2）阳明为三阴的屏障，胃气不衰则病难入三阴。

　　（3）太阳包罗六经，指其气化相通，但部位在表。

　　（4）太阳之气出入于胸中，邪气亦从其道，故太阳邪入多胸膈部位病变。

　　（5）三阴病可以脏病还腑，从里出表。

　　（6）少阴本热，为一身阳气之根，故柯琴言："少阴病是生死关"，病为最重。

　　（7）厥阴热化证则多从少阳、阳明或少阴而来，或热极动风，或蒙闭心包，或阴虚风动，心中澹澹大动。寒化证则多为直中之邪。客寒至极，不能外达，内逆少阴则死。

九、六经表里相合的三个系统

1. 太阳—少阴系统

　　整体气化规律：太阳从开，由心肺宣布气津于体表，太阳之气出入于胸中，为本气反从其母脏所出也。故太阳主表，外合皮毛，内根于肺系，司气立，统营卫，为一身之蕃篱。少阴为枢，外以助太阴之开，输转营血津液；内以助厥阴之阖，以潜藏收蓄精血，以经脉转输血气于周身。少阴为枢，主脐下小腹，反从其肝母所出，由肝助其藏血也，司神机，统一身水火阴阳，为太阳之基，内合筋骨，以精血养之。此系统主阴阳表里，为一身之大主，在四时主冬、夏，在一日主子、午，为人身之两极，外以主一身之蕃篱，统营卫，司气立，和自然环境相通应，内以司神机，统水火，为一身之大主。

2. 阳明—太阴系统

整体气化规律：阳明从阖，以通下为用，其气由腹中而降，其气反从脾母方向所出，（土能生金）由脾脏助之以燥从湿化。太阴从开，将水谷精微布散于肌表，其气由腹上升，由脾至肺，其气由心母推动布散。此系统主由阳化阴，功能化物质，重在合成代谢，主在水谷精气的补充转化。其水谷精气上升外出以助太阳系统化生营阴，下降内入助少阴系统以为元阴元阳，其功用实不可没。在四时应长夏、晚秋，在一日应申、酉、戌、亥，阳入阴中，阳消阴长，人亦应之。

3. 少阳—厥阴系统

整体气化规律：少阳为枢，以三焦为主，既居阳明、太阳之间，又为表里阴阳之界。以输转气液，外出以助太阳之开，内入以助阳明之阖（上焦得通，津液得下之理）。胁下为少阳经气出入升降之处，外合腠理，以木能生火，肝、心包以助之化气升阳。厥阴为阖，以肝、心包为主，以潜藏收蓄疏泄调节阴血。水能生木，故其母脏肾以协助之潜蓄精血，滋养筋骨，以备不时之需。其气出入于少腹胸胁，统血脉，司升发。此系统由阴化阳，木火相生，重在分解代谢，物质化功能。在四时以应春，在一日应子、丑、寅、卯、辰。阳气渐升，阳长阴消，以柔和为贵。若风火壅郁，壮火散气、食气，则为不美。重在收蓄精血，旺盛生机，从而推动机体的一切生化过程。

本文以气化学说为根据，从九个方面简要论述了《伤寒论》六经的生理基础、病理变化及其相互关系，以期为临床辨证治疗提供借鉴。

第3讲 《伤寒论》六经气化学说与临床运用

今天我们谈一下《伤寒论》六经气化学说与临床运用。

一、气和六经气化学说

1. **气的概念** 首先，我们要知道什么是气。关于这个问题，我把古人对这个问题的认识罗列了出来。气是中国古代哲学的概念，它是对宇宙万物的总结性认识，世间万物都是由气所构成。《说文解字》对气的解释是云气。象形文字中的气是三条并列的波纹，像云雾状的东西。对于气的这种认识，最晚在春秋时代就已经形成了。老子在《道德经》中描述了阴阳未判的太虚无极的混沌之境，"道之为物惟恍惟惚，惚兮恍兮其中有象，恍兮惚兮其中有物，窈兮冥兮其中有精，其精甚真，其中有信。"这种混沌之气，经过清气上升，浊气下降，清气积阳为天，浊气积阴为地，划分出了阴阳二气。管子在《管子》中谈到了精气学说，认为精气是宇宙万物的本源，他说："精也者，气之精者也"，还谈到了"有气则生，无气则死，生者以其气"。董仲舒在《春秋繁露》中谈道："元者，为万物之本。"王充在《论衡》中说："万物之生，皆禀元气。"这是古人对于气的认识。气的概念体现了流动性和可变性，聚则成形，散则为气。古希腊也有类似的观点，比如德谟克利特的原子论，他认为这个世界是由不可分割的原子和虚空构成。当然，细细比较，中国古人对于气的观点和西方的原子论还是有比较大的差别。关于气的概念，明代的罗钦顺做了很好的总结，"通天地，亘古今，无非一气而已。气本一也，而一动一静，一往一来，一阖一辟，一升一降，循环无已。"

了解古人对于气的认识，是为了理解人体的生理运转做铺垫，打下一个基础。《内经》成书的年代在战国晚期至西汉早期，书中谈到了人体气机的观念，气是构成和维持人体一切生命活动的物质。张志聪创立的《伤寒论》六经气化学说就是研究人体的经气运动变化的学说，主要就是谈经气的运转，六经最关键的就是经气。我们对人体的认识是多维度的，可以从六经的层次认识，也可以从太阳—少阴、少阳—厥阴、阳明—太阴三大系统的层次认识，也可以从阴阳的角度认识，也可以从一这个层次认识，所以，李可老中医说六经就是一经，六气就是一气，三焦就是一焦。刘力红教授也谈道，我们可以从一的层次看问题，从二的层次看问题，还可以从六的层次看问题。《伤寒论》六经学说就是从六的层次看问题。阴阳学说是从二的层次看问题。《伤寒论》六经气化学说是站在经气的角度来看待人体，这是从一的层次看问题。所以，六经气化学说的初创者张志聪才如此重视经气，乃至于说"太阳、阳明、少阳、太阴、少阴、厥阴，乃人身经气，而各有部"。六经的关键就是经气，这种认识的境界是最高的。老子在《道德经》中谈到"圣人抱一为天下式"，从一这个层次看问题才是天下的楷模。庄子说："通于一而万事毕，无心得而鬼神服。"能够把所有的事物都统一起来看，所有的事情就都解决了。比如我国古代的诗词量极其庞大，如何评价优劣？王国维是从诗词的境界和格局来评判，哪个诗词的境界和格局高，哪个就是好的。作为医者，我们也要尽可能有一个高的境界，从更高的层次来看问题，这样才能更好地解决问题。

2. 气化　我们来分析"气化"两个字。前面讲的气和看待问题的方式都是为讲解气化学说做铺垫。广义的气指的是整个宇宙的物质组成和运动，广义的化指的是整个宇宙的物质运动和变化。广义的气和化是中国古代的哲学家对宇宙的认识的概括。而对于《伤寒论》六经气化学说来说，用的是气的狭义概念，气指的是经气。狭义的化指的是经气的运动变化。在经气的运动变化里最重要的就是开阖枢。不管是有生命的，还是没有生命的，世界上所有的物质无时无刻都处在运动变化中，这些变化都可以概括为升降出入。人身一小宇宙，与之对应，人体的经气也有升降出入的运动变化，根据《内经》中的门枢模型，人体经气的升降出入可以概括为开阖枢。开指的是经气的上升外出，阖指的是经气的下降和内入，经气在表里之间的运转过程称之为枢。《内经》中谈到了经气的来源。《素问·离合真邪论》谈到"真气者，经气也"，真气就是经气。《灵枢·刺节真邪》谈到"真气者，所受于天，与谷气并而充身也"。先天父母之精气、大自然的清气，再加上水谷精微之气，在三焦混合，就形成了经气，充养五脏六腑。这就是经气的来源。由于经气来源于这三种精气的混合，所以在《中藏经》中经气也被称为三元之气，"三焦者，人之三元之气也。"体现了经气的三个方面的来源。先天之精气，就像《灵枢·决气》所说的，"两神相抟，合而成形，常先身生，是谓精。"后天的水谷精微之气可以源源不断地补充经气，还有一个是大自然的清气。经气来源的这三个方面，离开哪一个都不行，缺一不可。没有先天之精气，就没有存在的可能；

没有水谷精微之气和大自然的清气，人的生命就无法持续。

3. 经气　经气是六经气化学说最关键的内容。三焦中运行的是经气，也就是三元之气，也叫作真气。《素问·上古天真论》讲道："夫上古圣人之教下也，皆谓之虚邪贼风，避之有时，恬淡虚无，真气从之，精神内守，病安从来。"生活中没有那么多的嗜欲，恬淡虚无，心情也很放松，这时经气才能运行得非常顺畅，称为"真气从之"。《中藏经》谈道："三焦者，人之三元之气也，号曰中清之腑，总领五脏六腑，荣卫经络，内外左右上下之气也。三焦通则内外左右上下皆通也。其于周身灌体，和内调外，荣左养右，导上宣下，莫大于此也。"三焦又称为"中清之腑"，是清净顺畅的管道，对全身的五脏六腑、上下内外都有总领作用。唐容川说三焦是人体的膜膈。我认为三焦是人体的组织间隙。不管是人体的皮肤毛窍，还是脏腑骨骼肌肉，都含有三焦玄府。三焦系统，偏于内部的称为募原，偏于表的叫作玄府，位于两者之间的称为腠理。经气就运行充盛于三焦之中。通过三焦系统，经气可以到达机体的任何部位，五脏六腑、五体九窍等都可以到达。经气所起的作用就是充养人体，协助脏腑和五体九窍完成人体的各种生命活动。

4. 六经　《伤寒论》六经气化学说中所说的六经，是人体的脏腑、经络以及相对应的五体九窍生理功能的概括。比如六经中的太阳，就是膀胱、小肠、足太阳膀胱经、手太阳小肠经以及皮毛等的生理功能的概括，其余五经以此类推。六经中的每一经功能的发挥都离不开经气的作用，六经之间的功能联系更是离不开经气的运转、协调和帮助。所以，六经的本质、核心和灵魂就是经气，这是气化学说最为关注的东西。气化学说中的六经，不只是物质结构，更是气化结构、动态结构、功能结构、耗散结构，更强调的是功能。《伤寒论》六经气化学说认为，天有风、寒、暑、湿、燥、火六气，人体也有此六气。人之六气是整个人体生命活动功能的概括。张志聪在《伤寒论集注·凡例》中谈道："三阳三阴谓之六气，天有此六气，人亦有此六气，无病则六气运行，上合于天。外感风寒，则以邪伤正，始则气与气相感，继则从气而入于经。"自然界有天之六气，人体有各种不同的功能与之相应，这种与天之六气相对应的功能，就是人之六气。自然界有一种气象环境，人体也有与之对应功能的气象环境。在六经中，太阳和寒气相对应，阳明和燥气相对应，少阳和火气相对应，太阴和湿气相对应，少阴和热气相对应，厥阴和风气相对应，六经和六气有这种对应关系。《内经》中的运气学说阐述的是自然界六气的运动变化对包括人体的自然界的影响，是以自然界的六气变化为中心的学说。而《伤寒论》六经气化学说阐述的是人体内的六气变化以及人体内的经气变化，阐述的是人体内的气象环境。

人体内的六气失常后，人体内的气象环境也就失常，这时就可以用药物调整，使得偏胜或偏衰的人体内六气复常，疾病即得以治愈。比如，人体内的寒气偏胜，就用温热的药。人体若偏热，就用偏于寒凉的药物。这样的用药依据是人体，而不去关注外界环境的六气状态。《伤寒论》六经气化学说是以人体的状态为用药依据的。运气学说则特别关注外界的六气变化对人体的影响。比如夏天暑热天气的时候，会给病人用一些凉药，这就是以外界的六气为用药依据。但是，天之六气作用于人体的时候，由于人的体质差异，会产生不同的症状。比如冬天自然界寒气偏胜，人体容易受寒，受寒的病人可不只是用温热解表药。有些阴虚火旺的病人，受寒后很可能表现的却是一派热证，虽然是寒冬，但也要用辛凉解表药来解决问题。所以，《内经》中的运气学说和《伤寒论》六经气化学说还是有差异的，用药的依据不同，一个依据的是天之六气，一个依据的是人之六气，看问题的落脚点不一样。气化学说在诊治疾病的时候，辨证的依据就是人体内的六气。张志聪以及后来的气化学派医家都专门讲过这个问题，天有此六气，人也有此六气，气化学派是以人之六气为本。从以天之六气为本转换到以人之六气为本，就从《内经》的运气学说跨越到了《伤寒论》六经气化学说。

5. 气化源流　我们来看一下《伤寒论》六经气化学说的源流。气化学说涉及经气、标本中气及其从化、开阖枢等概念，这些内容都源于《内经》。张志聪从《内经》中借鉴了这些内容，把它们和《伤寒论》的六经理论结合起来，认为经气是六经的本质，把六经本气从天之六气转为人之六气，并运用这些概念来阐述人体的生理和病理，指导临床实践，这就形成了《伤寒论》六经气化学说。

这个学说是由张志聪和张令韶开创的，尤其以张志聪为核心。当然，张志聪在创立气化学说的时候，不是只研读了《内经》和《伤寒论》就创立了气化学说，张志聪也借鉴了很多历代医家的观点，比如刘完素、张从正、张景岳、吴昆、卢之颐等，这些医家把《内经》运气学说中的开阖枢、标本中气等内容和人体进行了结合，用以阐述人体的生理和病理。比如张景岳在《类经》中说："太阳为开，谓阳气发于外，为三阳之表也。阳明为阖，谓阳气蓄于内，为三阳之里也。少阳为枢，谓阳气在表里之间，可出可入，如枢机也。"但这些医家都是站在运气学说的立场来看待问题，和气化学说有很大的不同。气化学说是以人体内的经气变化为出发点，气化学说的六经本气指的是人体内的六气，是指六种功能状态。张志聪创立气化学说时就确立了这样的原则，包括后来的张令韶、黄元御、陈修园、唐容川等，都认可这个原则。张志聪的老师卢之颐运用标本中气及开阖枢理论，全面阐释《伤寒论》的内容，对张志聪创立气化学说提供了最大的启发。但是在气化学说的原则上，卢之颐的认识是不同于张志聪的，卢之颐的认识仍属于运气学说的范畴，他还是以自然界的六气为本，人体的六气为标。到了张志聪这里就不同了，张志聪是以人之六气为本，天之六气为标，诊断、处方、用药的依据是人之六气。

经气学说是气化学说的核心，而经气学说也来源于《内经》。经气的来源，《素问·离合真邪论》讲到"真气者，经气也"，《灵枢·刺节真邪》讲到"真气者，所受于天，与谷气并而充身也"，这就明确了经气的来源。经气也叫作真气，来源有三个方面。所受于天，指的是两个方面，一个是大自然的清气，另一个是先天父母之精气，再合上后天水谷精微之气，就构成了经气。经气主要是通行于三焦，所以《中藏经》讲到"三焦者，人之三元之气也"，把经气称为三元之气，说的就是经气的三种来源。

《内经》还谈到了标本中气的问题。《素问·六微旨大论》中讲道："少阳之上，火气治之，中见厥阴；阳明之上，燥气治之，中见太阴；太阳之上，寒气治之，中见少阴；厥阴之上，风气治之，中见少阳；少阴之上，热气治之，中见太阳；太阴之上，湿气治之，中见阳明。"少阳本气为火，中气为风，标气为一阳；阳明本气为燥，中气为湿，标气为二阳；太阳本气为寒，中气为少阴君火，标气为三阳；厥阴本气为风，中气为火气，标气为一阴；少阴本气为君火，中气为寒，标气为二阴；太阴本气为湿，中气为燥，标气为三阴。这就是标本中气的配属。

《素问·至真要大论》里讲到了标本中气的从化问题，"帝曰：六气标本，所从不同，奈何？岐伯曰：气有从本者，有从标本者，有不从标本者也。帝曰：愿卒闻之。岐伯曰：少阳、太阴从本，少阴、太阳从本从标，阳明、厥阴不从标本，从乎中也。故从本者化生于本，从标本者有标本之化，从中者以中气为化也。"少阳和太阴多是从本气而化，少阴和太阳有从本气和从标气两种变化方向，阳明和厥阴是从中气而化。

《内经》也谈到了开阖枢的问题。《素问·阴阳离合论》曰："是故三阳之离合也，太阳为开，阳明为阖，少阳为枢。三经者，不得相失也，搏而勿浮，命曰一阳。……是故三阴之离合也，太阴为开，厥阴为阖，少阴为枢。三经者，不得相失也，搏而勿沉，名曰一阴。"

除此以外，《内经》中还谈到了气血多少、阴阳盛衰的问题。《素问·血气形志》讲到气血多少的问题，"夫人之常数，太阳常多血少气，少阳常少血多气，阳明常多气多血，少阴常少血多气，厥阴常多血少气，太阴常多气少血，此天之常数。"六经里面气血各有多少，太阳、厥阴是多血少气；阳明是多血多气，它是气血生化之源，所以多血多气，有强大的功能，而且有强大的物质基础；少阳、少阴、太阴是少血多气，有强大的功能。《素问·至真要大论》里讲到了阴阳之气盛衰的问题，六经阴阳之气的多少是不同的，太阳阳气最多，是三阳，阳明是二阳，少阳是一阳；太阴的标气是三阴，少阴的标气是二阴，厥阴是一阴。

由此可见，气化学说所涉及的基本内容，经气、标本中气、从化、开阖枢、气血多少、阴阳盛微等，在《内经》中都谈到了。但《内经》是从运气学说的角度来看问题的，是站在天之六气对人体的重要影响这个角度来看的。张志聪把这些内容借用过来，换了一个角度，从以人之六气为本的角度来看问题，就创立了气化学说。

《内经》以后，有很多医家都在运用标本中气、开阖枢等理论，对人体的生理和病理进行探讨。这对张志聪创立气化学说也起到了重要的作用。比如，刘完素在《素问病机气宜保命集》中谈道："太阳病者，标本不同，标热本寒，从标则太阳发热，从本则膀胱恶寒。若头项痛，腰脊强，太阳经病也，故宜发汗。"运用标本中气理论来解释人体的病理状况。张子和谈道："以六气考之，厥阴为初之气，少阴为二之气，太阴为三之气，少阳为四之气，阳明为五之气，太阳为终之气，此顺也。逆而言之，正与此合，缘伤寒为病，逆而非顺也。"谈到了伤寒为病的时候，就与天之六气的传变顺序相反了。张令韶看到了这一点，就创立了传经学说，认为正常情况下，人体的经气是按照厥阴、少阴、太阴、少阳、阳明、太阳这样的顺序传变，叫作正传；一旦感受邪气，经气的传变就会逆转，转成太阳、阳明、少阳、太阴、少阴、厥阴这样的顺序，这叫气传。气传时不一定发病，病传时才发病。病传不是按照日传一经的顺序传变，而是根据症状，有哪一经的症状，病就传到了哪一经。发热，恶寒，头痛，就是病传至太阳；出现身大热，大汗，大渴，脉洪大，就是病传至阳明；出现口苦，咽干，目眩，往来寒热，胸胁苦满，就是病传至少阳；出现了腹满而痛，食不下，自利益甚，时腹自痛，就是病传至太阴；出现脉微细，但欲寐，就是病传至少阴；出现消渴，气上撞心，心中疼热，饥而不欲食，就是病传至厥阴。

吴昆在《素问吴注》中谈道："太阳在表，敷畅阳气，谓之开；阳明在里，受纳阳气，谓之阖；少阳在于表里之间，转输阳气，犹枢轴焉""太阴居中，敷布阴气，谓之开；厥阴谓之尽阴，受纳绝阴之气，谓之阖；少阴为肾，精气充满，则脾职其开，肝职其阖；肾气不充，则开阖失常，是少阴为枢轴也。"这是运用开阖枢理论阐述人体的生理。张景岳也有类似的表述，张景岳在《类经》中说："太阳为开，谓阳气发于外，为三阳之表也。阳明为阖，谓阳气蓄于内，为三阳之里也。少阳为枢，谓阳气在表里之间，可出可入，如枢机也。"这些医家谈到的标本中气、开阖枢的问题，都是在运气学说的范畴谈人体的生理和病理，和气化学说还有很大的不同。气化学说的核心是经气学说，这些医家都没有谈经气的问题；气化学说是以人之六气为本，而这些医家还是以天之六气为本。

《伤寒论》六经气化学派的医家，有张志聪、张令韶、陈修园、唐容川、黄元御等。其中张志聪是气化学派的开创者，张志聪在《伤寒论集注》里谈道："太阳、阳明、少阳、太阴、少阴、厥阴，乃人身经气，而各有部。"说六经中最重要的就是经气，这句话奠定了张志聪作为气化学派开创者的地位。张令韶在《伤寒论直解》中注释太阳病提纲证的时候谈道："此太阳经气之为病，而为太阳之总纲也。"经气为病是气化学说认识的六经病的本质。太阳病的"脉浮，头项强痛而恶寒"，阳明病的"胃家实"，少阳病的"口苦，咽干，目眩"，太阴病的"腹满而吐，食不下，自利益甚，时腹自痛"，少阴病的"脉微细，但欲寐"，厥阴病的"消渴，气上撞心，心中疼热，饥而不欲食"，这些都是经气为病。陈修园也继承了张志聪和张令韶的观点，极为看重气化学说，他说过一句非常著名的话，"六气之本标中气不明，不可以读《伤寒论》。"(《伤寒论浅注·读法》)气化学说可以阐释《伤寒论》精深的义理，若不明白气化学说，就不能读《伤寒论》，因为读不懂。

唐容川在陈修园《伤寒论浅注》的基础上，进一步引申发挥，写成《伤寒论浅注补正》，里面谈道："二张力求精深，于理颇详，而于形未悉。不知形以附气，离形论气，决非确解。"唐容川在《中西汇通医经精义》中谈道："六经出于脏腑，脏腑各有一经脉，游行出入，以布其化……谓六经之上，其主治者皆其本气也，本气根于脏腑，是本气居经脉之上也。"唐容川对气化学说也有自己的贡献，他认为六经不是虚的概念，是有内涵的，六经和脏腑经络都是有联系的。伤寒学派的很多医家在认识六经的时候，往往认为六经只是足经，不包括手经。而唐容川则明确提出六经是以脏腑为核心，也就是既有足经，也有手经。谈到太阳，就包括膀胱和小肠，还有足太阳膀胱经和手太阳小肠经；阳明就包括胃和大肠，还有足阳明胃经和手阳明大肠经；少阳就包括三焦和胆，还有手少阳三焦经和足少阳胆经；太阴就包括脾和肺，还有足太阴脾经和手太阴肺经；少阴包括心和肾，还有足少阴肾经和手少阴心经；厥阴包括肝和心包，还有足厥阴肝经和手厥阴心包经。六经中的核心是脏腑，而不是经络。脏腑是重点，经络则是次要的。所以唐容川说："六经出于脏腑""本气根于脏腑。"在气化学说中，六经的本气是最重要的，而本气来源于脏腑。由于脏腑是经脉之根，本气出于脏腑，所以"本气居经脉之上"，脏腑以及从脏腑所发出的经气比经络更重要。

除此以外，黄元御对气化学说也有贡献。人体的经脉是十二经，而《伤寒论》则合并为六经，十二经脉和脏腑怎么就合并为六经了？这是因为同一手经和足经两两相合，经气进行了合化，并以手经或足经为主。黄元御对此有较好的阐述。手足两经相合后，经气合化，有的是以足经为主，有的是以手经为主。比如太阳由膀胱和小肠，以及足太阳膀胱经和手太阳小肠经构成，在太阳这一经里，是以足经为主，手经为次。为主的称为司化，为次的称为从化。太阳就是足经司化，手经从化，以膀胱和足太阳膀胱经的功能为主。经过手足太阳经及脏腑经气的合化，在太阳一经就合化出太阳的本气——寒气。阳明由胃和大肠，以及足阳明胃经和手阳明大肠经构成。阳明经是手经司化，足经从化，以大肠和手阳明大肠经的功能为主，土随金化。经过手足阳明经及脏腑经气的合化，在阳明一经就合化出阳明的本气——燥气。少阳是由三焦和胆，以及手少阳三焦经和足少阳胆经构成。少阳经是手经司化，足经从化，以三焦和手少阳三焦经的功能为主。所以，在少阳这一经中，最重要的是三焦，而不是胆。经过手足少阳经及脏腑经气的合化，就合化出少阳的本气——火气。太阴是由脾、肺，以及足太阴脾经和手太阴肺经构成。太阴经是足经司化，手经从化，以脾和足太阴脾经的功能为主。经过手足太阴经及脏腑经气的合化，就合化出太阴的本气——湿气。少阴是由心、肾，以及手少阴心经和足少阴肾经构成。少阴是手经司化，足经从化，以心和手少阴心经的功能为主。经过手足少阴经及脏腑经气的合化，合化出少阴的本气——热气。厥阴是由肝和心包，以及足厥阴肝经和手厥阴心包经构成。厥阴是足经司化，手经从化，以肝和足厥阴肝经的功能为主。经过手足厥阴经及脏腑经气的合化，

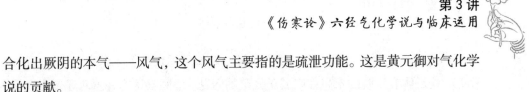

合化出厥阴的本气——风气，这个风气主要指的是疏泄功能。这是黄元御对气化学说的贡献。

二、六经气化学说的理论框架

我们看一下《伤寒论》六经气化学说的理论框架，主要由经气、标本中气及其从化和开阖枢构成。这几个方面，就像盖楼房一样，构成了气化学说这座建筑物的钢筋水泥框架。其中，经气学说是气化学说的核心和灵魂，六经中最重要的就是经气。作为气化学说的创立者，张志聪对此也做出过结论。第二个重要的概念是六经的气化特性——标本中气理论。六经中的每一经都有本气、标气和中气。本标中气理论也源自于《内经》，《素问·天元纪大论》谈道："厥阴之上，风气主之；少阴之上，热气主之；太阴之上，湿气主之；少阳之上，相火主之；阳明之上，燥气主之；太阳之上，寒气主之。"除此以外，《素问·六微旨大论》也谈到了标本中气的问题。《内经》中的这些内容都不是专门针对人体生理病理的，而是说自然界对人体的影响。比如当下是少阳火气当令，对应到人体，火热证的病人会增多。所以，《内经》中的标本中气及从化讲的是不同的气候变化对人体的生理病理产生的影响，也就是自然界对人体的影响。张志聪把标本中气借用过来，阐释人体六经生理病理气化的特点，就变成了气化学说的内容。对于气化学说而言，标本中气是对六经气化特性的概括。六经的每一经中，本气对人体生理和病理的影响最大，本气是六经主要气化特性的概括；其次是中气，中气是和本气相表里之经对本经气化影响力的概括；最后是标气，标气是六经次要气化特性的概括。"本之下，中之见也；见之下，气之标。"说的就是这个意思。

1. 六经本气的生理病理　首先，六经的本气来源于五脏，六经本气是经气的运动变化在六经中的具体表现。由于六经的每一经中本气的影响最大，所以本气是这一经气化的依据。六经中，太阳的本气为寒水之气，阳明的本气为燥气，少阳的本气为火气，太阴的本气为湿气，少阴的本气为热气，厥阴的本气为风气。自然界有风、寒、暑、湿、燥、火六气。对于人体来说，人体的六经本气，风、寒、暑、湿、燥、火，是六经气化特性的概括。

太阳的本气为寒，主要指布达于表的营血津液（营阴）；太阳的标气三阳，主要指在表的卫阳之气。由于受到太阳的母脏肺的宣发推动，太阳经气才得以布达于表。太阳为寒水，肺在五行中属金，金能生水，所以肺为太阳的母脏。太阳为寒水之经，主一身之表，为六经之藩篱。外感六淫皆从表犯寒水之经气，故曰伤寒。凡是体表皮肤的疾患都归属于太阳的问题。中医学认为外感六淫侵犯人体，大多从皮毛而入，皮毛为太阳寒水之经所主，不管感受的是外感六淫中的哪一种邪气，只要侵犯了皮毛，都可以称之为伤寒。所以《难经·五十八难》里谈道："伤寒有五，有中风，有伤寒，有湿温，有热病，有温病，其所苦各不同。"这五种统称为伤寒，而各有不同的表现。六淫疫疠犯表，皆伤太阳本气（卫阳被遏），故不管感受的是哪一种邪气，都会导致卫阳之气被遏，故初始必见恶寒。受邪后正邪交争，故发热。卫阳被遏，必见恶寒。俞根初在《通俗伤寒论》里说过一句非常有见地的话，"总之有一分恶寒，即有一分表证。"太阳病有三大病机，营卫不和、肺气不畅和上窍不利，这是我总结的。营卫不和主要指恶寒、发热、身痛等症；肺气不畅主要有咳嗽、气喘等表现。太阳病很容易出现咳喘的症状，就是因为卫阳被遏。作为推动经气宣发布散于表的母脏肺的功能也被郁，因而出现咳喘；上窍不利，主要见于伤风的病人，症状较轻，主要表现有鼻塞、流涕、喷嚏、咽喉不利等表现。严格来说，营卫不和和肺气不畅算得上是病机，而上窍不利算不上是病机，但作为太阳病的轻症，上窍不利的患者非常多，所以把上窍不利也列了出来。很多病人没有发热恶寒，没有咳喘，只是有鼻塞、流涕的表现，这也算是太阳病，属于太阳病的轻症，用点桑菊饮、银翘散、葱豉汤，甚至是姜汤，症状就缓解了，还用不到麻黄汤、桂枝汤等方。

阳明的本气为燥气。"阳明之上，燥气主之"，指的是大肠和胃的燥化功能，即对水谷的受纳、腐熟、燥化、传导，并产生相应的阳热，旺盛机能，维护组织。阳明的本气为燥气，标气为二阳，本气和标气的属性相同，性质属阳，所以阳明病多见燥热之证（白虎汤证、承气汤证）。但阳明病也有寒证、湿热或寒湿中见证。比如"食谷欲呕，属阳明也，吴茱萸汤主之"。吴茱萸汤在这里治疗的就是阳明病的寒证。再比如过食生冷导致的胃痛，也属于阳明病的寒证，可以用良附丸，或喝点姜汤。陆九芝在《伤寒论阳明病释》中谈道："伤寒有五，传入阳明，遂成温病。"阳明病以燥热证居多，但不全是燥热证，也有寒证和虚证等。阳明只是一个定位，这个位置可能感受各种邪气，可能有寒热虚实各种转归。所以，陆九芝的这句话有点绝对化，阳明病可寒可热，可燥可湿，可虚可实。

少阳的本气为火。《素问·六微旨大论》里谈到"少阳之上，火气治之"，而《素问·天元纪大论》谈到"少阳之上，相火主之"。少阳有运行气液、疏泄肠胃的功能，而这些功能都离不开阳热。少阳中的三焦有运行气液的功能，三焦中运转的是三元之气，这个三元之气给全身各处带来了阳热之气。正常情况下，三焦运转经气的功能畅达。一旦感受外邪，三焦运转经气的通道郁滞，就会郁而化火，形成少阳火郁证。所以，少阳很容易出现火热证。少阳的本气是火，标气是一阳，本气和标气的阴阳属性相同，标本同气，就很容易跟从本气向阳热的方向转化。

少阳病主要就是三焦的问题。少阳是在表里上下之间的位置，一旦出现问题，可以有很多兼夹证。少阳病可以兼表证，可以兼里证，可以兼水饮等。比如柴胡桂枝汤治疗的就是少阳病兼表证，小柴胡汤治疗的少阳病也可以兼表证，柴胡加龙骨牡蛎汤治疗的是少阳病兼痰火证，柴胡桂枝干姜汤治疗的是少阳病兼水饮证，大柴胡汤和小柴胡加芒硝汤治疗的是少阳病合阳明病。少阳作为枢机，枢机不利，可以影响开机，也可以影响阖机，所以少阳病有非常多的兼夹证。

太阴的本气为湿。"太阴之上，湿气治之"，指的是太阴统津液，司输布，与阳明同主于里。由于太阴所统的津液本为水湿之气，可以濡养全身，其性寒凉，性质属阴，所以太阴的本气和标气阴阳属性相同，都属于阴性。发生病理变化的时候以寒湿证居多，用方以理中丸、建中汤、附子汤、苓桂术甘汤、真武汤等为主。太阴包括脾和肺，以及足太阴脾经和手太阴肺经。从功能上看，太阴运化水液的功能和脾的关系最大，但肺也起到了一定的作用。太阴病以寒湿证为主，但也要注意，太阴病也可以有热证，寒、热、燥、湿都有可能。

少阴的本气为热，这个热指的是心阳命火的主宰作用。少阴统阴阳，司神机，主宰全身，以阳气为主导而运行精血，所以说少阴的本气为热。命火是一身阳气的根本，这个命火就是四川火神派所讲的坎中阳气。少阴君火是生命的主宰，但君火是以命火为根基。谢利恒讲道，君火者，元气之所附丽也。就是说君火是元气的表现，君火是命火的体现。少阴本气为热，而三阴病多虚证，所以少阴病以本气不足为主，也就是心阳命火的不足为主，症见"脉微细，但欲寐"。脉微细，就是心主血脉的功能不行了；但欲寐，就是不能主神明了，神疲思睡，再严重一点就昏迷了，用方多以四逆汤、通脉四逆汤、白通汤等为主。

厥阴统血脉，司生发，使血脉能够通畅流行，有蓄有泄，主要为肝主疏泄及藏血功能的概括。"厥阴之上，风气治之。"厥阴的本气为风，这个风气是厥阴疏泄功能的概括。疏泄正常，人体的气机才能条达。厥阴为阖体现的是厥阴收敛阴血的功能。厥阴的本气为风，标气是一阴，本风标阴，厥阴是从中气而化的。作为阴极阳生之地，厥阴病可能出现热证、寒证、寒热错杂证、上热下寒证。寒证的治疗，比如吴茱萸汤；热证的治疗，比如温病三宝，安宫牛黄丸、紫雪丹、至宝丹；还有治疗厥阴热利的白头翁汤；治疗寒热错杂证的代表方是乌梅丸；治疗上热下寒证，比如麻黄升麻汤。厥阴病作为虚证，以疏泄太过为主，所以治疗就要阖厥阴，以收敛为主，乌梅丸就是厥阴病的主方。乌梅丸是一张非常好的方，方药寒热并用，通过加减，可以治疗寒证、热证、虚证、实证以及阳气外散之证。张锡纯谈道："凡人元气之脱，皆脱在肝。故人虚极者，其肝风必先动，肝风动，即元气欲脱之兆也。"这时用来复汤，重用山茱萸以阖厥阴。乌梅、山茱萸、五味子等都有阖厥阴、收敛元气的作用。温病的后期，邪气已尽，正气未复，汗多，脉散大，虚脱，亡阴，这时用生脉散，里面的五味子就是阖厥阴的。李老（李可）的破格救心汤中所用的山茱萸、龙骨、牡蛎、磁石等都是阖厥阴的。在急救的时候，参附龙牡汤中，人参和附子分别是救阴和救阳的，龙骨和牡蛎则是阖厥阴的。

2. 标本中气　中气又称为中见之气，六经中相表里之经的本气互为中见之气。比如太阳的中气是少阴热气，少阴的中气是太阳寒水之气；阳明的中见之气是太阴湿气，太阴的中见之气则是阳明燥气；少阳的中见之气是厥阴风气，厥阴的中见之气则是少阳火气。在人体通过表里两经的络属联系而经气相互渗透，可以平衡协调本经之气，促进标气阴阳的化生。表里两经之所以互为中气，是因为经脉相连，经气互相资助和影响。比如太阳病，如果病人的基础体质就是少阴不足，太阳病时很可能病邪内陷，形成太阳、少阴合病，这时就要太阳、少阴同治，比如用麻黄附子细辛汤、麻黄附子甘草汤、桂枝加附子汤等。中见之气是表里两经的互相干预，互相影响。中见之气和本气在生理上互相联系，在病理上互相影响。中气对本气的功能有协助和制约的作用。

俞根初在《通俗伤寒论》中专门谈到了六经中见证用方的问题。太阳中见证，俞根初谈道："凡见太阳标证，而大便不实，小便清白，甚则男子遗精，女子带多，腰脊坠痛，痛如被杖，甚或气促而喘，角弓发痉。若目戴眼上视，尤为危候。"何秀山对这段话的批注是："此即张景岳所谓太阳未解，少阴先溃是也。必其人肾气先虚，则肾中之阳不足以抵御阴寒，即从太阳中络直入足少阴肾经。"太阳中见证用桂枝加附子汤、麻黄附子细辛汤、麻黄附子甘草汤等。

阳明中见证（从中），俞根初说："四肢烦疼，口腻而淡，脘腹痞满，便如红酱，溺短数热，甚或小便不利，便硬发黄，黄色鲜明，或斑点隐隐，发而不透，神识模糊，躁扰异常。"对此，何秀山谈道："阳明之邪，失表失清，以致陷入太阴，故多中见湿证。当辨湿重而热轻者，失于汗解，或汗不得法，湿气内留，或其人素多脾湿，湿与热合，最为浊热黏腻。热重而湿轻者，往往内郁成斑，斑不得透，毒不得解，尤为危险，急宜提透，不使毒邪陷入少、厥二阴。如大便胶闭、潮热谵语者，阳明证重，太阴证轻，缓缓下之可也。《内经》所谓土郁夺之是矣。总之，脾胃联膜，邪入阳明，热结燥实者固多，气结湿滞者尤多。"阳明中见证用茵陈蒿汤、栀子柏皮汤等。

厥阴中见证（从中），俞根初谈道："头晕目眩，口苦耳聋，乍寒乍热，寒则四肢厥冷，热则干呕渴饮，呕黄绿水，或吐黑臭浊阴，或兼吐蛔，甚则蛔厥，两胁串痛，或痉或厥。"本来是厥阴虚寒证，受到中见少阳之气的影响而化热，出现热证的表现，用温病三宝、麻黄升麻汤、乌梅丸等。

俞根初谈到了六经中每一经的中见证，把中见证具体化，让后学者在临床上学有所本，用有所据。

由于六经表里之间的重要联系，六经可以相合为三大系统：太阳—少阴系统、阳明—太阴系统、少阳—厥阴系统，我分别命名为元真系统、胃气系统和相火系统。元真系统中，太阳统营卫，司气立，主一身之表，为六经之藩篱，和外界环境进行气机和阳气的交换；少阴司神机，统水火，为生命之根基。人的神志是少阴所主，人体最根本的阴阳也是少阴所主。张景岳在《景岳全书》中谈道："五脏之阴气非此不能滋，五脏之阳气非此不能发。"这个"此"指的就是少阴肾。

胃气系统中，胃主受纳腐熟，脾主运化升清，两者是相互配合的。比如《素问·厥论》就谈到"脾主为胃行其津液者也"。胃气系统为气血生化之源，一身动力的源泉。先天之精气非胃气不能滋之。在胃气系统中，李东垣更加注重脾的作用。在中医学的脏腑体系中，五脏是核心，是以脏统腑的，腑所起的作用是支持和协助脏的功能，腑是为脏服务的。所以李东垣尤其注重脾的调理。补中益气汤中，人参、黄芪、白术、甘草是补气健脾的，而升麻、柴胡则是助脾升清的。李东垣除了有补脾的方剂，还有调胃的方，枳术丸系列方是降胃的，以治胃为主。比如消化不良，脘腹痞满，就是胃气不降了。六腑以通为用，这时可以用枳术丸来解决；老人和小儿等元气虚弱者，可以用橘皮枳术丸；没有食欲，但硬塞进去，导致心腹满闷不快，这时可以用曲蘖枳术丸；饮食生冷导致的脘腹痞满，可以用半夏枳术丸；情绪不好导致的饮食停滞，可以用木香枳术丸，破滞气，消饮食，开胃进食；过食肥甘厚腻辛辣之物，导致胃脘填塞，闷乱不快，可以用三黄枳术丸。所以，李东垣调理脾胃有调脾和调胃两个体系。

关于相火系统，陈修园在《伤寒医诀串解》中讲道："要知少阳、厥阴同一相火，相火郁于内是厥阴病，相火出于表为少阳病。"少阳病以热证为主，厥阴病也有热证的问题，都和相火有关。少阳病的提纲证，"少阳之为病，口苦，咽干，目眩。"这就是相火为病，应该用黄芩汤，清三焦之相火。厥阴病时，由于肝的疏泄不及，相火郁于心包，形成心包的热证，这时就要用温病三宝。

六经标气，标为标志或标识，标气是以本气为依据，在母脏的气化推动下，在中气的渗透作用下，循三焦气化产生的物质和功能属性。六经标气在《内经》中已有论述。《素问·至真要大论》中谈道："帝曰：善。愿闻阴阳之三也，何谓？岐伯曰：气有多少，异用也。"《素问·天元纪大论》谈道："何谓气有多少，形有盛衰？鬼臾区曰：阴阳之气各有多少，故曰三阴三阳也。"标气是六经气化特性的反映，特别是能量和性质方面的标识。六经的标气有两个意义：一个是标气代表了六经的阴阳属性；还有一个，六经的标气有量的变化。太阳为三阳，阳明为二阳，少阳为一阳，太阴为三阴，少阴为二阴，厥阴为一阴。六经中的每一经，由于功能作用的不同，需要的阴阳量是不同的。太阳主表，需要强大的阳气来固护体表，所以太阳就需要三阳之气。六经的标气、本气和中气在六经气化中的影响力是不同的，最重要的是本气，其次是中气，最后是标气。《素问·六微旨大论》谈道："所谓本也，本之下，中之见也，见之下，气之标也。本标不同，气应异象。"标气是六经次要特性的反映，但有时在一定条件下也有其作用。比如太阳病，有寒证，也有热证。寒证反映的是本气为病，热证反映的是标气为病。

3．六经从化　第三个重要概念，从化规律。从化是本经系统中病理变化趋向性的概括。根据六经标本中气的不同，六经的病理变化有不同的从化规律。《素问·至真要大论》谈到了标本中气从化的问题，"帝曰：六气标本，所从不同，奈何？岐伯曰：气有从本者，有从标本者，有不从标本者也。帝曰：愿卒闻之。岐伯曰：少阳、太阴从本，少阴、太阳从本从标，阳明、厥阴不从标本，从乎中也。故从本者，化生于本；从标本者，有标本之化；从中者，以中气为化也。"

先说六经中从本的部分，少阳和太阴从本。太阴的本气是湿，太阴是从本气而化。为什么太阴会从本而化？这是因为太阴的本气和标气的阴阳属性相同，本气是湿属阴，标气也是阴，标本同气，所以病理变化只能向一个方向发展。太阴病的时候，主要是水液代谢障碍的问题，痰饮病、水饮病、湿邪为病等，就是因为太阴是从本的，湿气治之。所谓湿气治之，指的是太阴运化水湿及水谷精微的功能。太阴病时，水湿运化功能障碍，就会水湿痰饮为病。

少阳也是从本。少阳之上，火气治之。少阳的标气是一阳，本气是相火，标气和本气的阴阳属性相同，标本同气，是一类的。这样的情况下，本气就可以概括标气，所以，少阳病基本上是火热病。少阳为枢，主经气的枢转，少阳受邪，则枢转经气的功能障碍，经气郁滞，郁而化火，就形成了火热病。

"阳明厥阴，不从标本，从乎中也。"厥阴是从中气而化的，也就是从少阳的相火而化，风从火化。厥阴病主要是疏泄太过和疏泄不及两个方面，但到了中晚期，多数以疏泄不及的火热证为主，是向火热证转化的。《伤寒论》中厥阴病的论述不全面，只是介绍了厥阴病中偏于虚寒和寒热错杂的证候。像治疗上热下寒、蛔厥和久利的乌梅丸证，治疗血虚厥阴肝经寒凝的当归四逆汤证，治疗血虚厥阴经脏两寒的当归四逆加吴茱萸生姜汤证，治疗厥阴脏寒的吴茱萸汤证，治疗上热下寒、正虚阳郁厥逆的麻黄升麻汤证，肝经湿热下迫导致的厥阴热利等，这些涉及的基本是肝和足厥阴肝经的证候。心包的病证在《伤寒论》中没有谈到，而温病里心包的病证则谈得非常多，像热闭心包、痰闭心包等，也都属于厥阴病的范畴。总体来看，厥阴有阴极阳生、向阳热转化的趋向，虽然病理情况下有寒证，也有热证，但热化证是最多的，热化就是从少阳而化。

阳明也是从中气而化的。阳明病有实证、热证，也有虚证、寒证。但阳明为阖，阳明有向下向内潜降经气的作用。若阳明失阖，不能潜降经气，就会使阳气不能潜降，很可能出现阳热实证。阳明失阖日久，则太阴为开运化水湿的功能也会受到影响，进而产生水湿为病，这时湿热相合，就形成了湿热证候，这就是阳明从中而化了。治疗的话，比如茵陈蒿汤、栀子柏皮汤等。

太阳和少阴从本从标。因为太阳的本气是寒水，标气是三阳；少阴的本气是热，标气是二阴。太阳、少阴的标气和本气阴阳属性不同，发生病理变化的时候就有两种转化方向。太阳的本气是寒水之气，所以太阳病是以寒证居多，热证次之；少阴病也是寒热两化的，但由于少阴病属于三阴病，三阴病是以虚证为主。少阴的本气是热，少阴的虚证就是热气不足的问题，是心阳命火衰微的问题。所以，少阴病是以虚寒证为主，用方以四逆汤、白通汤、通脉四逆汤等为主，解决心阳命火不足的问题。

需注意，从化理论反映的是六经病理变化的主要趋向，但不是全部的病理趋向。每一经都有本气为病、标气为病和中气为病。比如太阳病的麻黄汤证、桂枝汤证等，少阳病的黄芩汤证等，阳明病的白虎汤证、承气汤证等，太阴病的理中丸证等，少阴病的四逆汤证等，厥阴病的乌梅丸证等，这些都属于六经病中的本气为病。

谈一下从化中从六气而化的问题。比如太阳病，可以从寒化，也可以从热化。治疗上身及头面浮肿、小便不利用甘草麻黄汤，而热化以后就可以用越婢汤；治疗风寒表实证用麻黄汤，热化以后就用大青龙汤；三拗汤证热化后用麻杏石甘汤；小青龙汤证热化以后就用小青龙加石膏汤。这些相对应的方剂，差别只有一个石膏，热化后就加石膏。吴鞠通《温病条辨》中有一句话，"阳明燥证，里实而坚。未从热化，下之以苦温；已从热化，下之以苦寒。"阳明病的燥证，没有化热的就用大黄附子细辛汤，已经化热的就用承气汤。这也有热化和没有热化的问题。六经病除了从热化和寒化，还有从燥化、从湿化等。

4. 开阖枢　第四个重要概念，开阖枢的问题。气化学说的核心是经气学说，而开阖枢则是借用门的开、关和开关之间的状态，来阐述人体六经经气的转输规律，它是人体经气转输的动态模型。太阳为开，太阴为开，开就是指经气向上、向外的状态。太阳为开的经气来源主要在肾，其次是肺。在少阴心阳命火的蒸化下，肾中经气上升外达，再通过肺布散于全身肤表，成为护卫体表的三阳之气。主要功能是宣发阳气，固护周身。太阴为开的经气来源主要在脾，其次是心。脾运化的水谷精微，通过心主血脉的功能布散至全身。太阴为开的功能是布散水津，滋养周身。阳明为阖，厥阴为阖，所谓阖就是经气潜蓄内敛的过程。阳明为阖的经气主要来源于肺，其次是脾。所起的作用是和降胃气，维护阳热于内。厥阴为阖的经气主要来源于肝，其次是肾。所起的主要功能是收敛阴血，潜藏阳气。少阳为枢，少阴为枢，所谓枢，就是经气环转流行的过程。阳枢是手少阳三焦，它在枢转经气的过程中起重要作用，三焦主要通过组织间隙来枢转经气。少阳枢的经气主要来源于心，其次是肝。少阳枢机所起的作用是枢转气液于周身内外。阴枢是手少阴心，通过心主血脉的功能来枢转阴血。少阴枢的经气主要来源于心，其次来源于肝。少阴枢所起的作用是枢转血气，使之在全身上下运行。

查阅文献，可以看到很多人在谈气化学说，在谈开阖枢的问题，但开阖枢到底开的是什么，阖的是什么，枢的是什么，则避而不谈，这就把最主要的内容忽略了。六经的开阖枢和五脏是相联系的，六经是在五脏的推动作用下完成的开阖枢功能。另外，六经的开阖枢有不同的作用，但最根本的就是完成经气的转输功能。

开阖枢的病理，在《内经》中已有叙述。《灵枢·根结》谈道："太阳为开，阳明为阖，少阳为枢。故开折则肉节渎而暴病起矣，故暴病者取之太阳，视有余不足。渎者，皮肉宛膲而弱也。阖折则气无所止息而痿疾起矣，故痿疾者取之阳明，视有余不足。无所止息者，真气稽留，邪气居之也。枢折即骨繇而不安于地，故骨繇者取之少阳，视有余不足。骨繇者，节缓而不收也。所谓骨繇者，摇也，当穷其本也。"太阳正常应为开，太阳不开称为开折，太阳"开折则肉节渎而暴病起"，肉节指的是玄府和毛窍。太阳开折，玄府、毛窍就会闭塞，出现恶寒发热，起病很急。阳明"阖折则气无所止息而痿疾起"，阳明阖折，就会出现痿病，所以治疗痿病要独取阳明。少阳"枢折即骨繇而不安于地"，少阳枢折，少阳经气不枢，会出现站立不稳的病证。站立不稳、走路摇晃这类的问题要责之于少阳。

《灵枢·根结》也谈到了三阴开阖枢的病理，"太阴为开，厥阴为阖，少阴为枢。故开折则仓廪无所输膈洞，膈洞者取之太阴，视有余不足。故开折者气不足而生病也，阖折即气绝而喜悲，悲者取之厥阴，视有余不足。枢折则脉有所结而不通，不通者取之少阴，视有余不足，有结者皆取之不足。"太阴"开折则仓廪无所输膈洞"，仓廪的原意是仓库，在这里指脾胃；膈洞，膈指痞满，洞指腹泻，合起来的意思，就是太阴不开会出现痞满腹泻的问题。厥阴"阖折即气绝而喜悲"，厥阴不阖则气绝，类似于"阴阳气不相顺接"。喜悲是指情绪抑郁、忧郁症的表现。厥阴不阖则气绝，这时人体的气机不畅，阴阳气不相顺接，情绪上会出现忧郁的表现。所以治疗忧郁症，就要解决厥阴不阖气绝的问题，畅达气机。少阴"枢折则脉有所结而不通"，少阴不枢，就会出现血脉不通的问题，而血脉不通的问题就要枢少阴。所以，活血化瘀的这一类方剂都可以归为枢少阴的方。《内经》中的这段开阖枢病理的叙述，给针灸学树立了一个治疗原则，同时也可作为我们诊病处方的原则。

通过上述介绍，我们应该对《伤寒论》六经气化学说有了一个初步的认识。气化学说由清代的张志聪所创，但学术渊源则是《内经》。气化学说的理论架构包括经气、标本中气及其从化和开阖枢等。可以这样说，气化学说就是探讨经气运动变化的学术体系。经气的运动变化使得六经形成了不同的本气、中气和标气。

由于六经中每一经的标本中气特性不同，就产生了不同的从化规律。开阖枢阐述的是六经经气运动变化的趋向。

三、六经经气运动

1. 经气的传布　我们分析一下经气的传布。首先是经气的运行，人体经气的运行是有规律可循的，可以通过开阖枢模型来概括其规律。所谓开，就是经气向上向外的运转趋向；所谓阖，就是经气向下向内的运转趋向；所谓枢，就是经气在表里内外的转输过程。三阳经和三阴经的开阖枢是有差异的。

三阳经的开阖枢是以三焦为通路。三焦宣上导下，营左养右，无处不达。关于三焦，《中藏经》谈道："三焦者，人之三元之气也，号曰中清之腑，总领五脏六腑，营卫经络，内外左右上下之气也。三焦通则内外左右上下皆通也，其于周身灌体，和内调外，营左养右，导上宣下，莫大于此也。"《难经·六十六难》讲道："三焦者，原气之别使也，主通行三气，经历于五脏六腑。"三焦可以连通五脏六腑和表里内外上下。在人体中完成输布经气任务最主要的结构就是三焦。三焦其大无外，其小无内，全身各处无所不包，是一身气化的枢纽。我的看法，三焦就是人体的组织间隙，这里是经气运转的通道，也是气化的场所。三焦还可以细分，偏于里的部分称为募原，偏于表的称为玄府，表里之间的称为腠理，这些都属于三焦的体系。达原饮、小柴胡汤、蒿芩清胆汤等都是枢少阳的方剂，主要解决的就是三焦的问题。通过三焦通路系统，外可将经气输转至肤表，内可将经气输转至五脏六腑，可以到达机体的任何部位。对于人体，中医学有一个基本的认识，人体是一种气化结构，是一种功能结构，不能拿中医的五脏六腑和西医的器官去简单对应。西医是建立在解剖学的基础上，而中医不是，中医看的是活的人体，注重的是功能。一旦死亡，功能消失，人体的脏腑也就不存在了。

三阴经经气的开阖枢主要是通过经络来完成。人体中经络也是通行经气的通路。三阴经中太阴为开，厥阴为阖，少阴为枢，都是通过经络来完成经气的输转。经络不通，经气的运转就会出现障碍，就会出现三阴病。而三阳经的三焦系统和三阴经的经络系统是相互通联的环路系统。三阴经，经络中的经气可以从气街出来进入三焦系统，三焦中的经气则可以通过井荥输经合进入人体的经脉中。张志聪在《黄帝内经灵枢集注》里谈道："脉内之血气从气街而出于脉外，脉外之气血从井荥而溜于脉中，出于气街。"气街是经脉中的经气外出之处，而井荥输经合则是三焦中的经气内入于经脉的部位。这样，通过气街和井荥输经合，三焦和经脉中的经气就形成了一个可以相互影响的运转环路。三阳经的经气和三阴经的经气可以在气街汇合。

2. 传经 接下来谈一下传经的问题，张令韶在这方面有较大的发挥。他在《伤寒论直解·凡例》中谈道："传经乃伤寒之大关键，传经不明，虽熟读是书，无益也。故予于太阳之首，反复辩论，彰明较著，庶可以破千载之疑案。"从来到这个世界的那一刻起，人体六经的经气运转和天之六气变迁是同步的。正常情况下，人体经气的运转规律是日传一经，第一天在厥阴，第二天在少阴，第三天在太阴，第四天在少阳，第五天在阳明，第六天在太阳，第七天复传至厥阴，如此循环往复，张令韶称这种正常的经气运转叫作正传。一旦感受外邪后，人体经气的运转就会逆转，日传一经，第一天太阳，第二天阳明，第三天少阳，第四天太阴，第五天少阴，第六天厥阴，按照这样的顺序运转经气，这种受邪以后的经气运转称为气传。气传时不一定发病，而是机体对感受外邪所做出的反应。比如外感风寒，人体的经气首先运转至太阳，第二天运转至阳明，以此类推。除此以外，还有一种病传。病传是发病后病在六经中的哪一经，传变到了哪一经。病传不是日传一经，而是根据症状表现来判断病在哪一经，传至哪一经。比如，出现"脉浮，头项强痛而恶寒"，就是病在太阳；过了一段时间，症状发生了变化，变成了寒热往来，"口苦，咽干，目眩"，这就是病邪传至少阳，转为少阳病了。比如《伤寒论》第 5 条，"伤寒二三日，阳明、少阳证不见者，为不传也。"太阳伤寒证，经气逆转，第一天经气运转至太阳，第二天运转至阳明，第三天至少阳。第二天经气运转至阳明，但不是说第二天就会转为阳明病。同样，第三天经气逆转至少阳，也不一定转化为少阳病。病邪是否传变，关键是看症状。出现大热、大渴、脉洪大，那就是传变至阳明，若依旧是头项强痛而恶寒，那就是仍在太阳。所以，病邪是否传变，一定要看症状，"观其脉证，知犯何逆，随证治之。"

3. 六经分部和六经形层 接下来谈一下俞根初对气化学说的贡献，他在《通俗伤寒论》中谈到了六经分部和六经形层的问题。六经分部是通过体表对应的内部对人体进行的六经划分，"太阳内部主胸中，少阳内部主膈中，阳明内部主脘中，太阴内部主大腹，少阴内部主小腹，厥阴内部主少腹。"胸中这部分是太阳经气所主，比如太阳病的咳喘，就是太阳经气开机不利、郁于胸中所导致的症状。膈肌之上是胸中，为太阳所主。下部是脘中，为阳明所主。膈肌在两者之间，为少阳所主。膈肌的问题，比如胸膈烦热，应属于少阳病，还有栀子豉汤证的心中懊恼，亦是如此。心下胃脘部的问题属于阳明经。大腹这部分属于太阴经。脐下小腹部分属于少阴经。脐下小腹的两侧即少腹，属于厥阴经。这就是六经的分部。

六经形层则是对整个人体进行的六经划分。他谈道："太阳经主皮毛，阳明经主肌肉，少阳经主腠理，太阴经主肢末，少阴经主血脉，厥阴经主筋膜。"这样就把五体九窍和六经联系起来，非常具体。病理情况下，皮毛出现问题就责之于太阳；肌肉出现问题就责之于阳明；腠理出现问题就要想到少阳；四肢的问题要想到太阴；血脉的问题要追究少阴，因为心主血脉；筋膜的问题要责之于厥阴。

4. 经气汇通　我们看一下经气汇通的问题。气化学说极其重视经气，六经中每一经的功能都是通过经气的运动变化来体现的，乃至于张志聪下了六经就是人身经气的结论。但六经中每一经的经气和其他五经不是割裂的，而是经气相互通联的。首先，三阳经，太阳为开，阳明为阖，少阳为枢，三阳经的经气在三焦中向上向外、向下向内进行输转；三阴经，太阴为开，少阴为枢，厥阴为阖，三阴经的经气在经络中进行上下内外的输转。除此以外，三阳经和三阴经的经气也是汇通的，汇通之处在于前面所讲的气街。气街就是经气汇聚之地，《灵枢·动输》谈道："四街者，气之径路也。"这个气指的就是经气。当然，经气还可以进一步细分，《灵枢·决气》就谈到了这个问题，"黄帝曰：余闻人有精气津液血脉，余意以为一气耳。"合起来就统称为经气，分开来就分别称为气、血、精、津液等。由于经气的汇通，使得六经之间形成了不同层次的联系，对人体的认识也有了不同的层次，有医家就曾经说过，"六经就是一经，六气就是一气，三焦就是一焦。"所以，看待问题，我们可以从六这个层面看，也可以从三、二甚至一的层面看。通过经气学说，就可以把人体统为一个整体，而整体观念正是中医的优势所在。

四、六经气化学说的临床运用

我们看一下六经气化学说的临床运用。人体的经气为病，一个是经气不足的问题，这属于虚证。还有一个是经气郁滞的问题，这是经气的运转出了问题。人体的三阳病，大多是经气的开阖枢出现障碍，也就是运转出了问题，以实证为主，所以三阳病的治疗以调畅经气的开阖枢为主；而三阴病则不同，三阴病主要的问题是五脏的虚损，本气不足，以虚证为主，治疗的重点是解决五脏虚损、本气不足的问题。六经经气的开阖枢都有太过和不及的问题。开得太过，开得不及，阖得太过，阖得不及，枢得太过，枢得不及，这些都不行。还有一种是经气郁滞的问题，也不开，也不阖，经气停滞不动了，这样也不行。

1. 太阳为开　我们看一下太阳为开的治法。太阳为开在生理上是指经气发于表。太阳病大多数都是开得不及的问题，经气不能发于表，治疗就需要开太阳。但根据患者的状况不同，具体的治法可以细分为很多种。病性属寒，就要温开，用温热的药物开太阳；病性属热，就要凉开，用辛凉的药物开太阳；夹湿的，需要芳开，用一些芳香化湿的药物；夹有燥邪的，就要润开，加用润燥的药物。从药物作用于人体的气机趋向来看，可以分为外开和上开。外开是指药物使气机向外来开太阳，大多数解表方剂都是如此；上开是指药物使气机向上以开太阳，比如升降散，通过僵蚕、蝉蜕的升清作用来开太阳。按照病位来说，太阳病还可以分为经气为病和腑气为病，所以治疗也有不同的侧重点，一个重在经气的开发，一个重在腑气的畅达。通过症状的不同，有的是上窍的问题，有的是下窍的问题，治疗就可以分为开上窍和开下窍。太阳病大多关注的是开上窍、利肺气。但太阳病也有下窍的问题，比如五苓散就是开下窍的。上窍和下窍的联系非常紧密，比如中医有提壶揭盖的治法，通过开肺窍来利小便，开上窍以通下窍。

以感受不同的六淫邪气来分类太阳病。普通的伤风感冒，鼻塞流涕，寒热不明显，可以用葱豉汤来开太阳，这属于温开的轻剂。症状再重一点，出现营卫不和，卫闭营郁，"头痛发热，身疼腰痛，骨节疼痛，恶风无汗而喘"，这时可以用麻黄汤等麻桂剂解决。感受暑湿之邪，可以用香薷饮，化热了可以用新加香薷饮，香薷被称为"夏月麻黄"，也是开太阳的。肤表感受湿邪的，可以用芳散表湿法。薛生白在《湿热论》中谈道："湿热证，恶寒无汗，身重头痛，湿在表分，宜藿香、香薷、羌活、苍术皮、薄荷、牛蒡子等味。"我称之为芳散表湿汤，也是开太阳的方剂。所以，太阳病，不管邪气是风、寒、暑、湿、燥、火中的哪一种，治疗的方剂都有向外疏散的作用，所以称之为开太阳。感受疫疠之气，若疫疠之气犯表，除了要开太阳，还要兼以解毒。喻嘉言在《尚论篇》谈到瘟疫的治法，"上焦如雾，升而逐之，兼以解毒；中焦如沤，疏而逐之，兼以解毒；下焦如渎，决而逐之，兼以解毒。"上焦及肤表感受瘟疫，要"升而逐之"，就是开太阳的意思，还要兼以解毒。很多皮肤病，都是太阳开机不利的问题，需要开太阳，逐邪气，像麻杏苡甘汤、麻黄连翘赤小豆汤、消风散等，常用于皮肤病的治疗，也都是开太阳的方剂。

开太阳，除了刚才所讲的直接开太阳的方剂之外，还有以枢助开的方法，通过枢转少阳，达到开太阳的目的。比如本来是感冒轻症，服用小柴胡汤后，解决了感冒的问题，这就是从少阳之枢以达太阳之气。所以，柴胡剂也可以和开太阳的方剂合方，可以起到更好的效果。比如柴胡桂枝汤、柴胡银翘散、柴胡桑菊饮、柴胡麻杏石甘汤等。这就是以枢助开。

太阳病的时候，除了用药开太阳，还有辅汗法，这一点也很重要，尤其是桂枝汤方后的那段话。服用桂枝汤后要"服已须臾，啜热稀粥一升余，以助药力，温覆令一时许"。服药后要喝热稀粥，要盖被子捂一下。有了这些操作，才更利于药物发挥开太阳的作用。

太阳病大多是开之不及的问题，但也有开之太过的问题。比如，"太阳病，发汗，遂漏不止"，这就是太阳开之太过了，要用桂枝加附子汤敛汗。除此以外，还有玉屏风散、牡蛎散等都是用来解决太阳开之太过的问题。

太阳为开，就是经气发于表，推动经气向上向外。对于开阖枢之间的关系，冉雪峰在《冉注伤寒论》中有非常精当的描述，"麻黄汤中用桂枝。麻桂原均是开，而病在太阳，病的机窍涉及少阳，则和解少阳即是开太阳，所以太阳上、中、下三篇均有柴胡证。亦有病在太阳，病的机窍涉及阳明，则攻下阳明亦是开太阳，所以太阳上、中篇均有承气证。下篇无承气，以诸陷胸、诸泻心等方剂，比仅用承气尤为真切。凡此均以药除邪，亦有扶正祛邪者，如太阳中篇有小建中汤，太阳末篇有炙甘草汤，以及桂枝人参汤、桂枝人参新加汤，均是以补为开。他如治里诸剂，热如姜、附，寒如膏、黄，泻如巴豆、甘遂，攻如虻虫、水蛭，表气通则里气通，里气通则表气通，何莫非不开之开（吴又可下之当，表亦可解；李东垣补中益气，甘温除大热，隐隐悟到此层）。"不光是开太阳的麻桂、桑菊、银翘等方药有开太阳的作用，枢达少阳、攻下阳明、调补虚损等都有可能助太阳之开，这些属于开太阳的特殊情况。

我把易水学派中关于太阳为开的内容列了出来。太阳为开就是经气发于表。李东垣关于开太阳的认识，王好古总结为"风升生"。易水学派开太阳的用药法象，李东垣开太阳主要用一些上升的药，比如防风、升麻、柴胡、羌活、威灵仙、葛根、独活、细辛、桔梗、白芷、藁本、鼠黏子、蔓荆子、川芎、天麻、秦艽、荆芥、麻黄、前胡、薄荷等。外感病的治疗是以经气向外开为主，但也是向上的。向上开和向外开的差别，向外开的时候，仲景用的开太阳的药药量都很大。而李东垣向上开的时候，上升的药药量都很小。吴鞠通在《温病条辨》中谈道："上焦如羽，非轻不举。"所以，仲景学派和东垣学派是有差别的，向外开，仲景是专家；向上开，李东垣是专家。具有疏散作用、向外开的药物有麻黄、细辛、羌活、独活、紫苏、藿香、菖蒲、天麻、威灵仙等；具有上升作用、向上开的药物有升麻、柴胡、荆芥、防风、桔梗、白芷、紫苏、藿香、菖蒲、川芎、薄荷等。

2．阳明为阖　阳明为阖，是经气输于里的趋向。阳明病可以细分为经气不阖和腑气不阖。阳明经气不阖，可用的方剂有白虎汤、竹叶石膏汤、吴茱萸汤、大小半夏汤、旋覆代赭汤、泻心汤系列等，这些方剂都有潜降经气的作用；阳明腑气不阖，可用的方剂有李东垣的枳术丸系列、保和丸、调胃承气汤、大小承气汤、增液承气汤、导赤承气汤、宣白承气汤、牛黄承气汤等。关于阖阳明，除了上述方剂，仲景还谈到了以枢助阖的问题。《伤寒论》第229条，"阳明病，发潮热，大便溏，小便自可，胸胁满不去者，与小柴胡汤。"第230条，"阳明病，胁下硬满，不大便而呕，舌上白苔者，可与小柴胡汤，上焦得通，津液得下，胃气因和，身濈然汗出而解。"用了小柴胡汤，结果却是"上焦得通，津液得下，胃气因和，身濈然汗出而解"，大便得通，这就是调枢机以阖阳明。

阳明为阖，就是经气输于里，我们看一下易水学派关于阖阳明的用药法象。李东垣阖阳明的用药特点是寒沉降（向下降，向内阖），主要有大黄、黄柏、黄芩、黄连、石膏、龙胆草、生地黄、知母、防己、茵陈、朴硝、瓜蒌根、牡蛎、玄参、山栀子、川楝子、香豉、地榆等，这些药都能帮助阖阳明。阖阳明可以细分为两类，一个是收敛，也就是向内阖；还有一个是下降，也就是向下阖，这类药物大家用得比较多，比如大黄、朴硝、石膏、知母、黄芩、黄连、黄柏、山栀子、龙胆草、川楝子、地榆等。

3．少阳为枢　少阳为枢，以三焦玄府为转输经气和气化的通道。而枢少阳还可以细分为向内枢、向外枢、向上枢和向下枢，这是冉雪峰先生的提法。少阳病最常用的是小柴胡汤，少阳、阳明合病时服用小柴胡汤，可以"上焦得通，津液得下，胃气因和，身濈然汗出而解"。整个人体的内外上下都通畅了，所以小柴胡汤可以上枢、下枢、内枢和外枢。以外枢为主要作用的方剂有柴胡桂枝汤、柴胡麻黄汤、柴胡银翘散、柴胡桑菊饮、柴胡葱豉汤、柴胡香薷饮、柴胡芳散表湿法、柴胡桑杏汤等，这些方剂可以从少阳之枢以达太阳之气，具有上枢作用的药物有柴胡、青蒿、羌活、升麻、葛根、荆芥、防风、僵蚕、蝉蜕、白芷、麻黄等。

以下枢为主要作用的方剂有大柴胡汤、小柴胡加芒硝汤、十枣汤等，可以起到以枢助阖的作用。以向内枢为主要作用的药物有柴胡加枳实、青蒿加五味子、白芍、山茱萸、乌梅等。枢转少阳最重要的药物是柴胡和青蒿。我们看一下冉雪峰先生对大小柴胡汤的分析，"小柴胡用参、草，扶正托邪外枢；此方用芍药、枳实，破滞散结内枢。一主三焦表层，一主三焦里层，一补一攻，一内一外，即一大一小之区分。有须加大黄者，有无须加大黄者，故大黄可加，大黄不定必加，又何事拘拘以大黄分方之大小耶？"小柴胡汤用参、草以助外枢，大柴胡汤用枳实、芍药以助内枢，分析得很到位。关于枢少阳，可以总结出很多方法。有的是以药为枢，比如柴胡、青蒿之属，这个最常用；有的以方为枢，比如大小柴胡汤；有的以补为枢，比如小柴胡汤用参、草。再如《伤寒论》第100条，"伤寒，阳脉涩，阴脉弦，法当腹中急痛，先与小建中汤，不瘥者，小柴胡汤主之。"浮取脉涩是气血不足，沉取脉弦是邪入少阳。由于气血不足，这时不能直接用小柴胡汤，需先用小建中汤补其气血，缓急止痛，再用小柴胡汤枢转少阳，则诸症悉除。如果直接用小柴胡汤，由于气血不足，枢转少阳的动力不足，难以取效。还有以开为枢，比如麻桂、荆防等方剂。太阳开机顺畅了，可以带动枢机运转正常。少阳郁滞的时候，运用开太阳的方药，也可以助少阳枢转正常。比如体质偏实的忧郁症患者，出汗比较少的话，用麻黄汤，也可以缓解忧郁症的问题。

少阳以三焦玄府为枢，可以枢转经气。冉雪峰对少阳为枢也有一些发挥，他谈道："少阳主枢，可以外枢，可以内枢，可以上枢，可以下枢。本柴胡栏此条以上多推论外枢、上枢，此条以下多推论内枢、下枢。生理可由内达外，病理即可由外入内。病理既可由外入内，治疗即可由内达外，上下亦然。外枢是少阳连系太阳，内枢是太阳连系阳明。所以谓之半表半里，所以谓之少阳为阳枢。不过在治疗方法上，外枢尤为重要。外枢而不能出，则下枢亦不可少。外枢为正法，下枢亦为正法。随其所至，以平为期。"对少阳枢机的论述，冉雪峰先生讲解极为精当。

4. 太阴为开　太阴为开，主要指为胃行津液的功能。太阴的病理，太阴开折则"仓廪无所输膈洞"，痞膈而洞泄，出现痞满腹泻的问题，所以痞满腹泻的问题要求治于太阴，解决脾肺的问题。太阴为开，可以细分为脏气开和经气开。脏气开指的是脾的运化升清功能，以及肺的宣发肃降功能。比如，《素问·太阴阳明论》谈道："帝曰：脾病而四肢不用，何也？岐伯曰：四肢皆禀气于胃，而不得至经，必因于脾，乃得禀也。今脾病不能为胃行其津液，四肢不得禀水谷气，气日以衰，脉道不利，筋骨肌肉皆无气以生，故不用焉。"脾病，则太阴不开，四肢的筋骨肌肉没有经气的滋养，所以就四肢不用。而太阴经气的开发则是脾肺的共同作用。比如，《素问·太阴阳明论》谈道："帝曰：脾与胃以膜相连耳，而能为之行其津液，何也？岐伯曰：足太阴者，里也，其脉贯胃属脾络嗌，故太阴为之行气于三阴。阳明者，表也，五脏六腑之海也，亦为之行气于三阳。脏腑各因其经而受气于阳明，故为胃行其津液。"这里谈到了经气开发的问题。

开太阴也有很多的方法。首先是直接开太阴，比如茯苓、白术等；其次是以补为开，比如用党参、人参等；其次以温为开，比如干姜、生姜等；其次是向上开，比如升麻、柴胡、荆芥、防风等，李东垣擅用这种方法。太阴病除了有开之不及的问题，需要用开太阴的办法来解决问题。除此以外，太阴病还有开之太过的问题，比如赤石脂禹余粮汤证。《伤寒论》159条谈道："伤寒，服汤药，下利不止，心下痞硬，服泻心汤已，复以他药下之，利不止，医以理中与之，利益甚。理中者，理中焦，此利在下焦，赤石脂禹余粮汤主之。"太阴开之太过，需要固涩的时候，可以用赤石脂禹余粮汤，或者用桃花汤等。开太阴常用的方，如四君子汤、参苓白术散、小建中汤、理中丸、补中益气汤、桃花汤、赤石脂禹余粮汤等。

关于太阴为开，我们看一下冉雪峰先生的论述，"六经均有提纲，提纲要点是昭示本经性质功能、病变象征，将本经原有生理病理素质先认识清楚，然后他来客邪侵犯，加在这个素质上，方本末洞彻，虽千变万歧，不致为所眩惑。太阴的素质维何？《素问·六微旨大论》明言太阴之上，湿气治之，是太阴为湿气，湿为太阴的素质。湿虽近寒，湿不是寒；湿虽蒸热，湿不是热。寒热在六气，各各另是一气，不可含混。湿与燥反，必互通交济，始可各抵于平，无病。阳明篇矢气、有燥屎、潮热烦乱、谵妄等一列证候群，均燥过，湿不及；太阴篇腹满而吐、食不下、自利益甚、时腹自痛等一列证候群，均燥不及，湿太过。"

5. 少阴为枢　少阴为枢。少阴为枢的动力是心阳命火，少阴枢机的通路是整个经络系统，包括经脉、血脉、络脉、奇经八脉等。三阳经的经气以三焦为通路，而少阳枢机的经气和少阴枢机的经气是相通的。少阴枢机的脉内之经气从气街出于脉外，进入三焦系统中，而三焦系统中的经气，也就是脉外之经气，可以从井荥回流到少阴枢机的经脉中。气街就是少阳和少阴经气的汇聚流行之地，三焦和经络中的经气汇聚于此地。通过这样的联系，少阳枢机和少阴枢机就可以相互影响，密切关联。《伤寒论》中的四逆散，既可以枢少阳，也可以枢少阴，柴胡就是枢少阳的，而芍药（赤芍）则是枢少阴的。王清任独具慧眼，以四逆散为底方，方中的芍药用赤芍，再加上桃红四物汤和牛膝、桔梗，成就了一张名方——血府逐瘀汤，用途极广。血府逐瘀汤和四逆散的作用是相同的，都是枢少阳和枢少阴的方剂，既行气，又活血，只不过血府逐瘀汤枢少阴（活血化瘀）的力量大大加强了。类似的方还有黄煌教授的八味逐瘀汤。所以，临床上关于行气活血的问题，我们可以从少阳为枢和少阴为枢这两个方面来理解和用药。

在临床中，活血化瘀类方药可以归入到少阴系统。因为心主血脉，所以血脉瘀阻的问题就要责之于少阴。其实《内经》中已明确提出这个问题。《灵枢·根结》谈到了少阴不枢"则脉有所结而不通"的问题，就是少阴不枢的时候，血脉发生瘀阻而不通。所以，枢少阴的重点就是活血化瘀。另外，前面提到了气街的问题，气街是少阳和少阴经气汇聚通行的径路，人体的气街有四。《灵枢·动输》谈道："四街者，气之径路也。"《灵枢·卫气》谈道："胸气有街，腹气有街，头气有街，胫气有街。故气在头者，止之于脑；气在胸者，止之膺与背腧；气在腹者，止之背腧与冲脉于脐左右之动脉者；气在胫者，止之于气街与承山、踝上以下。"这样一来，根据四街理论，枢少阴可以分为头、胸、腹、胫四个部分。头部的血瘀就是头气不枢，也就是头部气街经气（血气）的瘀滞，治疗可用通窍活血汤；胸气不枢，也就是胸部气街瘀滞，可用血府逐瘀汤、复元活血汤以及冠心2号方等；腹气不枢，就是腹部气街瘀滞，可以用膈下逐瘀汤、少腹逐瘀汤等；胫气不枢，也就是胫部气街经气（血气）瘀滞，可用当归四逆汤、活络效灵丹、身痛逐瘀汤等。这些活血化瘀的方药解决的是血气瘀阻的问题，因为重点在于经脉中的血气不枢，经脉的枢转归少阴所统。

6. **厥阴为阖**　厥阴为阖，是指三阴的经气输于里，重点在于肝和心包的功能。厥阴为阖，以收敛为主，收敛散漫之经气。但厥阴之阖要适度，阖之太过或不及都不行。病理情况下，厥阴阖之不及，阖折反开，疏泄太过，就会导致肝风内动，这时就要用羚角钩藤汤、羚羊角散等阖之；而厥阴阖之太过，厥阴经气郁闭不出，郁而化热，这时会出现心包的病证，治疗要用温病三宝、礞石滚痰丸、苏合香丸等。我们看一下易水学派关于厥阴为阖的用药法象，易水学派主要用一些收敛的药物，李东垣用燥降收、寒沉藏类中向内阖的药物，比如乌梅、五味子、白芍等，具有收敛作用的向内阖的药物有乌梅、山茱萸、五味子、白芍、龙骨、牡蛎、磁石等。

　　厥阴经气的主旨就在于阖,治疗厥阴病的主方就是乌梅丸系列方,除此以外,还包括生脉饮、来复汤、破格救心汤等。在急救时重用山茱萸这样阖厥阴的药物,张锡纯很有见地,他在《医学衷中参西录》中谈道:"凡人元气之脱,皆脱在肝。故人虚极者,其肝风必先动。肝风动,即元气欲脱之兆也""因人之脏腑惟肝主疏泄,人之元气将脱者,恒因肝脏疏泄太过,重用萸肉以收敛之,则其疏泄之机关可使之顿停,即元气可以不脱,此愚从临证实验而得,知山萸肉救脱之力十倍于参、芪也""萸肉救脱之功,较参、术、芪不更胜哉!盖萸肉之性,不独补肝也,凡人身之阴阳气血将散者,皆能敛之。故救脱之药,当以萸肉为第一。"救元气之脱,张锡纯创立了来复汤,萸肉(去净核)二两,生龙骨(捣细)一两,生牡蛎(捣细)一两,生杭芍六钱,野台参四钱,甘草(蜜炙)二钱。来复汤"治寒温外感诸证,大病瘥后不能自复⋯⋯目睛上窜,势危欲脱;或喘逆,或怔忡,或气虚不足以息,诸证若见一端,即宜急服"。来复汤重用山茱萸,用了二两,也就是60克,以之来阖厥阴。《温病条辨》中的生脉散也是阖厥阴的良方,"汗多脉散大,喘喝欲脱者,生脉散主之。"病机是汗多亡阴,用生脉散敛未亡之阴。李老创制的破格救心汤是一首急救良方,方中以大剂四逆汤固护少阴,补充心阳命火;以山茱萸、龙骨、牡蛎、磁石等大队阖厥阴之药,敛未散之元气;以人参救暴脱之阴,是一首治疗急危重症的良方。这些方都体现了阖厥阴的重要性。

　　关于气化学说的临床运用,就给大家介绍这么多。

第4讲 论经气学说在《伤寒论》六经气化学说中的作用

《伤寒论》六经气化学说是非常有影响力的一种学说，该学说主要把《内经》中的运气学说与《伤寒论》的六经学说结合起来，运用运气学说的相关概念阐释人体的生理病理以及治法方药，由此形成了《伤寒论》六经气化学说。现今也有一些医家运用该学说，比如用开阖枢、标本中气等概念阐述病理及治法。雒晓东教授认为，在《伤寒论》六经气化学说中，标本中气、开阖枢等内容固然重要，但核心应该是经气学说。现将雒师观点阐述出来，付于同道评判。

一、经气学说是气化学说的核心

开阖枢、标本中气及其从化、气血多少、经气学说等都是《伤寒论》六经气化学说的内容。但是对于气化学说，现在的医家往往只是谈标本中气、开阖枢等内容，很少谈及经气。张志聪在《伤寒论集注》中谈到"太阳、阳明、少阳、太阴、少阴、厥阴，乃人身经气，而各有部"，说六经就是经气。他还谈到"世医不明经气，言太阳便曰膀胱，言阳明便曰胃，言少阳便曰胆，迹其有形，亡乎无形，从其小者，失其大者，奚可哉"及"经气之道，乃医学之大纲，学者宜潜心体析者也"。气化学说的创立者如此强调经气的问题，经气学说应当是气化学说最核心的内容。

二、有关经气的生理

1. 经气学说的来源　经气学说不是张志聪所创，在《内经》中已经详述了经气的问题。《素问·离合真邪论》讲到"真气者，经气也"，说真气就是经气。《灵枢·刺节真邪》谈到"真气者，所受于天，与谷气并而充身也"，说真气来源于水谷精微之气和"所受于天"之气。雒师认为"所受于天"包括两个方面：一是大自然的清气，另一方面是来源于父母的先天之精气。大自然的清气、先天之精气和水谷精微之气融汇合并，在人体内运行，形成人身的经气。由于经气来源于这三方面精气，所以《中藏经》说："三焦者，人之三元之气也。"经气也被称为三元之气。

2. 经气的分类　《灵枢·决气》谈到了经气的分类问题，"余闻人有精气津液血脉，余意以为一气耳。"所谓的"决"，就是分开的意思，"一气"指的就是经气，包括精、气、津、液、血等。

3. 经气的开阖枢运行机制　在少阴心阳命火的蒸化下，肾中经气上升外达，再通过肺布散于全身肤表，成为护卫体表的三阳之气——太阳之气。这种经气的运行趋向称为太阳为开，主要功能是宣发经气至肤表，固护周身；阳明为阖则是把太阴脾肺的经气向下向内潜藏，起到和降胃气、维护阳热于内的作用。太阳为开是经气趋向于表，阳明为阖是经气趋向于里，经气在表里之间的运行称为少阳为枢。三阳的经气主要是在三焦中升降出入运行。三焦还可以细分，偏于表的称为玄府，偏于里的称为募原，表里之间的称为腠理。通过三焦输转经气，外可达太阳之表，内可达阳明之里。

脾运化的水谷精微之气，通过心主血脉的功能布散至全身，称之为太阴为开，功能是布散水津，滋养周身；厥阴为阖所起的主要功能是收敛阴血，潜藏阳气。太阴为开是经气趋向于上和外，厥阴为阖是阴血、阳气向下向内潜藏，那么三阴的经气在太阴、厥阴开阖之间的运行就称为少阴为枢。三阴经的经气主要在血脉中升降出入运行，包括经脉、血脉、络脉、奇经八脉等。通过经脉等的输转，三阴的经气外可通达全身，内可潜蓄敛藏。由此可知，气化学说中六经的开阖枢就是阐述经气的转输趋向。

4. 三阳和三阴经气的汇通　张志聪在《黄帝内经灵枢集注》里谈道："脉内之血气，从气街而出于脉外。脉外之气血，从井荥而溜于脉中，出于气街。"气街是少阴经脉中的经气外出于少阳三焦之处，而井荥输经合则是少阳三焦中的经气内入于少阴经脉的部位。这样，通过气街和井荥输经合，少阳三焦和少阴经脉中的经气就形成了一个汇通的运转环路，使得少阳和少阴在生理和病理上可以互相影响。

5. 经气与标本中气的关系　对于气化学说而言，标本中气是对六经气化特性的概括。首先，六经的本气来源于脏腑。唐容川在《中西汇通医经精义》中谈道："六经出于脏腑，脏腑各有一经脉，游行出入，以布其化……谓六经之上，其主治者皆其本气也，本气根于脏腑，是本气居经脉之上也。"六经本气是经气的运动变化在六经中的具体表现。比如，太阳的本气为寒，主要指布达于表的营血津液（营阴）；肾中经气通过三焦和肺布达于表，形成了太阳的标气三阳（卫阳）；中气少阴中的心阳命火及经气对太阳本气和标气的形成有重要影响，因此使太阳和少阴形成了表里关系。由于表里两经的经脉相连，经气互相资助和影响，可以平衡太阳和少阴的本气，促进标气阴阳的化生。他经亦如此。

6. 经气的合化　关于《伤寒论》的六经，自古以来，众说纷纭。人体的经脉是十二经，而《伤寒论》则为六经。十二经脉和脏腑怎么就合并为六经了？黄元御对此有较好的阐述，他在《伤寒悬解》中谈道："人有十二经，仲景伤寒，但立六经者，从六气也。少阴、少阳、阳明，手经司气而足经从化者也；厥阴、太阴、太阳，足经司气而手经从化者也。"由于经脉的相连，同一手经和足经两两相合，经过脏腑和经脉的经气合化，合化出人体的六经本气——风、寒、暑、湿、燥、火。有的以足经为主，有的以手经为主。太阳、太阴、厥阴以足经为主，阳明、少阳、少阴以手经为主。为主的称为司化，为辅的称为从化。经过合化，太阳合化出了寒水之气，主要指布达于表的营血津液（营阴）。阳明合化出了燥化之气，指的是大肠和胃的燥化功能，即对水谷的受纳、腐熟、燥化、传导，并产生相应的阳热，旺盛机能，维护组织。少阳合化出了火气，少阳有运行气液、疏泄肠胃的功能，而这些功能都离不开阳热。太阴合化出了湿气，指的是太阴统津液、司输布的功能。少阴合化出了热气，这个热指的是心阳命火对全身的主宰作用。厥阴合化出了风气。厥阴统血脉，司生发，使血脉能够通畅流行，有蓄有泄，主要为肝主疏泄及藏血功能。

三、经气的病理

六经中每一经的病都可以分为经络之病、经气之病和脏腑之病，而气化学说最注重的就是经气之病。经络病时，手经病和足经病之间相对独立，关联性较小。但是经气病则不同，经气病是手经和足经合化之后的经气出现的病证，它的影响范围更加广泛，而不只限于经络。

太阳病的"脉浮，头项强痛而恶寒"，这就是太阳的经气病，其表现不局限于太阳的经络，而是通体恶寒。这缘于经气被六淫邪气所遏，太阳经气不能外达于体表，因此通体恶寒。阳明经气病，比如《伤寒论》第182条，"阳明病外证云何？答曰：身热，汗自出，不恶寒，反恶热也。"阳明经气不阖，导致全身蒸蒸发热，表现为大热、大汗、大渴、脉洪大。少阳经气病，就是少阳病的提纲证，"少阳之为病，口苦咽干目眩也。"由于少阳经气在三焦中转输不利，郁积化火，因而出现口苦咽干等火热证。

太阴的主要功能是运化水谷精微等水湿之气。若太阴虚寒，运转无力，一方面不能运化水湿之气，则会水湿痰饮为病，另一方面导致经气的生成减少。少阴为枢，少阴能枢转血脉中的经气。若枢转不利，则经气瘀滞，形成血瘀证，临床上活血化瘀就是枢少阴的治法。少阴心肾作为水火之脏，心的功能和血脉相关，而肾则和水气的运化有关。若少阴心阳命火不足，水气运化不及，则导致水饮为患。所以，附子汤、真武汤所治之证也属于少阴经气病。厥阴与血气的升发疏泄有关，厥阴血气的疏泄要适度，太过和不及都不行。比如镇肝熄风汤证，就是厥阴疏泄太过，太多血气涌向头面部，引发头痛头晕，治疗则用了大队阖厥阴的药物，如龙骨、牡蛎、赭石、牛膝等。综上所述，六经都有经气为病。

人体的三阳病，大多是经气的开阖枢出现障碍，即经气运转不畅，以实证为主，所以三阳病的治疗以调畅经气的开阖枢为主。而三阴病则不同，虽然三阴病也有经气病，但主要矛盾是五脏虚损，治疗的重点是解决五脏虚损的问题。

三、结论

气化学说最大的特点就是阐明经气为病，乃至于张志聪下了六经就是经气的结论，阐明经气在六经中的关键作用。张令韶《伤寒论直解》说："太阳之为病，兼气与经而言也。"太阳病有经气病和经络病。后来陈修园在《伤寒论浅注》中将这句话引申为"太阳主人身最外一层，有经之为病，有气之为病"。这些气化学派的主要医家都极其重视经气和经气为病的问题。

六经中每一经发挥功能都离不开经气的作用，六经之间的功能联系更是离不开经气的运转、协调和帮助。通过经气的运转，把脏腑、经络、五体九窍联系在一起，使之成为一个整体。经气在体内的运行是有序的，张志聪借用《内经》中的开阖枢理论阐述人体经气的运转规律。由于经气的运行，使得六经中的每一经具有了不同的气化特性，这种气化特性通过标本中气理论进行概括。所以，《伤寒论》六经气化学说中的标本中气、开阖枢等内容都和经气直接相关，都是人体的生理。因此，经气学说应当是气化学说的核心。

第 5 讲 《伤寒论》六经生理阐释

六经学说来源于《素问·热论》的六经分证。张仲景将其发展后使之成为理法方药完备的理论体系，至今对临床仍有着重要的指导作用。六经学说不仅用于外感伤寒，对温病及内伤杂病也同样具有重要的指导意义。柯韵伯曾讲："原夫仲景之六经为百病立法，不专为伤寒一科，伤寒、杂病治无二理，咸归六经之节制。"临床大多数医家对伤寒六经生理缺乏透彻理解，因而不能有效地应用于临床实践。笔者不揣卑陋而试论之，或可有益于同道。

一、六经生理系统的组成

笔者体会，六经将人体生命的物质基础和功能作用分为六个系统，每一经以其直接所属的脏腑为核心，以经络为依据，联系气血精津液、五体九窍而成；用标本中气及其从化理论反映六经的气化特点、主从关系及联系方式；用开阖枢理论反映六经经气的转输规律；用六经的气血多少、阴阳盛微反映其物质基础和功能作用的相对定量关系；用脏腑经络和经气相统一的观点反映人体六经气化的有机联系；以元真、胃气、相火三大系统阐述六经表里相合的作用特点。人体六经联系的渠道和实质就在于经络和三焦气化，实现其联系的物质承担者就是经气。故六经生理应从人体脏腑经络、气血精津液的总体上加以认识。

从下表可以看出，六经系统包括脏腑经络及其标本中气、开阖枢的气化理论两大部分内容，但其核心仍在于脏腑，特别是五脏，经络形层、五体九窍从属于脏腑，六经标本中气、开阖枢之机也本于脏腑。唐容川言："六经出于脏腑，脏腑各有一经脉游行出入，以布其化……谓六经之上，其主治者皆其本气也，本气根于脏腑，是本气居经脉之上也。"六经系统众多的层次结构和功能性质之所以能形成一个有机的整体，全在于经气的作用，不可不深究之。

附表　六经生理系统简表

六经	脏腑	十二经	形层	内部所主	本气	中气	标气	从化	经气转输	气血多少
太阳	膀胱 小肠	足太阳 手太阳	肤表 皮毛	胸中	寒	少阴	三阳	从本 从标	开	多血 少气
阳明	胃 大肠	足阳明 手阳明	肌肉	胃脘	燥	太阴	二阳	从中	阖	多血 多气
少阳	胆 三焦	足少阳 手少阳	腠理	膈胁	火	厥阴	一阳	从本	枢	少血 多气
太阴	脾 肺	足太阴 手太阴	肢末	大腹	湿	阳明	三阴	从本	开	少血 多气
少阴	肾 心	足少阴 手少阴	血脉	小腹	热	太阳	二阴	从本 从标	枢	少血 多气
厥阴	肝 心包	足厥阴 手厥阴	筋膜	少腹	风	少阳	一阴	从中	阖	多血 少气

注：肺主宣发，以宣太阳之气，外合皮毛，通于口鼻，六淫外感初起必定要影响肺的宣发功能，故将肺在外感初起以宣发功能障碍的一类病证也归入太阳讨论。

二、人体六经经气及其转输规律

经气的概念来源于《内经》。《素问·离合真邪论》云："真气者，经气也。"《灵枢·刺节真邪》云："真气者，所受于天，与谷气并而充身也。"也就是说，经气来源于先天父母之精气，由肺吸入的大自然的清气与水谷精气不断充养。《难经》云："三焦者，原气之别使也，主通行三气，经历五脏六腑。"即是说元气、谷气、清气在三焦汇合，输布于五脏六腑，成为脏腑功能活动的动力。笔者体会，此在三焦汇合以后之气即人身经气（也可叫精气）。三气相合，通汇于周身，为各经所用，然各经的物质及功能发挥，即经气特性又有所不同。布达于太阳之表的经气为营阴和卫阳，游行于三焦腠理的称为气液，运行于经络之中的往往称为血气，在阳明为胃气，在少阴为阴阳，其功用也各不相同，从而形成了六经标本气化的不同性质。但其来源不外乎元气、谷气和清气。其经气随三焦和经络气化布散于周身，蕴含着较大的能量，包括气、血、精、津、液五种人体生命所必需的基础物质。经气分为阴阳两类，阳气代表功能状态的基础物质，无形而有质，有温煦动力作用；阴精指相对静态的基础物质，有形而有质，有濡润、滋养作用。阴精有精、血、津、液之分，阳气有元气、宗气、营气、卫气之别，阳气为之帅，阴精为其母，二者互为一体，不可分离。这些基础物质的生化、转输和代谢过程，就是人体生命活动的具体体现。

升降出入是自然界物质运动的基本形式。人体居天地气交之中，自然与天地相应，与自然界处于同步运动状态。因此，人体脏腑经络的功能作用和气血精津液的生化、转输、代谢过程都表现为升降出入的运动形式。

《素问·阴阳离合论》《灵枢·根结》以门户开阖转枢之状说明了人体六经经气的转输规律。太阳、太阴为开，言营阴卫阳之出表卫外。人身经气发源于肾，升发于肝，滋养于后天脾胃水谷之精气和大自然的清气，而敷布却在于上焦心肺。在六经经气的升发致用过程中，五脏的激发推动作用是最重要的，太阳经气，特别是卫阳之气，是在上焦肺脏的宣发功能推动下布散于周身肤表皮毛的，这主要通过三焦气化的途径来实现。太阴所生的营血津液的转输敷布，主要是通过心脏的运行布散血气津液的功能来完成的。故《灵枢·决气》云：“上焦（主要指心肺）开发，宣五谷味，熏肤、充身、泽毛，若雾露之溉。”柯韵伯也说：“营卫行于表而发源于心肺，故太阳病则营卫病，营卫病则心肺病矣。”

阳明为阖，言其维护阳热于肠胃，完成受纳腐熟水谷、传导排泄糟粕的功能。性属燥金，赖肺气清肃下行，脾可以转输津液助阳明之燥化，脾为胃行其津液故也。厥阴为阖，言阴血由心包下潜，蓄藏于肝脏，相火蕴含其内，受其疏泄调节，完成人体生命活动的物质需要。肾主闭藏，以助厥阴之阖。

少阳、少阴为枢。少阳为阳枢，以三焦为主输转气液；少阴为阴枢，以血脉为主流通运行血气。二者以君相之火为主持，内外交贯，环转流行不息。肝主藏血、疏泄，合心包调节促进少阳相火的潜蓄升发，又为少阴精血的流行周布起调节气机的作用。少阳为枢，外以助太阳之开，内以助阳明之阖，故《伤寒论》有服小柴胡汤后“上焦得通，津液得下，胃气因和，身濈然汗出而解”的论述。少阴为枢，通过心血的运行，外以助太阴之开，转输营血津液于周身，内以助厥阴之阖，阴血由心包下潜，蓄藏于肝脏。

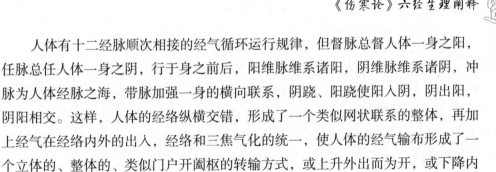

人体有十二经脉顺次相接的经气循环运行规律，但督脉总督人体一身之阳，任脉总任人体一身之阴，行于身之前后，阳维脉维系诸阳，阴维脉维系诸阴，冲脉为人体经脉之海，带脉加强一身的横向联系，阴跷、阳跷使阳入阴，阴出阳，阴阳相交。这样，人体的经络纵横交错，形成了一个类似网状联系的整体，再加上经气在经络内外的出入，经络和三焦气化的统一，使人体的经气输布形成了一个立体的、整体的、类似门户开阖枢的转输方式，或上升外出而为开，或下降内入而为阖，或在出入升降之间，游行于三焦腠理，流通于经脉之中。人体六经经气，一方面沿经络运行，一方面通过三焦敷布，仅此两种途径，而开阖枢式的经气转输规律是三焦和经络气化共同作用的结果，其经气运行的关键仍在于五脏的激发、推动作用。

三、六经经气的气化

用于阐述六经经气气化的理论——六经标本中气及其从化理论，来源于《内经》的运气学说。《素问·六微旨大论》曰："少阳之上，火气治之，中见厥阴；阳明之上，燥气治之，中见太阴；太阳之上，寒气治之，中见少阴；厥阴之上，风气治之，中见少阳；少阴之上，热气治之，中见太阳；太阴之上，湿气治之，中见阳明；所谓本也，本之下，中之见也，见之下，气之标也。"《素问·至真要大论》曰："少阳、太阴从本，太阳、少阴从本从标，阳明、厥阴不从标本，从乎中也……故从本者化生于本，从标本者有标本之化，从中者以中气为化也。"《内经》的六经标本中气及其从化理论属于运气学说的内容，用以推测气候变化对人体生理病理以及万物的影响。自清代张志聪始，运气学说的标本中气及其从化理论被用来说明伤寒之理，成为了《伤寒论》的六经经气气化学说。中医学历来重视人体生命和自然界的统一性，有"人身一小宇宙"的观点。那么，天有此六气阴阳，人与天地相应，自然也有此六气阴阳，这也是现代全息理论的思想。这就是六经标本中气及其从化的运气学说被用来阐释人体六经生理病理的根据。

就人体而言，六经配六气，六气为本，六经分阴阳，阴阳为标，其相互表里者为中气。本气是人体经气在六经中的具体体现，为本经气化的依据，更是对本经气化特性的概括。中气是本经中可以见到的相表里之经的经气，主要是通过经络气化其经气相互联系渗透来实现的。它决定了阴阳表里两经在生理病理方面的特殊联系，是六经表里相合成为三大系统的内在根据。标气也是六经气化特性的反映，特别是能量和性质方面的标识。

人体六经标本中气及其从化在每经中各有所指的具体内容。太阳本寒主要指布达于表的营血津液（营阴），标气三阳主要指在表的卫阳之气，且和肺的宣发功能联系密切。太阳本寒而标阳，言其卫阳以营阴为基础。中见少阴，指少阴心肾阴阳是太阳之气的根基，也有标本之分。少阴本热标阴，本热言其心阳命火的主宰作用，标阴言其心血、肾精，少阴与太阳组成一大系统，皆为本标两从。阳明本燥标阳，以本概标，反映大肠、胃的燥化功能，但其体阳而用阴，从其中气，离不开太阴脾肺转输津液的作用。太阴本湿标阴，以本概标，从其本气，重在津液的生成输布。少阳本火标阳，以本概标，从其本气，主要对其相火的升发致用而言，重在三焦的功能，中见厥阴，以阴血为基。厥阴本风，言心包的敷布火气和肝脏的疏泄调节功能，标阴指其收蓄潜藏的阴血而言，厥阴从中，言其是少阳相火潜蓄调节、升发致用的基础。

标本中见及其从化理论反映了六经生理的一般特性，但标本有气虚气盛，从化有太过不及，是为六经病理改变的重要本质，临床宜详审之。

四、六经经气的气血多少和阴阳盛微

六经气血多少，《内经》有几种不同的说法，以《素问·血气形志》为准。六经气血多少主要着眼于经气质和量的特点。太阳多血少气，以其太阳的营血津液而言，成为化生标气三阳的雄厚物质基础。厥阴多血少气，以其藏血蓄血的功能而言。阳明为水谷之海，气血之源，故多血多气。少阴心主神明，统血运，少阴肾推动激发人体的一切生命活动，皆以阳气为主；少阳相火在君主神明的主持下完成具体的气液转输过程，也以阳气为主；太阴脾主运化之能，肺为气之大主，故皆少血多气。

六经的阴阳盛微主要反映人体经气的性质及其量的大略差别，病理上主要反映外感热病过程中阳气和阴液损伤的不同层次及外感热病演进的大体过程。

太阳统营卫，司气立，内通于六经，外应于六气，时时和自然界进行物质和能量的交换，其阳气量盛；病理上反映外邪初犯，邪尚在表，正气尚盛的阶段。阳明为其燥化之能，也有强盛的阳气为基础，但从量上不如太阳的阳气强大，故为二阳；病理过程中，若邪入阳明，随其气机内阖，阳郁不散，蓄积转增，则多为高热烦渴之症。少阳以厥阴阴血为基，阳气由微渐盛，故为一阳；病理过程中，其往往反映人体阳气受抑以至不足，邪气入于腠理，正邪交争，互有进退的阶段。太阴主持一身之津液，其阴气最盛，故为三阴；病理过程中，往往反映邪入三阴，以中气损伤为主，但此时阴液损伤却不甚严重。少阴为一身阳气、阴液之根基，且阳根于阴，以心血、肾精为基，但量上较太阴主持的津液为少，故为二阴；病入少阴，说明人体阳气、阴液已损伤到严重程度，已动摇了人身之根本。厥阴为一阴，重在蓄藏阴血，以助少阳相火之成化，为阴尽阳生之地；病理过程中，往往反映人体阳气内郁或上逆的证候，或外感热病的转化向愈阶段。

五、六经表里相合的三大系统

由于阴阳表里两经在结构和功能上的特殊联系，其经气相互渗透融合，因此，二者常常作为一个整体，完成具体的功能活动。依据阴阳表里两经在结构和功能上的联系，可将六经分为三大系统。

1. 元真系统 元真系统包括太阳、少阴两经，分主表里。少阴为太阳之基，太阳统营卫，司气立，为六经之藩篱。少阴司神机，统水火，为一身阴阳之大主，造物成化之基元。五脏六腑、四肢百骸皆其所统，一身相火皆其所用。肾精、心血在少阴阳气的蒸化下统率小肠、膀胱气化。故此系统是主持人体表里内外的两大支柱，也为六经之核心。

2. 胃气系统 胃气系统包括阳明、太阴两经。阳明重在受纳腐熟水谷，传导排泄糟粕；太阴重在运化水湿和水谷精微。此系统燥湿相济，燥从湿化，由阳化阴，功能变物质，重在水谷精气的生成敷布。其水谷精气包括阳气和阴液两个方面，其气液上升外出以助太阳之气化，下降内入以滋养元阴元阳。人禀先天之气以生，但受后天水谷精气以长、以成、以用。故人在禀生之后，以胃气为第一紧要关键，这也是李东垣《脾胃论》的立论根据。

3. 相火系统 相火系统包括少阳、厥阴两经，风从火化，统血脉，司相火，阴中生阳，物质变功能，重在肝脏的疏泄调节功能，收蓄阴血，旺盛生机，从而推动机体的一切生化过程，实是一身相火的概括。所谓相火，是在君主神明的主持下，具体完成、促进人体生命活动和生长发育、组织更新等气化活动的阳热之气。

这三大系统分而为三，合而为一。元真系统源于先天父母之精气，为先天之本，肇物之始，水火之基，分主全身表里。故此系统为胃气、相火两大系统的基础，五脏之阴气非此不能滋，五脏之阳气非此不能发。且元真系统主司神机，为人体生命活动的主宰。胃气系统为水谷精气的补充来源，先天之精气非胃气不能滋之，先后两天之精气相合为一身气化的基础、经气的源泉。相火系统重在主持一身经气的潜蓄、升发致用过程及气机调摄作用。元阴元阳的升发致用，水谷精气的生成敷布均离不开此系统的作用。这三大系统在生理上各有偏重，协同作用，共同完成人体的生命活动。

由于阴阳表里两经在结构上、功能上的特殊联系，其经气互为一体，相互融合，其气化特性也多相一致，故太阳、少阴分主寒热，而又各有寒热；少阳、厥阴分主风火，而又各有风火；阳明、太阴分主燥湿，而又各有燥湿。但每经又往往代表其一个矛盾的侧面，有主有次，因此需要通过从化的方式解决其矛盾。太阳、少阴分主寒热，而少阴为太阳之基，是矛盾的主要方面，少阴阴阳的偏盛偏衰往往决定着太阳病的从化。阳明、太阴分主燥湿，而太阴往往是矛盾的主要方面，多燥从湿化，故阳明也多湿热为病，而太阴病发生燥化的则较少。少阳、厥阴分主风火，而少阳是矛盾的主要方面，多风从火化，故厥阴也多阳热病证。

总之，六经是一个有机的整体系统，其在不同的角度、不同层次上有着错综复杂的协同作用。六经理论将人体生命从结构到功能分为六个系统，又有标本中气、开阖枢的六经气化理论以说明每一经的气化特点、联系方式及经气转输规律等，即每一经均有自己的特定结构和功能。且表里两经相合成为三大系统，在生理上有其正常的从化规律，发病则有从化太过或不及等不同的表现形式。从三阳经看，则其经气有其特定的转输规律，重在三焦气液的表里出入之机，其中阳明胃气为其基础，胃气不衰，邪断不至入三阴。从三阴来看，以少阴的阴阳为其根本，太阴禀其气而能开，厥阴禀其气而能阖，也就是说阳明的胃气为三阳的基础，少阴的阴阳为三阴的根本，也为一身之根本，其较阳明的基础更深一层。

这里需要特别强调的是，人身经气是一个有机联系的整体，来源于先天父母之精气，滋养于后天脾胃水谷之精气和大自然的清气，根据其组成、结构、分布和功用的不同，从而形成了六经气化特性的区别。但其经气是作为一个有机的整体系统来发挥作用的。如太阳的营阴卫阳以阳明胃气（包括气、液二部分）和少阴阴精阳气为根基，通过三焦和经络气化联系为一个有机的整体，而且离不开五脏的激发、推动作用，从而完成其护表拒邪、维持内外环境间协调统一的作用。

其他各经也同样是在六经整体协同作用的基础上完成其具体功用的。因此，我们决不可以丢弃这种整体有机联系去探讨人体六经的生理病理，这才是六经理论的关键。

第6讲 《伤寒论》六经病理方药

涵盖伤寒和温病，在前人研究的基础上，以《伤寒论》六经气化学说为依据，从寒温统一的角度，对六经病机、证治、方药作一具体阐述，俾能有益于同道。

一、六淫外邪致病的作用方式

中医外感病是中医学的重要组成部分。笔者运用《伤寒论》六经气化学说，结合外感寒温证治方药，对中医外感病的发病规律作一探讨，俾能有益于临床。

1. 导致人体六经气机失调　人体六经经气循开阖枢之机，处在不断的运行变化中。若感受外邪，影响了六经经气的正常转输规律，则导致气机失调而为病。太阳、太阴为开，转输阳气阴津于周身肤表，特别是太阳，统率营卫，内通于六经，外应于六气。人体通过太阳表气的调节作用以适应自然界的气候变化，维护人体和自然环境间的协调统一。外邪初犯，经皮毛和口鼻而入，首伤太阳，闭卫郁营，以肺气不畅最为多见，这就是外邪郁闭了太阳表气。伤寒则阴凝收敛，闭表气重。湿邪黏腻滞塞，也以郁闭表气为主。燥热之邪犯表，也首先影响太阳经气从开的功能，多无汗或汗出不畅。故银翘散、桑菊饮、桑杏汤之类也多以辛凉疏散之品为主。若素体表虚，或风性疏泄，汗出、脉缓之类，也为气机失调，此乃太阳从开太过所致。若邪入少阳，也致气机失调，少阳气机失枢，乃发为风火壅郁之证。其他如邪犯阳明，直中三阴，温病伏邪之类，皆与邪所闭郁经气有关，不可不深究之。

2. 损耗人体的阳气阴液　六淫外邪伤人，除致人体气机失调外，同时也不同程度地损耗人体的阳气阴液。寒湿多伤人阳气，而寒重湿轻。燥热多伤人阴液，燥则燥伤，热则蒸灼，方式有所不同。太阳为六经之表，邪气初犯，多在太阳，寒则伤阳，故多用麻黄、桂枝、荆芥、防风等辛温助阳之品。湿也伤阳，只是较寒邪程度为轻，故薛生白芳散表湿法也用辛微温之品以助阳宣化，如羌活、藿香、香薷之类。燥热则易伤津耗液，以救阴为法，在表则加芦根、沙参之类，甚则伤耗胃津，予五汁饮、益胃汤之类，再甚耗及肾液，必与咸寒养阴之品，如加减复脉汤辈。若寒邪直中三阴，则伤里阳，但此时往往有在里阳气之虚为前提。三阴之阳气以少阴为基础，但也有太阴、厥阴之别。扶三阴之阳，一般多从先后天着眼，如理中、四逆辈。其中太阴、少阴多阳虚寒湿证，厥阴则多外寒凝滞。当然，湿热之邪也可乘人体阴液亏虚而直中于少阴、厥阴。另外，温病伏邪证，其病发于里，而蒸腾浮越于外，也有较重的人体阴液耗伤。

3. 外邪和体质在性质上的从化、合化或相并　由于外邪有寒热燥湿的不同，人的体质也有阴阳虚实、寒热燥湿的区别。因此，外邪和体质相互作用就会产生性质上的从化、合化和相并的三种不同情况。

所谓"从化"，是指邪气属性与病人体质属性存在寒与热、燥与湿等根本对立的情况时，外邪随体质不同而发生性质的变化。如阴虚阳亢之体，感受了阴寒之邪，往往发生热化的情况。《伤寒论》中，表寒化热、邪热壅肺的麻杏石甘汤证，寒闭阳郁、内热烦躁的大青龙汤证，一般多属于此类病证。

所谓"合化"，是指病邪属性与病人体质属性基本一致的情况下，而出现的外邪和体质偏性相加而转盛的情况。如阳虚阴盛体质感受了风寒之邪而合化为阴寒病证，或阴虚阳盛之体感受了温热之邪，其气合化而发生温热病证。如果外邪和体质合化，其邪气特盛，则易于直中于里，如伤寒的直中三阴证。如果阴气先亏于内，温邪袭于外，内外合邪，也会有直中性质的温病，仍可按六经见证治之。燥湿邪气也易于内外相引而发病。故临床上发生内外邪气合化的情况较多，病情也较重。

所谓"相并"，是外邪和体质属性并无根本对立，也不一致的情况下，其邪气性质和体质偏性相合并的情况。如阴虚阳亢的偏热性体质感受了湿邪而相并为湿热，阳虚阴盛的寒性体质感受了湿邪而相并为寒湿，等等。

从以上可以看出，任何一种外感热病都是外邪和体质相互作用的过程，而且内因体质是起决定作用的方面。因此，发为伤寒还是温病，不能单纯从外邪的性质上考虑，而应以辨证为主。

二、太阳病理及其治法方药

人体太阳本寒标阳，标本两从，寒热两化，以少阴为基，统营卫，司气立，包罗六经，主一身之表，经气从开。太阳之腑膀胱、小肠在心肾阳气的蒸化下完成其气化排尿、分清泌浊及敷布太阳经气（主要通过经络气化实现）的作用。肺合皮毛，宣太阳经气以达表（主要通过三焦气化实现）。总之，脏腑是太阳经气产生布散的核心，经络、胸中是太阳经气游行出入的径路，肤表皮毛为太阳经气所敷布。人体六经经气通过太阳外应于自然界的六气变化，与其进行物质和能量的交换，以维持人体内外环境间的协调统一，这是人体的有机调节功能。

太阳以表证为主。柯琴言："仲景立六经总纲法，与《内经·热论》不同，太阳只重在表证表脉，不重在经络主病。"风寒、温热、燥湿之邪从外而受，肤表口鼻皆为邪入之途，肤表内合于肺，口鼻内通于肺，六淫犯表，肺为必累之脏。太阳病中，邪从口鼻而入为主，还是邪犯肤表皮毛为主，没有一定的标准，也没有争执的必要，重要的在于据证而辨，以营卫失调为主，还是以肺气不畅为主。从太阳病这两大病机上着眼，我们就能有效地指导临床治疗。

风寒犯表，寒性收引凝滞，其营卫郁闭较重，同时损伤卫阳。燥热犯表，也闭卫郁营，其闭郁程度较轻，重在耗伤营阴。湿邪犯表，其性黏滞，重在闭遏太阳气机，且大多兼有脾胃和肌肉之湿见证。也有表虚外感或误汗表虚者，宜详分阴阳气血以兼治其虚。太阳重在邪实，故其治疗以祛邪为主，宜汗，以宣胸表之阳，畅太阳之气，辨寒热燥湿而分治之。麻黄汤开表以散寒，重在宣胸表之阳；桂枝汤解肌以和营，重在滋营以助卫，皆为辛温。银翘散、桑菊饮为疏表利肺之剂，亦调营卫之剂也，俾其营卫和调，经气畅达，法用辛凉，其宣肺疏表之中尚可清热顾津。肺气不畅为主者，宜以桑菊饮直畅肺气；营卫失和为主者，应以银翘散辛凉疏表，和其营卫。从伤寒、温病不同治法中可见救阳、救阴之异也。薛生白芳散表湿法宣表以化湿，桑杏汤疏表宣肺以润燥。凡太阳表证，治之皆以疏表宣肺为主，所谓因势利导而从其开也，故疏表宣肺为太阳治法之纲领。六淫犯表，基本治法皆同。但要注意太阳方药决不可过于寒凉滋腻，寒凉滋腻则气机凝滞阻塞，使表气郁闭，卫阳受伤，闭邪之出路。温邪犯表往往少佐辛微温之品以助其宣散，如银翘散中荆芥穗即是此意。湿邪犯表，更以闭遏气机为主，故薛氏芳散表湿法主以辛微温宣散之品，亦重在调畅气机。六淫犯表，有正虚者，有兼夹者，宜审其阴阳气血、水火痰食而治之。

太阳腑证，不外蓄水、蓄血之类，或邪自表循经传入，或先有内伤。蓄水证为小肠泌别失职，膀胱气化不行，总以小便不利、小腹胀满、口渴为特征。治以淡渗利湿为主，在伤寒则少佐桂枝通阳化气，在湿热则但利其湿，湿去则其阳自复，此亦叶天士"通阳不在温，而在利小便"之意也。若湿热蓄水而阴血有亏，

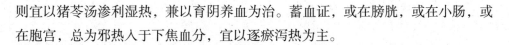

则宜以猪苓汤渗利湿热，兼以育阴养血为治。蓄血证，或在膀胱，或在小肠，或在胞宫，总为邪热入于下焦血分，宜以逐瘀泻热为主。

三、阳明病理及其治法方药

由于体质和病邪的交互作用，六淫犯表会出现不同的病证表现，而伤寒、温病邪入阳明经腑，其病证表现却极其相似，故陆九芝言："伤寒有五，传入阳明，遂成温病。"实际上，伤寒的阳明病和温病的中焦气分证的证候类型和病理本质基本是一致的。阳明本燥标阳，从其中气，多气多血，故其为病多燥热、湿热。正盛邪实，交争剧烈，经证多壮热、汗多、烦渴、脉大，其腑证不外热结、液干两端。论其治法，仲景不外白虎、承气之流。后世温病学派大有发展，吴鞠通《温病条辨》言："阳明温病，下之不通，其证有五：应下失下，正虚不能运药，不运药者死，新加黄龙汤主之；喘促不宁，痰涎壅滞，右寸实大，肺气不降者，宣白承气汤主之；左尺牢坚，小便赤痛，时烦渴甚，导赤承气汤主之；邪闭心包，神昏舌短，内窍不通，饮不解渴者，牛黄承气汤主之；津液不足，无水舟停者，间服增液，再不下者，增液承气汤主之。"此多属阳明与他经相兼为病，其治法方药详备，实补仲景之不足。

阳明若从中气之化太过，则为湿热病。湿热之邪以中焦为中心环节，热重者偏于阳明，重在清热祛湿，或疏其表，或通其里，务必分解湿热，引邪外达，宣畅三焦。可仿张锡纯治湿温的变通白虎汤，在白虎汤的基础上减知母、粳米，以滑石、薏苡仁代之，又可加连翘、蝉蜕以宣畅气机。此方为治阳明湿热之妙剂。仲景的茵陈蒿汤、栀子柏皮汤、麻黄连翘赤小豆汤也可酌情应用。若湿热入于阳明胃肠，蕴积下趋而利者，多伴有腹痛、肛门灼热下迫、粪便臭秽、甚或有脓血、身热、苔黄、脉数者，则宜以葛根芩连汤、黄芩汤、白头翁汤之类加减施治，以清热燥湿止利。

阳明若标本气虚，也有胃寒或寒结之证，但终属少见，可用吴茱萸汤、大黄附子汤之类治疗。另外，阳明病也要时时注意宣畅气机，不可一派寒凉，遏其邪之出路。阳明经表之热必假太阳以为出路。如吴鞠通《温病条辨》谓"白虎本为达热出表"，临证时不可多入阴凝滋腻之品，恐其阻滞气机以致辛凉之剂变为阴凝之方。但白虎汤达表之力不足，若高热无汗，表气不畅时，宜加入蝉蜕、连翘、薄荷之类，以助其达表。

四、少阳病理及其治法方药

少阳本火标阳，从其本气，为三阳之枢，以三焦为主转输气液，外以助太阳之开，内以助阳明之阖，故邪气在表，留连不去，可以小柴胡汤转少阳之枢，以达太阳之气。胃气不和的干呕、不欲食之类也可以小柴胡汤转枢少阳，则"上焦得通，津液得下，胃气因和"而解之。少阳与厥阴其经相通，其气合化，少阳相火以厥阴阴血为基，其相火的潜蓄调节、升发致用均离不开厥阴的藏血蓄血、敷布疏泄作用。少阳主春升之气，其经气旺于寅、卯、辰三时，凡此时阳气升发太过不及之病可从少阳论治。少阳的核心主要在于三焦。

关于三焦所指历来就有争论。袁淳甫《难经本旨》指出："所谓三焦者，于膈膜脂膏之内，五脏六腑之隙，水谷流化之关，其气融会于其间，熏蒸膈膜，发达皮肤分肉，运行四旁，曰上中下，各随所属部分而名之，实元气之别使也。是故虽无其形，倚内外之形而得名；虽无其实，合内外之实而为位者也。"笔者体会，三焦实指人体周身的组织间隙，外而肌肉皮毛，内而五脏六腑，皆其所通行也。其经和足少阳胆经相交接，气化相通应。三焦下根于肾，上通于肺，系诸五脏六腑，联系于腠理膜原，重点在于胸腹腔内的脂膜、膈膜之类。主通行气液，升达相火，推动、激发一身脏腑经络的气化，为五脏六腑经气转输、上下通降、内外出入的一身气化之枢纽，通主全身气化。故其病则为气液停滞的津液代谢失常。张景岳言："上焦不治，则水泛高原；中焦不治，则水留中脘；下焦不治，则水乱二便。三焦气治，则脉络通而水道利，故曰决渎之官。"若邪犯腠理，则多正邪交争的往来寒热之症，内逆于胸胁，三焦失和，经气不畅，则胸胁苦满、心烦喜呕，默默不欲饮食。一般以小柴胡汤治之，重用柴胡以疏达三焦腠理，祛其半表之邪，黄芩清泻相火，以除其半里之热。仲景小柴胡汤不专为伤寒设，温热邪在少阳者也可酌情加减应用。柴胡能从少阳之枢，以达太阳之气，恐其偏燥，温病一般以青蒿代之。青蒿可升达木火之气，开少阳、厥阴之郁，比柴胡性缓而不燥，也能疏达少阳肌腠之邪，燥热郁于少阳、厥阴者最宜。

邪犯少阳，风火壅于上则口苦、咽干、目眩，甚则耳聋，可与黄芩汤加减治疗。若相火郁于内，胸胁苦满、嘿嘿不欲饮食、心烦喜呕之类，则宜以小柴胡汤开达中、上二焦之壅滞。若寒饮郁于三焦之腑，胸胁满微结、小便不利、口渴心烦或往来寒热者，则宜与柴胡桂枝干姜汤和解少阳，通阳化饮。若湿热阻于三焦膜原，则气机郁遏，寒甚热微、身痛肢重、呕逆胀满、苔腻脉缓者，仍宜转少阳之枢，以疏利透达膜原为主，用雷氏宣透膜原法。大柴胡汤、蒿芩清胆汤皆为足少阳胆腑之剂。若胆腑邪热壅滞，疏泄不利，呕不止、心下急、郁郁微烦或心下痞硬之类，则宜以大柴胡汤清泻胆腑郁滞。其邪热轻而湿浊重，小便不利者，则宜以蒿芩清胆汤以清泻之。少阳为三阳之枢，多相兼为病。若兼太阳，可仿柴胡桂枝汤或柴胡银翘散之类。若兼阳明，可仿柴胡加芒硝汤之意。叶天士《温热论》言："再论气病有不传血分而邪留三焦，亦如伤寒中少阳病也，彼则和解表里之半，此则分消上下之势，随证变法，如近时杏、朴、苓之类，或如温胆汤之走泄。"三焦为气液之径路，凡湿邪为主，莫不阻塞三焦气机，故治疗当宣展三焦气机为主，用分消走泄之法，虽偏湿热也不可寒凉遏之。

另外，胸膈为太阳经气之所出，阳明经气之所布，为两经交界之地，实属少阳三焦之一部分。唐容川谓三焦乃人身膜膈，故将胸膈病变也归入少阳经探讨。邪热郁于胸膈，非栀子豉汤不解者，乃栀子清胸膈三焦之热从小便而出，豆豉以宣胸膈之郁从太阳外解，不管伤寒、温病，以栀子豉汤宣透之，有轻以去实之妙。后世杨栗山《伤寒温疫条辨》中所制升降散，为调理人身表里三焦气机的代表，杨氏以其方加减统治一切温病，僵蚕、蝉蜕升阳中之清阳，走气分，宣表疏卫，外走太阳；姜黄、大黄入血分，降阴中之浊阴，一升一降，一外走太阳气分，一内入阳明血分，使内外通和，气机宣畅。杨氏以其治"表里三焦大热，其证不可名状者"。升降散与栀子豉汤均能宣畅气机，清透郁热，但栀子豉汤畅胸膈，利三焦，重在从上而宣，或从小便去；而升降散宣上导下，分走气分血分，俾其郁热从大便而除。

五、太阴病理及其治法方药

太阴为湿土之脏，本湿标阴，从其本气，主持津液代谢，统脾、肺两脏。其病则多脾虚寒湿证，腹满吐利、不欲食、时腹自痛为常见症。但有偏于阳虚的，有偏于湿阻的，有偏于气滞的，可酌情选用理中汤、胃苓汤、厚朴生姜半夏甘草人参汤治疗。《伤寒论》的太阴病出方甚简，后世多有发挥。藿香正气散为太阴伤寒之剂，我的导师张斌先生甚喜用之，其宣上导下、升清降浊与健运脾胃并用，兼治表里，实为太阴、太阳两感之良剂。吴鞠通《温病条辨》在此基础上创立的苦辛淡法及苦辛温法的加减正气散，治三焦湿郁而重在中焦者，也主要从太阴上着眼，仿叶氏而用分消走泄之法，以藿香、厚朴、陈皮、茯苓为主药，藿香芳香宣化上焦之湿，厚朴、陈皮以燥中焦之湿，茯苓以利下焦之湿。加麦芽、谷芽以升降脾胃之气，茵陈以宣湿郁，防己、豆卷以走经络之湿郁，通草、薏苡仁淡渗小便以实大便，杏仁以利肺气，滑石以泻湿中之热，草果以开发脾阳，山楂、神曲以运中消滞，苍术以燥脾湿，大腹皮以宽肠气。

太阴虽以阳虚寒湿多见，但也有湿热证，宜与阳明病互参。

六、少阴病理及其治法方药

少阴本热标阴，标本两从，寒热两化，为三阴的基础，一身之根基。其统心、肾两脏，水升火降，交互既济。其寒化证多由三阳或太阴病久迁延而来，或由胃肾阳虚，外寒直中少阴。其在上多汗伤心阳，心悸欲按，或有烦躁惊狂，可用桂枝甘草汤、桂枝甘草龙骨牡蛎汤之类，甚则心脏阴阳气血俱虚，"脉结代，心动悸"，与炙甘草汤治之；其在下多命火虚衰，四肢逆冷、畏寒蜷卧、下利清谷、脉沉微欲绝等，宜四逆汤回阳救逆。少阴的温热病证多属血分，其在上多血热扰心或血热妄行，此时虽有一定的阴血损耗，但仍偏于实热。这似乎不合仲景少阴病以正虚为主的提纲，但若从温病营血分病证的邪热扰心和血热阴伤的主要病机考虑，其病理改变主要在心，故从这一角度考虑仍将温病的营血分证候归入少阴系统探讨，这是中医学实践和理论发展的需要。其在下多肾阴亏耗，甚则水不涵木，累及厥阴，虚风内动，或肾水亏于下，心火亢于上，出现心烦不寐、舌红、脉细数，宜以黄连阿胶汤之类育阴清热治之。

少阴寒化证以虚为主，但也有本虚标实之证，如阳虚水泛的真武汤证、阳虚寒湿身痛的附子汤证。喻昌的《医门法律》详论了救治阴证之难，以四逆汤为基本方，其阳衰戴阳者宜加葱白宣通上下阴寒之凝滞，其格拒不能受药者加人尿、猪胆汁防其格拒；少阴阳衰极必兼厥阴，厥阴疏泄太过，汗多淋漓，可予山茱萸、五味子、龙骨、牡蛎之类以收浮越之阳气，而助厥阴之阖。张锡纯言："人之元气将脱者，恒因肝脏疏泄太过，重用萸肉以收敛之，则其疏泄之机关可使之顿停，即元气可以不脱。"即此理也。

七、厥阴病理及其治法方药

厥阴本风标阴，从其中气，多相火郁逆之证。柯琴亦谓厥阴偏于热实。厥阴

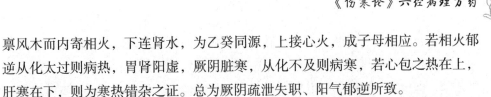

禀风木而内寄相火，下连肾水，为乙癸同源，上接心火，成子母相应。若相火郁逆从化太过则病热，胃肾阳虚，厥阴脏寒，从化不及则病寒，若心包之热在上，肝寒在下，则为寒热错杂之证。总为厥阴疏泄失职、阳气郁逆所致。

厥阴之寒，多由胃肾阳虚，从三阳病演变而来，或外寒直中，寒闭其阳，心包之火不得敷布，出现肝寒上逆的"干呕，吐涎沫，头痛"的吴茱萸汤证，或寒闭其经，血虚寒厥的"手足厥寒，脉细"的当归四逆汤证，或经脏皆寒，以当归四逆汤加吴茱萸、生姜治之。厥阴之热，多由阳明、少阳传来，或由少阴累及，或阳明热盛，引动肝风，而见阳亢风动之证，或水不涵木，阳扰风旋，而成虚风内动。若火热内盛，炼津成痰，内闭心包，则窍闭神昏，急与"三宝"、清宫汤之类治之。若湿热内犯，湿裹热郁，也多机窍闭塞之证，在心包则宜苏合香丸、菖蒲郁金汤之类。若为热盛而不能外达的热深厥甚之证，可酌情使用白虎承气汤之类，但此时仍以阳明为主要矛盾。若水、血、痰、食累及厥阴而致气机闭塞之证，多属杂病范畴，宜逐邪以开郁。若寒热错杂，肝失疏泄之职，心包之火不得敷布，则宜调其气机，散寒清热。

总之，厥阴以疏泄敷布为其职，其病则以疏泄失职、阳气郁逆为主。厥阴治法，或开其郁，或镇其逆，审寒热虚实而治之。乌梅丸清热散寒、泻相火、扶正气，为厥阴之主方，对厥阴的寒证、热证均可加减运用，但总宜加入开郁或镇逆之品。后世温病学派对厥阴病证治多有发挥，热闭心包，神昏、肢厥、舌謇者，宜"三宝"、清宫汤之属，以清热开窍醒神。若痰闭心包者则宜豁痰开窍。但心包郁闭之证，始终应注意宣畅气机，不可过用滋腻寒凉。若热盛动风或阴虚风动，病及厥阴者，则宜以羚羊钩藤汤、大定风珠之类。厥阴的温热病证，多阴亏阳亢，气机不畅，治疗多用滋腻寒凉，但必须加入透气之品，使邪有外达之机，如叶天士的"入营犹可透热转气"之意。吴鞠通的清营汤、清宫汤仍用金银花、连翘等宣气之品，即是此意，切不可一派寒凉，以闭其邪。

八、六经病理通论

病理是生理的失常。由于六经体系能明确具体地涵盖人体的生理基础及其气化特性、经气转输规律、阳气阴液消长变化的不同层次，因此六经也能全面、系统、准确地反映中医学整个外感热病的病理变化及其演变规律，从而成为寒温统一体系的辨证论治纲领。太阳主表，和肺的宣发功能联系密切，其病则营卫失调，肺气不畅，以恶寒、发热、身痛、脉浮为主症，仲景太阳提纲本也能总统六淫犯表之证。阳明以燥热、湿热为主，病位主要在肌肉、胃肠，总不出仲景"胃家实"之范围。但也有"胃寒""寒结""液干"的特殊情况。少阳本火，以枢机不利，风火壅郁之证为主，或"口苦，咽干，目眩，耳聋"之风火壅于上之证，或"寒热往来，胸胁苦满，默默不欲饮食，心烦喜呕"的阳气郁于内之证。其腑证包括三焦（重在膜原）和胆的病证。太阴则以"腹满时痛，吐利，食不下"为主，病位在脾、肺，以津液代谢障碍为主，总不出"湿气治之"的范围。少阴统心肾，以虚为主，寒热两化，但邪热入血扰心的温病营血分证候宜归入少阴，这似乎超出了仲景少阴提纲的范围，但从寒温统一的角度考虑，少阴也有血热为主的热实之证。厥阴之上，风气治之，其病则以疏泄失职、阳气郁逆为主，其病位重在肝和心包，但因肝和肾、心和心包的密切关系，厥阴病证必然要涉及少阴，但只要以阳气闭郁或逆乱为主者，都应归入厥阴。另外，在外感热病的发病和演进过程中，常有合病、并病的情况，不光伤寒有，温病也有。如大定风珠汤证就是以少阴为主，累及厥阴，属并病范畴。藿香正气散证往往是太阳、太阴同病，应属合病的范畴，可根据情况具体分析。

从外感热病的发病和演进规律来看，一般多发于太阳，但也有发于阳明、少阳，甚至三阴者，这是由于外邪和体质的特点及其交互作用所决定的。太阳之邪，若胃阳亢盛则多从阳明燥热而化，而且从化较速，往往一二天内转成阳明病。如《伤寒论》阳明篇言："阳明居中，主土也……始虽恶寒，二日自止，此为阳明病也。"就是说的这种从太阳至阳明的转化情况。若邪气留恋，由皮毛渐入腠理，使三焦失和，阳气内郁，则成少阳病。时间上往往较邪入阳明为长。前人言："阳明为成温之薮"，实际上邪传少阳，已多属温热性质。三阳病若胃阳渐衰，或苦寒攻下，则多传太阴或至少阴、厥阴。若阳明燥热亢盛或少阳火热内郁则多累及或转化成少阴、厥阴的温热病证。《伤寒论》有阳明、少阴同病的三急下证，叶天士《温热论》也言："热邪不燥胃津，必耗肾液。"湿热病证初起往往多太阳、太阴同病，中期一般多阳明、太阴同病，如薛生白《湿热病篇》言："病在二经之表者，多兼少阳三焦，病在二经之里者，每兼厥阴风木。以少阳、厥阴同司相火，阳明、太阴湿热内郁，郁甚则少火皆成壮火，而表里上下充斥肆逆，故是证最宜耳聋、干呕、发痉、发厥。"晚期也累及或转成少阴、厥阴病证。从而可以看出，只要不拘于逐日传经和依次传经的僵化观点，六经太阳、阳明、少阳、太阴、少阴、厥阴

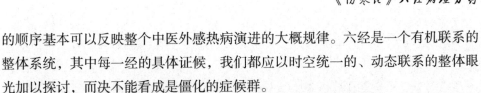

的顺序基本可以反映整个中医外感热病演进的大概规律。六经是一个有机联系的整体系统，其中每一经的具体证候，我们都应以时空统一的、动态联系的整体眼光加以探讨，而决不能看成是僵化的症候群。

如提到太阳病，我们就应想到其以少阴的阳气、阴液为根基，以胃中气液为基础，离不开少阳的转输和肺气的宣发推动作用，不能单纯从太阳经腑上考虑，其中任一环节的障碍都有可能影响太阳气化。提到少阳，我们应想到其以厥阴阴血为基，其经气自下向上，由内而外，而助太阳表气之从开，又可输转气液以助阳明之阖。阳明病，我们要考虑到和太阴的联系，是否是从中太过的湿热为病。太阴病，我们要考虑其是否有燥化的可能。少阴的寒化证一般都连及太阴，或由太阴转成，多有下利清谷之症；少阴的热化证往往有可能涉及厥阴。

总之，我们只有站在六经整体的高度，以唯物辩证法的观点，从脏腑经络的角度，从经气来源和转输规律的角度，从六经气化特性的角度，从邪气的特点，全面地考虑外感热病的每一个病证，我们就能够掌握其关键所在，从而得到较为满意的疗效。

第7讲 用气化观点阐释《伤寒论》六经生理病理

一谈到《伤寒论》的六经气化学说，大家一定会想到一个特定的学派，比较熟悉的代表有张志聪、张令韶、陈修园、黄元御、唐容川。但是很可惜，气化学说这个学派继承人不多，在当代中国、日本、韩国，《伤寒论》气化学派传承处于断层状态。我的硕士导师，内蒙古医学院张斌教授长年致力于气化学说的研究，他出了一本《伤寒论》气化学说的专著，名为《伤寒理法析》。此外，当代有关气化学说的专著几乎没有。近日我搜了一下维普期刊网，用"气化"和"六经气化"作为关键词搜索了一下，从1989年到现在只搜到六七篇文章。而且，我个人认为：这些文章对气化学说的阐述在深度上有待提高。刘渡舟老师有一本书，《伤寒论十四讲》，里面有一讲专门谈及《伤寒论》气化学说，但是由于篇幅所限，所谈及的气化学说还不够深入，论述也并不全面。

今天我要讲的主题，就是想让大家知道气化学说能不能指导临床？

《伤寒论》有很多学派，气化学派是比较独特的一派。**谈到《伤寒论》气化学说，我为什么一定要加"六经"两个字？**因为离开了六经就没有办法谈气化学说，标本中气都是在六经之下。每一经都有标气、有本气、有中气。谈到开阖枢也是离不开六经的，每一经都涉及开阖枢的问题，没有六经就没有开阖枢的概念。所以要谈《伤寒论》气化学说，必须要有六经的基础。不过现在对六经的争议还有很多。

气是中国古代哲学的概念。在哲学、宇宙这个层面，借用罗钦顺的一句话，"通天地，亘古今，无非一气"，就是说气是宇宙中古往今来的基本物质，所有运动变化，无论有形无形，都是气的运动变化。像佛教讲造化，什么叫造化？从无到有就是造，从有到无就是化。无不是完全没有的状态，它是气的一个状态。气聚在一起就成了有形之物。引申到人体就有全息论的观点，人体结构和宇宙是一样的。气是构成人体和维持人体生命活动的一切物质，这是中医学说里面气的概念。在六经气化学说里面，这个气主要指的是"经气"。经气的概念在《内经》里面已经赋予，我下面会讲到。对六经的理解有很多学说，比如说它是指六个阶段、六个证候群、脏腑的、经络的、功能的概括。《伤寒论》气化学说的创始人张志聪在他的《伤寒论集注》的序里面讲到"太阳、阳明、少阳、太阴、少阴、厥阴，乃人身经气也"，六经的核心内容就是经气。《伤寒论》气化学派是以经气学说为基础的。奠定了经气的基础，才能够谈开阖枢、标本中气，并指导临床。

气化有广义、狭义之分。气在六经层面指的是经气，化指的是经气的运动变化。在广义层面上，《素问·六微旨大论》云："出入废则神机化灭，升降息则气立孤危。"无不升降，无不出入，宇宙中万事万物无不升降出入。既然它是运动的，那么它的运动形式就是升降出入。《素问·离合真邪论》言："真气者，经气也。"《灵枢·刺节真邪》言："真气者，所受于天，与谷气并而充身者也。"意思是先天父母之精气、自然之清气与后天水谷之精气相合构成人体的真气。这里面隐藏着一个不容易理解的地方，经气的构成是三元之气，《难经》云："三焦者，三元之气也。"即先天父母之精气、后天水谷之精气、大自然之清气。**经气的运动和大自然的运动是一样的，无不出入，无不升降，其经气升降出入的主要形式是开阖枢。**就像门一样，一个开的状态，一个关的状态，一个枢的状态。这个理论很浅显，它来源于《内经》，把开阖枢放在气化学说里面，主要是用来阐述经气的运转模式。经气向外向上谓之开，经气向下向内谓之阖，内外出入之间枢转过程中谓之枢。为什么服了小柴胡汤就"上焦得通，津液得下，胃气因和，身濈然汗出而解"？因为它能解决气化通路问题。

气化学说还有一个核心内容就是标本中气。每一经里面有本气、有标气、有中气。本气代表了本经的主要问题、关键的气化特性，比如说"厥阴之上，风气治之"，是对肝的疏泄功能和心包的转输血液功能的概括；标气代表了相对次要情况；中气在表里两经之间起谐和作用。从化问题谈的是疾病在演变过程中的表现，它可能是从标，也可能是从本，也可能从中气。比如说厥阴容易从中而化；太阳、少阴既容易从标而化，也容易从本而化。"厥阴之上，风气治之"，从化不及则出现经气闭塞，从化太过则出现中风、厥逆。李老的破格救心汤里面有来复汤，就是防肝气疏散太过。"太阴之上，湿气治之"是脾主运化的功能概括。**总的来说，要对《伤寒论》的气化学说有所理解，最重要的是经气。经气来源于先天、后天、大自然清气，绝不是虚无缥缈的东西。**

张仲景算不算气化学派的奠基人呢？我们现在还不敢肯定。我的师兄韩世明认为，张仲景是懂气化的，写《伤寒论》的时候就有气化的理念在里面，但后世的人水平太低，没办法理解仲景之意。我个人觉得张仲景可能不懂气化，没有证据证明张仲景用标本中气、开阖枢、从化来阐释六经的功能。气化学说和运气学说不一样，它拿了运气学说的标本中气、开阖枢及其从化这部分内容来阐述六经的生理病理。运气学说目标主要在自然，气化学说目标主要在人。

能够说得上是气化学说奠基人的是张志聪，他的《伤寒论集注》《素问集注》《灵枢集注》都有用标本中气、开阖枢来阐述人体六经生理病理的内容。在他的《伤寒论集注》的序里面讲到"太阳、阳明、少阳、太阴、少阴、厥阴，乃人身经气也"。张令韶有一本《伤寒论直解》，也明确谈到气化，在太阳篇讲到太阳"有经之为病，有气之为病"。二张是同学，可谓是气化学说的开山鼻祖。张卿子是钱塘二张的老师，他有一本《张卿子伤寒论》，但没有谈到气化内容。黄元御基本上秉承了二张的学说，更进一步用标本中气、从化、开阖枢来解释人体生理病理。陈修园也继承了张志聪、张令韶、黄元御的学术思想，是气化学说的中坚人物。他直接讲，不明标本中气，不可以读《伤寒论》。陈修园不但是个医学家，也是个科普家，因此说出来的东西很浅显易懂。唐容川继承陈修园，他的《伤寒论浅注补正》对气化学说理解颇为到位。唐容川在气化学说方面的贡献比张志聪、陈修园还大。唐容川还著有一本《六经方证中西通解》，印了几百本，他把所有方剂都统在六经或十二经之下。再之后对气化学说有所研究的就是当代的刘渡舟先生，但我认为他的著作只涉及了一部分气化学说，讲到标本中气，没有谈开阖枢、经气的问题。我的导师张斌老师，他从事气化研究几十年，写成一本气化专著《伤寒理法析》，值得一读。

气化学说的本质是什么？ 在张志聪之前，也有一些人谈到，比如说刘完素在《伤寒直格》里面谈到标本用药，但没有对六经气化做比较细致的阐述。我本人作为经方学派，不赞同大家把方证作为奠基，一定要把六经作为奠基，以六经统经方，以经方统时方。方证一定要在六经的统帅下进行。**张志聪认为六经气化学说的本质是天人相应，人与自然相统一**。天是主要的，人是次要的。气化学说的思想是人为天地之子的思想，要人去适应大自然。春天要干什么，夏天要干什么，早上要干什么，晚上要干什么，人都要适应，不能逆着来。不能晚上工作，白天去睡觉。不能冬天干夏天的事，夏天干冬天的事。"春夏养阳，秋冬养阴"意思是春天阳气升发，要顺应其升发之性，秋冬阳气要收藏，而不是说秋冬用养阴药，我们要顺应大自然阳气的变化规律。平旦阳气生，日中而阳气隆，日西而阳气已虚，气门乃闭，早卧晚起，必待日光。必先岁气，无伐天和。要达到天和，就必须学会适应和遵循自然。为什么要人与自然相统一？张志聪是这样想的，要把气化学说和人体的生理病理联系起来，就要有一个同构结构。天有六气，风、寒、暑、湿、燥、火，人也要有六气。我们的六经本气就是六气。少阳之上，火气治之；阳明之上，燥气治之；太阳之上，寒气治之；厥阴之上，风气治之；少阴之上，热气治之；太阴之上，湿气治之，说明自然界的六气在人体也有，气气相因，人和天地相通应。在六经里面，经气运行是从厥阴开始的，厥阴→少阴→太阴→少阳→阳明→太阳，是这样一个运转顺序。病了以后才是太阳→阳明→少阳→太阴→少阴→厥阴的顺序。**张志聪建立气化学说的宗旨是人与自然相统一。**

在脏腑经络实质的问题上，我们走了很多弯路，甚至到现在我们可能仍在走弯路。**中医的脏腑是一个功能结构，虽然有粗略的解剖学概念，但更注重功能。**例如心主血脉，心主神明。不能拿中医的结构与西医的结构去对比，不是说肺里长了个肿瘤我们就去治肺。我们说脏腑是功能结构，要看它的功能表现，要看它的象，所以叫藏象学说。有些医生使用一些中药是看它能不能降血压、降血脂，我是不赞同的。我们要用中医的理论、中医的思维去指导临床。**中医的结构本身就是一个气化结构**，就像开水，这边不断地烧，那边不断地沸腾冒泡。中医结构就是功能结构，一旦生命停止了这个结构就不存在了，就不存在脏腑经络了。唐容川曾说，中医长于气化，西医长于解剖。所谓气化就是注重表象，注重变化，注重功能调整和治疗。中医的脏腑结构就是气化结构，是运动状态的，以功能为主的，是有序的，是能量与物质代谢的过程。我们要理解"太阴之为病，腹满而吐，食不下，自利益甚，时腹自痛"，就是因为脾的运化功能不行了。它不运化就腹满了，积在中焦，胃气上逆就吐了。为什么"脉微细"？因为少阴君火不行了。为什么"但欲寐"？因为少阴君火不能主神明了。没有说"脉微细，但欲寐"是瓣膜有问题了，冠状动脉堵死了。大家如果走到这一步就很可悲了。所以**大家一定要树立中医的思维！**

气化学派对六经的认识是怎样的呢？六经是脏腑经络、五体九窍的概括，是对整个生命体的概括。所有的病都是在生理基础上产生的。没有对生理的理解，只是谈证候群，不是一个高明的医生。我们所有病的变化，都是生理的异常。不理解生理就不知本。生理才是本，病理是生理的变异。所以六经是生理的概括，它包括人体所有的生命结构——五脏六腑、经络、五体九窍。十二经为什么分为六个系统？手足两经是相通的，它们的气化相互影响，这就非常容易与自然界相搭配。六经对六气，风、寒、暑、湿、燥、火，互相感应，互相影响。唐容川讲过，"六经出于脏腑，脏腑各有一经脉，游行出入，以布其化……谓六经之上，其主治者，皆其本气也，本气根于脏腑，是本气居经脉之上也。"本气是靠脏腑的功能产生的。所以在六经体系里面，重要的不是经络，而是脏腑。在脏腑经络这个体系上，脏腑是主要的，经络是次要的，六经亦如此。有些专家认为六经就是经络，我认为实际上六经是整个人体生命，里面最核心的内容是脏腑部分，而不是经络部分。太阳经包括小肠和膀胱，阳明包括胃和大肠，鼻就归属于肺系之下，属太阴经。六经概括了所有的功能。所以我认为，六经可以统百病。像唐容川、柯韵伯、李老也是这样认为的，"六经执万病之牛耳。"

六经的核心内容，首先经气是基础，然后是三焦、标本中气、开阖枢。标本中气反映六经的功能特点和变化特性，每一经里面都有本气、有标气、有中气。开阖枢主要说明六经经气的转输规律。世界上所有东西都是在动的，怎么动？动的形式无非是升降出入，在人体上就用开阖枢的理论来阐释。六经的气血多少、阴阳盛衰反映其物质基础和功能作用的相对定量关系。比如说，阳明多气多血，厥阴、太阳多血少气，太阴、少阴多气少血。六经之气的阴阳盛衰问题就是六经的标气问题。刘渡舟教授说过一句话，概括得很精炼，"六经分六气，六气为本；六经分阴阳，阴阳为标。"比如说太阳的标气是三阳，阳明的标气是二阳，少阳的标气是一阳，太阴的标气是三阴，少阴的标气是二阴，厥阴的标气是一阴，这是对六经经气在量上和演化规律上的概括。《素问·天元纪大论》讲："阴阳之气各有多少，故曰三阴三阳也。"三阴三阳就是说经气多还是少。太阳阳气比较盛，阳明阳气也比较充盛，少阳阳气比较少，三阴阴气比较盛，二阴、一阴逐级减少。**脏腑经络和经气相统一就是气化学说的核心。**六经表里相合实际上是三大系统，太阳—少阴、阳明—太阴、少阳—厥阴。这三个系统的概念也已经被张斌老师和韩世明老师提出。太阳—少阴为元真系统，阳明—太阴为胃气系统，少阳—厥阴为相火系统，这是我在硕士毕业论文中提出来的。陈修园也专门讲过，少阳、厥阴无非就是相火，相火出于外就是少阳病，相火郁于内就是厥阴病。对于开阖枢的阐释，张志聪讲道，舍枢不能开阖，舍开阖不能转枢。另外，大家还可以看一

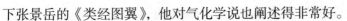

下张景岳的《类经图翼》，他对气化学说也阐述得非常好。

经气学说是《内经》创造的。《内经》已经给经气做了具体的命名。经气也叫真气，它包括先天父母之精气、水谷之精气和大自然清气。我还有一个理解，它还包括气血津液。不要以为留在脉管里面的才是经气。**脉内之经气从气街而出于脉外，脉外之经气从井荥而入于脉中**。这样，经络系统和三焦系统就贯通起来了。经络的经气通过经络末端的气街出于脉外，脉外之经气通过井荥回流。气街、井荥理论也是《内经》里面的。《灵枢·卫气》记载："胸气有街，腹气有街，头气有街，胫气有街。"经气最基本的内容就是气血精津液。

三焦对气化学说很重要，真正理解三焦的并不多。三焦，其大无外，其小无内，一腔之大府也。**人体每一个细胞，每一个角落，通过三焦都能够达到，它是人体的气化场所和气化通路**。三焦里走的不但是经气的精华内容，也有一部分杂质、代谢产物。就像血脉里面，不但走氧气、营养物质，也走代谢产物，毒素、二氧化碳也要从血脉排出来。如何描述三焦？唐容川曾说，三焦者，人身之膜膈也。**三焦是为五脏六腑经气转输、上下通降、外内出入的一身气化之枢纽，通主全身气化**。我认为三焦就是组织间隙。我们的经气、三元之气、氧气、大自然清气、水谷精微之气、先天父母之精气、气血精津液都是在三焦里面运行来完成它们的代谢过程。少阳为枢指的就是三焦系统，所以柴胡可以解决大的问题。像李老用张仲景的柴胡剂，多则用半斤，即 125 克，我只见过李老用那么大量，然后以水一斗二升，煮取六升，去滓，再煎取三升，分三次服。要三焦通畅，最好是用柴胡。通过三焦，经气才能运行，代谢产物才能够排出。

张景岳云："上焦不治则水泛高原，中焦不治则水留中脘，下焦不治则水乱二便。"水液代谢也要依赖三焦通畅。但是三焦功能不能单靠少阳推动，也要靠脏腑功能去推动。三焦在人身里面是最重要的，是气化的最大场所。开阖枢主要是通过三焦来完成的，而不是通过经络系统。在人体经气运行方面有两个大的系统，最大的系统是三焦系统，另外一个就是十二经络、奇经八脉系统。三焦系统更重要一些，它是运行经气的主要系统。三焦出了问题，张仲景认为是少阳出了问题，关键在手少阳。三焦也是一个整体的功能，为什么三焦能够代替整体功能？因为它其大无外，其小无内，可到达脏腑经络的任何组织间隙。"上焦开发，宣五谷味，熏肤充身泽毛，若雾露之溉，是谓气。"上焦通过心肺的开发功能推动经气，所以柯韵伯认为营卫病就是心肺病。《类经附翼》说："三焦者，五脏六腑之总司。"说明三焦是联系五脏六腑的通道。三焦不能枢转，最大的问题就是水液停滞，外则为头汗、无汗，内则为大便不出，胃气不和，上则为口渴，中则胸满结滞，下则为小便不利。柴胡主要是枢三焦经气，枢手少阳之经气。从少阳枢转，要从太阳而出。李老有一句话，"邪之入路，即是邪之出路。"外感进来的一定要从太阳出去。

标本中气，谈到六经系统，除了本气，还有标气，也有中见。六经里面有三个问题，一个是本气问题，一个是标气问题，一个是中见之气的问题。这三个问题在相互作用，它们决定本经的气化动态。我们首先要知道，本气是最重要的，"少阳之上，火气治之；阳明之上，燥气治之；太阳之上，寒气治之；厥阴之上，风气治之；少阴之上，热气治之；太阴之上，湿气治之。"厥阴，风气治之，就是肝的疏泄功能的表现，疏泄不及则阳气内郁，疏泄太过则出现中风、阳气上逆。"少阴之上，热气治之"，这是君火、命火功能的概括。少阴病最大的问题就是热少了，即君火、命火不行了。君火、命火之间的关系，谢利恒在《中国医学大辞典》里面讲过，君火，元气之所附丽也。就是说君火是命火的体现，命火是坐在那里坐镇的，真正主持生命活动的是君火，但根基是命火。四逆汤主要解决的是命火的潜纳问题。人体的命火要潜纳才可贵。我们说肾无实证，少阴虚证比较多，主要是君火、命火衰弱，用四逆、白通、通脉来解决这方面的问题。"脉微细"就是少阴阳气衰微的表现，"但欲寐"就是神气不足的表现。没有精神和没有力气是两码事。没有力气我们叫作乏力，是阳明、太阴的问题，是气血的问题。没有精神是神气的问题，没有神气就是没有阳气，**神气是阳气最精华、最灵魂的代表**。郑钦安《医法圆通》里说："神者，阳之灵。"没有神气，阳气就不行了。

六经本气来源于五脏元真，是经气所化，在六经里面各有特性，比如说肝疏泄，心包对血液的运转。标气就是次要的特性。"太阳之上，寒气治之"是本气，太阳的标气是三阳，三阳概括了卫阳的功能，它要维持人体卫外的功能，一定要有充足的阳气。所有的邪气侵犯了太阳都会产生怕冷的情况。秦伯未在《中医临证备要》里面讲过，有一分恶寒，即有一分表证。不管是湿邪、燥邪、温病，到了太阳就会恶寒，如果没有恶寒，可能是过了太阳，没有表证了。卫阳主要靠上焦心肺功能宣发出去，所以经常感冒的人要实肺气，卫气要旺盛。"阳明之上，燥气治之"，指的是大肠、胃的燥化功能。"少阳之上，火气治之"，它的相火主要通过三焦、胆来完成激发推动功能，但它的根本还是在厥阴，中气对它影响很大。

所以风从火化的情况比较多，主要靠阴血维持少阳相火的功能。少阳郁滞大部分都要通过柴胡剂解决，如柴胡、青蒿。"太阴之上，湿气治之"，是对脾运化功能的概括，对水液代谢、气血生化功能的概括。它主水之运化，是气血生化之源。少阳和太阴都是标本同气，所以从本，中气起协调、资助的功能。"厥阴之上，风气治之"，主要是心包统治血脉和肝的疏泄功能。疏泄不及则出现郁滞，用柴胡、香附就比较好；如果出现阳气郁逆就要潜镇，用山茱萸、五味子这些收敛的药物或者重镇之剂。像郑钦安的潜阳丹和李老的温氏奔豚汤就是温潜法的代表。针对阳气郁逆有两个办法，一个是收敛，一个是潜镇。厥阴为什么用乌梅丸作为主方？因为要收敛欲散之阳气，就像张锡纯的来复汤。李老的破格救心汤为什么要用山茱萸、龙骨、牡蛎、磁石，就是要收敛和潜镇阳气。温氏奔豚汤是潜镇阳气，用牛膝、沉香、四逆。来复汤不但用龙骨、牡蛎，还用了山茱萸，要收敛、潜镇并用。《温病条辨》说温病后期，邪盛正衰，大汗不止，脉散大，就要用生脉散，用五味子去收敛。另外，张仲景用人参是救阴的，不是救阳之药。

中见之气就是相互表里两经互称为中气，就像兄弟俩要互相帮助。为什么需要帮助？一个是生理上的联系，比如肝和胆、脾和胃，它们同居中焦，靠得比较近；另一个是经脉上互相络属，所以经气可以互相资助。生理上有联系，病理上也会互相影响。李东垣说从胃到脾和从脾到胃，不管是饮食，还是劳倦，都是脾胃同伤。从本就是病理状态向本的方向转化，少阳、太阴从本，少阳从火化比较多；太阴多寒湿病，因为它是标阴；少阳多火热；厥阴从中，因为它得病容易向少阳转化，厥阴、少阳同一相火，厥阴郁滞化火就要从少阳出来了；阳明病，燥从湿化的比较多，阳明、厥阴不从标本，从乎中也。太阳、少阴为什么从本从标？因为它们标本异气，一会寒化，一会热化。少阴的黄连阿胶汤、真武、四逆。太阳的或者是表寒，或者是表热。从化就是病理容易向某个方向转化。**六经最大的问题就是不要把它看成僵死的东西**，像万友生先生说的，"六经就是八纲。"表寒证、表热证、半表半里证……这样一分就有很大问题，把六经僵化了，不是从生理上去考虑，以方证去套病是不行的。

为什么从标？为什么从本？为什么标本两从？从本是因为标本是同一性质，例如太阴是本湿标阴，标本均属阴寒水湿，性质比较接近。少阳也是如此。太阳、少阴为什么从本从标？因为它们标本异气，本寒标阳，本热标阴，性质对立。为什么从中气？因为中气对它的影响比较大，所以厥阴从少阳火化多一些，阳明从湿化多一些。

下面讲一下经气的转输规律，经气转输至少有三种方式。学过《针灸学》的都知道，十二经脉有肺→大肠→胃→脾→心→小肠→膀胱→肾→心包→三焦→胆→肝这样的转输规律。西医学有个大循环和小循环，中医也有经络的转输规律，但用得不多。在这个系统之外，还有十五大络、奇经八脉。任脉从前面把经气汇通，督脉从后面，冲脉从下面，一源三歧，这样就把经脉汇通了，带脉加强了经脉的横向联系，阴维、阳维把经脉联系起来。大家要知道，为什么手太阴肺经起于中焦？因为中焦是气血生化之源，中焦之气和大自然清气汇通之后贯通到经气里面。这套经络系统的运行方式是少阴所统，少阴为枢，就是统血脉的功能，枢转、推动经络里面的经气运行。另外，肺朝百脉，一方面百脉朝汇于肺，另一方面，肺也可以推动经气运行。第二个系统是开阖枢系统，这个系统是运用门户学说。太阳经气是向上向外的，就像心肺功能向上焦开发来推动经气枢转。阖是向下向内，枢就是少阳、少阴。在经气运行里面，这个枢是最重要的，没有这个枢就既不能开又不能阖。这个枢包括阳枢和阴枢，阳枢就是三焦，开阖枢主要是通过三焦运转的；阴枢主要指手少阴心通过血脉系统布散血气。

还有一个经气转输规律，气化学说里面讲道，第一天在厥阴，第二天在少阴，第三天在太阴，第四天在少阳，第五天在阳明，第六天在太阳，病了以后就经气逆转了，从太阳→阳明→少阳→太阴→少阴→厥阴，张志聪和陈修园都是这样一个思路。经络系统的经气，少阳所枢的经气，少阴所枢的经气，三焦的经气，它们怎么汇合？就是我刚才所说的，脉内之经气从气街而出于脉外，脉外之经气从井荥而入于脉中。三焦的经气到了井荥就再进入脉内，这样三焦气化和经络气化就完全统一了，少阳、少阴也联系起来了。气街，《灵枢·动输》云："四街者，气之径路也。"气街是经气运转的场所和通路，是经气汇集之处。**少阳不枢转了也会影响少阴，少阴不枢也会影响到少阳。**

太阳、太阴为开，少阳、少阴为枢，阳明、厥阴为阖。开阖枢主要讲经气运转的规律，这个规律只是谈三焦是怎么运转经气的。太阳是营卫布散，太阴是津液气血布散。太阴是为阳明枢转津液。太阳经气，特别是营卫之气是通过上焦开发（肺的宣发功能和心的推动功能）。比如说《灵枢·决气》，决气就是把气一分为五，气血精津液。柯韵伯也言："营卫行于表，而发源于心肺，故太阳病则营卫病，营卫病则心肺病矣。"太阳病，实际上是心肺病，宣发功能不行了。营卫是经气的一部分，气血精津液也是经气，营气、卫气、宗气都是经气的一部分。**我们反复强调，六经就是一经，三焦就是一焦，六气就是一气，不要割裂开来。我们要知道表里出入，上下通降，营卫同归，这样才能够治病。**看起来是太阳病，实际上是少阴出了问题。开阖枢，实际上就像是拿门的开和关做一个说理的工具。

少阳、少阴为枢，少阳为阳枢，以三焦为主输转气液，输转经气，也输转水液，也输转废物，所以三焦通畅对生理病理影响都非常大。少阴为阴枢，是我们的血液经脉系统。少阴、少阳应是互相交贯、环转。少阳为枢，你要想太阳开，可以从少阳去推动。我在跟师临床的时候，有一个感冒病例，三天了，没好，就直接上小柴胡汤，因为它已经不完全在表，从时间上看已有少阳的推动力不足了，不能从腠理达太阳、达肌表。**少阳为枢，外以助太阳之开，内以助阳明之阖**，故《伤寒论》服小柴胡汤后"上焦得通，津液得下，胃气因和，身濈然汗出而解"，说明小柴胡汤不但能够助太阳，也能助阳明。少阴为枢，主要通过心血运行，主要通过经络系统完成气血精津液的输转。

六经气血多少，阳明是气血生化之源，多气多血；太阳、厥阴多血少气；少阳、少阴、太阴少血多气。六经盛衰情况，少阳标气是一阳，阳明标气是二阳，太阳标气是三阳，厥阴标气是一阴，少阴标气是二阴，太阴标气是三阴。开阖枢、标本中气、阴阳盛衰一定要和生理功能联系。脾主运化，为气血生化之源；心主血脉，主神明；厥阴主疏泄，主藏血。要从功能去探讨五脏。五脏元真化生六经本气，循三焦而出。经气除了那三个来源，**经气还要靠五脏推动运转。**以五脏元真为本，以五脏为本，以其根本属性化生出六经本气，再由本气生出六经标气。李老在第一届扶阳论坛上讲过，"世界上所有的疾病都是本气自病。"李老讲的本气基本上指的是人体本身的阳气，不是单纯气化学说的本气，所以李老重扶阳。

在气化里面，有六经生理病理的传变规律。生理上六经经气是循厥阴→少阴→太阴→少阳→阳明→太阳的规律，助旺人体六经标本之气。病了之后就逆传，从太阳→阳明→少阳→太阴→少阴→厥阴，叫病气逆传。张仲景也讲到气旺欲解时，"太阳病欲解时，从巳至未上""少阳欲解时，从寅至辰上"……每一经都有气旺的时候，气旺时容易缓解，比如太阳之气旺时，邪气被驱，邪行经尽自愈，各经病证经气旺时容易缓解。另一方面，经气旺时正邪交争激烈，症状加重。阳明在日晡时出现潮热加剧，因为日晡时是阳明气旺的时候，正邪交争剧烈。为什么会气旺？是人体的阳气与自然界的阳气变化相互影响的结果。在这个相互影响的过程里面，自然之气对人的影响是主要的，人对自然界的影响是微乎其微的，所以我们主要讨论自然界对人体的影响，比如冬天该做什么，夏天该做什么，中午容不容易好，下午3~9时会不会加重。为什么会产生气旺？就是自然界对人体阳气的影响。

六经传变，三阳多循皮毛、肌腠而传。这里有个矛盾，邪气从皮毛、肌腠、肌肉往里传，按理说应该是从太阳到少阳再到阳明，而六经传变是从太阳、阳明、再到少阳，所以大家一直在争论少阳应该摆在什么位置。但是我们知道六经顺序来自于描述天气演变规律的运气学说，所以没办法改变它矛盾的地方。少阳到底是属于太阳、阳明之间的枢，还是阳气、阴气之间的枢，这些都还有争议。另外还有直中三阴和表里相传的问题，例如从少阳直到厥阴，从太阳到少阴。在《内经》里面也讲到两感证的问题。李老在表证方面，认为得了感冒都因为正气不足，所以用麻细梅参汤通治外感，或以"麻附细"为底，所有的外感证都要助少阴。但这个还是有争议。张景岳云："微虚微实者，亦治其实，可一扫而除也。"意思是感冒这样轻浅的病，用桑菊、银翘或麻桂剂就可以解决，不一定非得助少阴。张仲景大多数表证也没有助少阴，用麻桂剂就解决了。李老有他独特的理解。

六经系统涵盖了人体所有生理，所以六经能够阐释包括温病、暑病、燥病、杂病、内外妇儿、眼病、皮肤病的所有病理。既然六经概括了人体所有的生理状态，就能概括病理。能不能治好是另外一个问题，但一定能够用六经去辨别。张仲景给我们一个很好的六经理法方药体系，我们要很好地运用。张仲景也尝试过用六经统杂病，比如太阳痉病用葛根汤、瓜蒌桂枝汤，太阳暑病白虎加人参汤，但杂病也有专方专药体系，比如百合病用百合、胸痹用瓜蒌系列方为主。我的思路是治疗杂病用六经的基础方，再加专病专方的方药。

第8讲 《伤寒论》六经条文通解

王肯堂谓："《伤寒论》义理如神龙出没，首尾相顾，鳞甲森然。"笔者深有同感，以下将《伤寒论》（据明代赵开美复刻仿宋本）条文组织排列意义简述如下，以探仲景之心意，将有利于理解六经本质。《伤寒论》是讨论广义伤寒的，其根本在于体内的六经病理变化和临床辨证论治。

辨太阳病脉证并治（上）

第1条为邪伤太阳之总纲，不管是六淫还是疫毒，皆当有此证此脉。

第2、3、6条结合《金匮要略》的痉湿暍篇为辨病，风、寒、暑、湿、燥、火之邪皆从肤表口鼻而入，首犯太阳系统，但其邪气性质不同，人之体质各异，故发病亦各异，天之六气和人之六经六气相加，寒则伤阳，热则伤阴，风则助火，火则生风，燥则伤津液阴血，湿则多阻遏气机。故其病各不同，但随体内六气（体质），旺则从化。

第7条辨病发阴阳，主讲体质问题，少阴为太阳之基，胃气为后天之本，先后天不虚，则太阳标本气旺，病发则正邪交争剧烈，故发热；先后天不足，则太阳气衰，正不拒邪，邪气独居，故无热恶寒。但其病始必在太阳之表位。

第4、5条主论传经，病邪传经以症状为依据，不可拘泥日数。伤寒初起必在太阳，这是一般规律。

第8条论邪伤太阳，经气逆转，由太阳以至厥阴，七日经尽病仍不愈者，有邪传之势，针足阳明，以杜其传。

第9条论太阳病欲解时，应在其经气旺盛之时，巳、午、未三时太阳气旺，人气得天气之助，故能拒邪出表，即使不愈，也必于其时正邪交争剧烈而外证明显。

第10条承上条言太阳中风自愈之日，亦必在经尽之时。此必是体虚之人，正气不能速逐其邪，必待二次经尽之时而愈。

第11条以病人喜恶辨寒热真假，自觉症状每多真情，而外在的他觉症状易假易惑。此亦辨证之关键。

第 12、13 条结合第 2 条言太阳中风的证治方药、病理，结合第 95 条，其机制主要是营弱卫强，汗出营阴外泄，故营弱；卫阳拒邪于表，故卫强，方出桂枝汤以解肌祛风，调和营卫。桂枝汤为《伤寒论》所出第一方，有谓外证得之解肌和营卫，内证得之化气调阴阳，可见正合《内经》"谨察阴阳之所在而调之，以平为期"之理，不愧为群方之魁。其啜粥以酿汗源，温覆取微汗亦正解肌祛邪、邪从汗出之意。不得汗或汗不得法，则邪定难解。

　　第 14～30 条主要谈桂枝汤的类证治禁及误治坏病，其中第 23、25、27 条指出了太阳病正虚邪微、荣弱卫闭的小汗之法。

　　第 14 条论风邪入于太阳经输，项背强几几，桂枝汤加葛根可以升阳明之津气以达于太阳之表，疏通太阳经脉之邪。

　　第 15 条太阳之气出于胸中，若误治则表邪随之内陷胸中，但其气上冲则知正气拒邪，有欲出之势，故仍可予桂枝汤以助太阳从开外出之机。若气不上冲，则知正虚邪留，随证施治。

　　第 16、17、19 条提出了桂枝汤的治禁与误治坏证治则。表实、胃热、湿热盛者均不可与之。

　　第 18 条与第 43 条互参，提出喘家或误治生喘，有太阳中风表现者，可予桂枝加厚朴杏子汤主之。

　　第 20、21、22 条主论太阳病误治表里阳虚证治。

　　第 20 条论太阳病，汗不得法，遂漏不止，气津两伤的证治，但以表阳虚为本质，以桂枝汤加炮附子一枚以温少阴之阳。少阴为太阳之基，少阴阳旺则太阳标阳得助，汗止表固，正所谓治其本也。

　　第 21、22 条是太阳病误下胸阳受伤，故脉促、胸满，故以桂枝、甘草以助心阳，姜、枣以滋益气液，去芍药之酸苦阴柔有碍胸满，其微恶寒是少阴阳虚，故加附子以温之。

　　第 24 条，太阳病初服桂枝汤反烦不解者，是邪郁较盛，故热闭胸表而反烦不解，刺风池以助少阳之枢，刺风府以泄太阳之邪，再与桂枝汤则邪从汗出而解。

　　第 25 条上段，服桂枝汤，大汗出，脉洪大者，是汗不得法，表邪化热之象，但邪仍在表，故无大烦渴之里热之象，仍应汗解，与桂枝汤，有斟酌之意，实可与后世的银翘散之类。

　　第 26 条承上条言如见大烦渴不解者，是热入阳明之里，白虎加人参汤主之，将此条列于此有鉴别之意。

第 28 条我认为以不去桂枝为是，仍头项强痛，翕翕发热，是表邪未解，无汗，心下满微痛，小便不利，是饮结心下，故用桂枝汤加茯苓、白术以健脾利水。芍药虽酸苦阴柔，但可利小便，破阴结，证之小青龙汤、真武汤可知。另外，桂枝也有温阳化饮之用，如《金匮要略》饮病"当以温药和之"之意，如苓桂术甘汤、茯苓甘草汤等，故以不去为佳。无汗是饮结于里，表气不通。本证形成，或素有脾虚饮停，或误下损伤中阳，表里不解是也。因太阳为寒水之经，其气液循三焦胸膈而上升达表，故邪气内陷，与寒水之气相争，则多此类停水之患。至于芍药，当以赤芍为是。

第23、25、27条的发热恶寒，一日二三度发，多在早、午、晚自然界阳升、阳盛、阳入之时，正邪交争故发寒热也。

第23条以面有热色、身痒的卫闭为主，故以桂枝麻黄各半汤（各取1/3）开卫和营小汗之。方中麻黄、杏仁开表利肺之品为主。

第25条正气更虚，邪气更微，故用桂枝二麻黄一汤（桂枝汤全剂药的5/12，麻黄汤全剂药的2/9），增其和营扶正之力，减其开卫散邪之功（中午、下午明显，方以桂枝、芍药为主）。

第27条以方测证，必其病热化较盛，可有口渴心烦，故用桂枝二越婢一汤，重点宣散肌表邪热。第48条二阳并病似可与本方治疗。大青龙汤治其表寒体壮闭重者，而桂枝二越婢一汤治其营弱体虚闭轻者，而开表清里之理则一。

第 29、30 条言表证阴阳两虚及误治转化的证治机制。阳虚则作甘草干姜汤以复其阳，阴虚则作芍药甘草汤以强其阴，阳复太过，阳明胃燥则与调胃承气汤，重汗伤少阴之阳，则以四逆汤主之，可见"观其脉证，随证治之"之理。

辨太阳病脉证并治（中）

第31、32、33条是葛根汤及其加味证治。其中第31条与第14条互参，可知或伤寒，或中风，邪入太阳经输而项背强几几的证治异同。葛根汤，不用麻黄汤加葛根，而用桂枝汤加麻黄、葛根，是恐麻黄汤峻汗伤耗气液，而桂枝汤中姜、枣滋益气液，芍药（白芍益阴和营，可以舒缓筋脉挛急）疏通经脉则较好。

第 32、33、36 条合参，论太阳、阳明合病，太阳寒水之气加于阳明燥金之气，必水胜燥而标阳又郁，逆于上则喘而胸满，宜麻黄汤开腠发汗，宣肺疏表，以从其开。逆于胃则上逆而呕，逆于肠则下利，故葛根汤或加杏仁利肺降气，加半夏以行逆流挽舟之法，葛根可从阳明之里转输气液外达于太阳之表，复用麻黄加桂枝汤以解肌祛邪而不伤正。

第 34 条太阳误下利遂不止，与前两条互参，太阳中风热化，误下，邪陷于阳明，热随津液下行故下利，以葛根芩连汤双解表里，当与第 163 条太阳误下邪陷太阴、表里不解的桂枝人参汤合参。有一热一寒、一虚一实之妙。（第 163 条，太阳病，外证未解而数下之……）

第 35 条是太阳伤寒麻黄汤的正证正治，又谓"伤寒八症"。

第 37 ~ 41 条是太阳伤寒的类证。

第 37 条以脉证辨其传与不传，当与第 4、5 条互参。

第 38、39 条为表实阳郁，内热烦躁，至于其脉之紧缓、身重、身疼，为风中于营，邪正异气交争剧烈，则中风而脉紧、身疼，而寒伤于营，邪正同气，故脉缓而身重，但表郁化热，扰心干肾，则见烦躁，以大青龙而解之发之（表实寒为主而兼里热）。

第 40、41 条为寒闭水气（以水寒支饮为主），太阳之气出于下焦膀胱、小肠，借心阳、命火的蒸化循三焦升腾外达，实邪从表内逆于胸中，邪正交争，气液从表寒而化为寒饮，停于胸膈，干犯三焦，以小青龙汤散寒化饮，亦从其开。

第 42、43 条论太阳中风类证。

第 44、45 条论治病先表后里常规，当与第 90 条互参。

第 46、47、55、56 条论太阳病衄血证。其皆由表实阳郁化热，或中风，风阳化热，入荣迫血，从太阳经（睛明）下注于阳明经（迎香），从鼻络虚弱处而出。第 46 条多汗后余热入营，衄乃得解，亦必出血较多。第 55 条想是点滴不畅，衄也难解，故仍须汗之。第 47 条自衄较多，阳热得除，故能自解。第 56 条汗后头痛而衄与桂枝汤，想是表虚中风之证。故表邪得衄，又有"红汗"之称，但总为化热动血之象，可在辨证解表的基础上佐凉血散血之品（用温病方治疗效果较好）。

第 48 条是太阳、阳明并病，因汗出不彻，阳热闭郁，上下干扰，气液两滞，可与桂枝二越婢一汤之类，开表清里两解之。并病往往是指传经的过程，多病在经，一经未罢，一经又起，不像合病的经气合化，又有新质（和第 23 条"面色反有热色者"合参。面色缘缘正赤，可知其阳热更重）。

第 49、50 条讲汗法禁例。以少阴为太阳之基，经气合化，尺以候少阴之水火，或其火衰，或其水亏，皆不可径直发汗。当仿后世扶正解表之法，当和第83~89条，咽干、淋、疮、衄、汗、亡血家、病人有寒者合参。

第51、52条是太阳伤寒类证。至于脉浮而数，是阳郁热化之象，仍可以"火郁发之"理解之，仲景"宜麻黄汤"。若以后世温病学说的薄荷、金银花之属发散表热则效更佳。

第53、54条是太阳中风类证，当属杂病范畴。

第53条是卫气偏亢，从开太过，第54条是卫气偏虚，从开不及。从开太过则经常汗出，热得以散，故无发热；从开不及者，平时无汗，必蓄积转增，冲开肤表，故发热、汗出。皆病在卫，以桂枝汤调和之。然卫气偏亢的，似应以芍药为主药，养血和营，以敛卫气（白芍）；卫气不足的以桂枝为主药，通阳助卫，以和其营气。

杂病列于此，正可见仲景内伤、外感合论之理，实际上内伤、外感时常相应，正所谓"虚处受邪""虚人受邪"，邪入之后，又随人体阴阳之偏而化。此正是"伤寒之中有杂病之理"，而且六经是人体脏腑经络气化的概括，内伤、外感均以此为依据，故柯琴言"六经为百病立法，不专为伤寒一科"是也。

第57条论伤寒汗解后复烦者，为表已开而邪未尽除，仍可以桂枝汤再汗。

第58条本《内经》之旨，言阴阳自和是病愈之本（谨察阴阳之所在而调之）。

第59条承上言小便得利是阴液渐复之证。

第60条是汗下颠倒致表里阴阳两虚证，可用芍药甘草附子汤之类。

第61条是汗下颠倒致表里阳衰证。少阴是太阳之基，昼日少阴阳气出表与邪相争，而里阳愈将衰竭，不能自持，故见昼日烦躁，夜则阳入于阴，尚能主持，故见安静，但脉沉微，阳将衰绝是其真情，故干姜附子汤主之，以急回其阳。顿服之，且不加甘草，可见病重势急。

第62条是素体虚弱，汗后气液两伤证，故以桂枝新加汤增益气液，调和营卫。

第63~67条是治伤五脏之气的证治。第63条和第162条合参是邪热壅肺证，第64条是汗损心阳，第65条是汗动肾邪，下焦水寒之气上冲欲作奔豚证，故用桂枝、甘草以温通心阳，以下交于肾，重用茯苓以养心气伐肾邪，大枣以健脾制水。甘澜水最初见于《内经》，取水中阴寒性散，易于化气流行之意。第66条是汗伤脾气之证。第67条是伤中肝旺证，误治损伤心脘阳气，水停胃中，随肝寒上逆。

第68、70条是汗后阴阳虚实转化证，当与第29条互参。

第 71～74 条是太阳表证不解，循经入腑的膀胱蓄水证，多有表里证，脉浮或浮数，微热，消渴或烦渴，小腹胀满或拘急，小便不利。若邪水蓄积较重，水邪由小肠至胃上逆，则可见水入即吐的水逆证。

第 73 条后段当与第 127 条水停心下，心下悸、不渴而小便多利的证候相鉴别。

第 75 条论发汗太重，心肾阳气两伤，以致心悸欲按而两耳发聋，和第 64 条有轻重之别。

第 76 条上段和第 122 条合参，是汗伤中阳证。当与第 120 条的吐伤中阳互证。

第 76 条下段至第 81 条是热扰证及其类证治禁。其病位在胸膈。栀子豉汤重在清宣胸膈郁热，和热痞的三黄泻心汤对比。其病机为热郁胸膈证；病因为表邪化热内陷，误治，或胃阳偏亢。要知上几条的蓄水是太阳之邪循经入腑，其传变途径是经脉，此则从肤表内逆于胸膈，是循上焦气化之道，亦正太阳之气出于胸中之道也，或伤胸阳，或伤其阴，伤阳则心悸欲按，甚至耳聋，伤阴则热扰心烦懊憹，或气不利而胸中窒（桔梗、枳壳），或血不利而心中结痛（桃仁、红花、丹参），或中气素有所偏，胸热，或合其胃实以栀子厚朴汤，或合其脾寒而用栀子干姜汤（与上热下寒的黄连汤对比），或因误下而成。栀子豉汤属苦寒之剂，中气虚则不可与也。

第 82 条汗伤胸阳，下焦寒水上逆为病。方用真武汤，以炮附子一枚，以温少阴心肾之阳，为主药，茯苓养心气而伐肾邪为辅，白术、生姜和胃健脾而利水，少阴为枢，以赤芍运行血气，血气行而水饮消。

第 90、91、92 条是太少同病的先后证治，总不出《内经》急者先治的原则。

第 93 条是汗下倒置，表里俱虚，阳郁而冒，故能汗出表解，然后治里。

第 94 条是脉阴阳俱停，是正为邪郁，气液滞涩不行，神机、气化两皆障碍，如但阳脉微的是太阳气郁，故可战汗而解，但阴脉微的必沉（迟）而涩微有力，示燥热郁于阳明，宜调胃承气汤。

第 96、97 条当与第 37、101、149、266 条互参，以见太阳转属少阳的证治机制，属少阳经气闭郁，邪入腠理，正邪交争则往来寒热，胁下硬满是胸胁苦满之深重者，因少阳之气出于胁下，达于腠理，胆邪犯胃则喜呕不欲饮食，中见厥阴则神情默默、腹中痛。小柴胡汤以柴胡为主，入肝、胆、三焦，少阳退热，利气解郁，直从半表半里，以枢转少阳之机；黄芩为辅，以除肌表胸腹之热；半夏以调胃脘上下的气滞。此三味是汤中关键。将少阳证列于此，可见太阳包罗六经之理，其气化外应于六气，内通于六经，此之谓也。

第 98、99 条为三阳同病而治从少阳的证治。少阳得枢，则易表解里和。

第 102 条是中气虚，气液亏，心失所养。

第 100 条是少阳兼中虚。阳脉涩是气液两亏，阴脉弦是中虚肝气横逆，故腹中急痛。先与小建中汤以立其中气，再与小柴胡汤以枢其气液，表气盛则自能除邪，中气足则肝不能胜。

第 103 条合第 136、165 条是少阳胆腑的证治。六经皆有经证、腑证或脏证，其经气化相应，通过三焦和经络相通，故经证多手足合化，而六经手足分别联属于十二脏腑，其部位、功用各不相同，故其病各异。故少阳有胆腑证，亦有三焦腑证，其余各经也同。胆腑则肠道为其出路，如胆气犯胃则呕不止，郁郁微烦，侵迫于肠则下利。胆腑热结则心中或心下痞硬拘急，甚至疼痛，与大柴胡汤，一以枢转其经气，一以清泻其结热。

第 104 条是少阳并阳明肠腑燥实证，故先以小柴胡汤以解外，后以柴胡加芒硝汤治之。

第 105 条是胃燥热实的调胃承气汤证。

第 106 条结合第 124、125、126 条是太阳病不解，循经脉传入下焦小肠腑，故见少腹硬满，小便自利。心神主动，肾志主静，瘀热蓄于下焦则肾志不能上交心神以镇之，故血热扰心而见如狂、发狂诸症。第 106 条是热重瘀轻，第 125 条是瘀重热轻，第 124 条是瘀热俱重，第 126 条是瘀热俱轻。

第 107 条是两枢合病，少阳本火，少阴本热，皆从肝母而化，其病性属火热，甚则生风，病位在三焦、心、肝，故用柴胡加龙骨牡蛎汤，一以输转少阳之枢，一以安定少阴心主之神，大黄泻热，铅丹镇惊，则诸症可解。

第 105、109 条是肝乘脾肺证，总以气逆为主，在杂病属于肝胆，在六经应属厥阴。其多为夹气伤寒，由内伤七情郁怒引发。

第 110、111 条是火攻致误证。上一条是下焦（少阴）阳虚之体，故谷气下流，足心热为阳气下达佳兆。下一条是阴亏津少（少阴）之体，故小便利者为津复，其人可治。

第 112 条当与第 119 条互参，论火攻惊狂救逆证，为心阳外亡的浮越惊狂证，方用桂枝去芍药加蜀漆龙骨牡蛎汤，助心阳，滋气液，劫痰镇惊为治。

第 113～116 条为火逆证，总为阴亏之体，热化之邪，复用火攻，追虚逐实，故成变证、坏证。

第 118 条当与第 112 条合参，总为心阳外亡，烦躁不安之证，故用桂枝甘草龙骨牡蛎汤治疗。

第 117 条是针处受寒而发奔豚的证治。汗多阳虚，复受外寒，下焦阴寒随肝气上逆，故用桂枝加桂汤，桂枝汤以去其肌表之邪，更加桂枝以助心阳，散肝寒，降逆平冲。

第 120 条是吐伤中阳证。或伤胃阳，或伤脾阳，总为逆证。关上脉细数者，总为客热之证，当与第 121 条内烦同理。

第 122 条是汗损心阳，不能下助中土，胃中虚冷，而见客热之象。

第 123 条是伤阴胸脘两逆证，虚体胃阳偏亢，病从燥化，故以调胃承气汤治之。

第 127 条是饮邪为患，或为杂病，或为伤寒，或饮停心下，或水蓄膀胱，其证治同理。前者用茯苓甘草汤，后者用五苓散施治。

辨太阳病脉证并治（下）

第 128 条论结胸之脉。邪逆于胸，正拒于中，故寸浮关沉。

第 129、130 条当和第 167 条互参，是论脏结脉证。当为肝脾气衰，气血瘀结之败证。

第 131 条当与第 7 条互参，少阴为太阳之基，胃气为后天之本，先后天不足，必太阳标本气虚，不能与邪争，为病发于阴，误下则邪陷作痞；先后天不衰，太阳能与邪争，为病发于阳，误下则邪热内陷，与水饮互结而成结胸。大陷胸丸证是邪初入，尚在高位，经气阻滞。

第 132、133 条是结胸证的治禁和死证，或见烦躁，或见脉浮大无力，总为邪盛于内、气脱于外的表现，均不可轻下，当以固脱为要。

第 134～137 条是大结胸证治，太阳之气从下焦循三焦胸膈出表，邪气内逆则邪正交结于胸膈，或为饮热结胸，或为虚痞，或为寒实结胸，可因误治，即使不误治，邪气内逆，亦可成是证。

第 134 条是太阳中风热化，因下之过早热入而成结胸。若阳郁头汗，小便不利，湿无出路，必湿热交蒸发黄。

第 135 条是水热并重的结胸。

第 136 条是水重于热的结胸。

第 137 条是水热互结的结胸合并阳明腑实证。

第 138 条是痰热互结于心下的小结胸证。

第 139 条是论其人素有水饮存内，若太阳之邪化热内逆，则成结胸。若不结胸而下利不止者则为协热利。

第 140 条是以脉测证，以言病情的复杂变化。

第 141 条是寒水劫热，寒闭肤表，热逆于胸，当以《金匮要略》文蛤汤治疗为是。后言寒实结胸的白散证治。

第 142 条当与第 172 条合参，言太阳、少阳并病，再和第 150 条合参，颈项强或头项强痛是病在太阳，眩或冒是属少阳，心下痞硬，时如结胸，或心下硬甚则痛，真成结胸，是太阳之邪热内逆胸中与少阳之胸胁气液相合。刺大椎、肺俞是利肺气、散表邪，刺肝俞以助少阳之枢。若真成结胸，就当用陷胸汤治疗。

第 143、144、145 条是热入血室证治。

第 143 条是热迫血出的证治。风阳化热，乘经期之虚入血室（冲脉），刺期门以泻冲脉邪热。

第 144 条是太阳中风入少阳而入血室证。血热互结，少阳之邪不解，故见诸症。用小柴胡汤转输少阳之枢，使厥阴冲脉之邪由血转气，由里出表（厥阴出少阳）而解。

第 145 条是热入血室轻症，昼则阳出于阴，抗邪于表，故昼日明了，夜则阳入于阴，邪热内逆，乘虚入于血室，血热扰心，故谵语如见鬼状。总之，冲为血室，附丽于肝，应属厥阴之病。

第 146 条论太阳、少阳并病的柴胡桂枝汤证，心下支结是太少之邪郁于横膈上下。

第 147 条是手少阳三焦腑证。伤寒五六日，是少厥二阴主气之期，已发汗而复下之不解，是少厥二阴里虚。少阴虚则太阳邪传，厥阴虚则邪传少阳。邪气内传，三焦决渎失职，水饮停蓄于膈胁之间，气化不行，外则少阳经气不利，内则胸胁满微结，口渴，小便不利。方用柴胡桂枝干姜汤，柴胡、桂枝合用可枢转少阳之气以外达太阳，下通膀胱；干姜、牡蛎温化水饮；瓜蒌根、黄芩清解少阳相火，另外，瓜蒌根又有破其水饮结滞的作用；甘草调和诸药。

第 148 条论少阳两兼表里的阳微结证。邪入少阳，三焦结滞则心下满；少阳不枢，太阳表气虚则手足冷，微恶寒；阳郁则但头汗出；脉细带弦，少阳不枢；

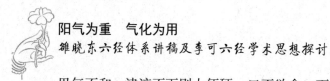

里气不和，津液不下则大便硬，口不欲食，而成微结证。故治疗以少阳为主，小柴胡汤主之，直枢少阳之机，则上焦得通，津液得下，胃气因和，身濈然汗出而解。

第149条和第157、158条是中虚寒热错杂痞证，当与第131、151条合参，总为病发于阴而反下之致成虚痞，为中气素虚，表邪循胸膈内陷而成。以呕逆为主的，用半夏泻心汤和中降逆消痞；以干噫食臭为主的水饮食滞痞，以生姜泻心汤，加生姜，减干姜，消食散水；中虚重而痞利俱甚者，以甘草泻心汤为主。

第152条是痞的类证，重点是胁下悬饮，当和《金匮要略》痰饮病合参。

第153条和第160条互参，治痞的误治变证、预后。

第154、164条是论气热壅郁心下胸膈的痞证。故用大黄黄连泻心汤，以麻沸汤渍而取其气也。

第155条治热痞兼表阳虚证。故上方加炮附子一枚，固少阴之基，以助太阳之标气。

第156条是痞兼蓄水证治。与泻心汤痞不解，可用五苓散化气利水，太阳之气行则痞可望得解。

第159条提出下焦阳虚滑脱的赤石脂禹余粮汤证，且提出利小便以实大便的治利之法。

第161条治痞的类证，是中虚痰阻、胃气上逆所致，故以旋覆代赭汤治之。

第163条是太阳误下传入太阴的协热利，因中虚邪陷，故亦见心下痞硬，故用桂枝人参汤两解表里。

第166条亦类痞杂证，为痰浊阻于胸脘，当以瓜蒂散吐之。

第168～170条治太阳传入阳明的证治。

第172条论太少合病，太阳寒水之气合少阳火热之气，病从热化，火热夹水气内攻肠胃则成是证。

第173条是上热下寒证，当与寒热交痞互参。此证寒热交结不甚，黄连汤即半夏泻心汤减黄芩加桂枝而成，黄连由一两改为三两，重在上热下寒的腹痛、欲呕、心烦，而寒热交结之痞膈不甚。半夏泻心汤以病位在上（胸膈上脘）而表现以痞为主，此条病位在下（胃腹）而以上热下寒为主，似为太阳、太阴两感其寒，太阳感寒则化热扰心，太阴感寒则腹痛欲呕。

第174、175条论风湿相搏证。此为素有风湿，复感伤寒，而成风寒湿三气相合，慢性急发之证。其道出了六淫之一的湿邪犯人的特征变化及较明确地分出了机体皮毛、肌腠、筋骨、血脉的表里层次。

第 177 条是太阳传入少阴的心阴心阳两虚证。可见太阳包罗六经之理。太阳、少阴是一大系统，其气化通过经脉相通，君火者，元气之所附丽也，心中阴阳根于肾中水火，故邪入其经，心多先受累，少阴不枢，故用炙甘草汤以滋阴救阳，其意在心。

辨阳明病脉证并治

第 179 条论阳明胃实，其来路有三，表现不一，病机不外胃热、津伤两方面。

第 180 条是阳明病提纲，胃家统肠胃经腑而言，阳明本燥标阳，从中气脾湿而化，病则或为燥热，或为湿热，或为气热壅盛，皆"实"之类也。

第 181 条论阳明病的成因之一，太阳阳明。

第 182 条论阳明病表现于外的证候。

第 183 条论太阳病，因其胃阳偏亢，速转阳明的证治。

第 184 条为仲景自注恶寒自罢之理。阳明为水谷之海，多气多血，邪在阳明，正盛邪实，交争剧烈，非得清下不能自解，也一般不会再传少阳或三阴。

第 185 条是太阳病汗出不彻、转属阳明的证治。

第 186 条是邪传阳明、气热壅盛之脉象。

第 187 条是太阴湿去化燥、转属阳明的证候。

第 188 条是伤寒转系阳明的证候。

第 189 条是三阳证见，而以表为主，治以柴胡桂枝汤之类，发越表邪为主。

第 190 条以能食不能食辨中风、伤寒。仲景六经主论伤寒，有兼言风者，有兼言温者，所谓风者，寒中之风；所谓温者，寒中之温。伤寒中风之名，贯穿六经，但均是审证求因，以内因定外因，此条亦是。

第 191 条论阳明中寒，因中阳不足，湿浊阻于肠胃，胶结不解，大便初硬后溏的"固瘕"之证，可与胃苓汤之类治疗。

第 192 条亦是阳明中寒，中虚寒湿为患，以胃阳复为病愈。

第 193 条论阳明气旺时辰。

第 194 条亦是阳明病中寒不可攻下之理。

第 195 条是阳明病中虚转化太阴寒湿为患。

第 196 条论阳明病气血虚弱，阳热不能透达，可用桂枝二越婢一汤之类。

第 197 条论阳明病胃虚饮停，阳郁不伸之证。

第 198 条论阳明病头眩、咽痛、能食而咳，为邪入不深，当从少阳论治。

第 199、200 条论阳明病从中气之化，成为湿热发黄之证。

第 201 条是阳明病潮热和盗汗辨，阳明病脉紧、潮热为腹实已成，脉浮为气热壅盛，睡则卫气内归，阳入于阴，蒸发阴液外越则为盗汗。

第 202 条当与第 227 条合参，为阳明经热，深入血分之证。

第 203 条以小便数少可知津液当还胃肠，大便不久必出之理。

第 204、205、206 条论阳明禁例。

第 207 条是胃腑实热上扰，故可用调胃承气汤解之，当与第 29、105、248、249 条合参，总为邪热上盛于胃，郁而不发所致。

第 208 条论潮热、手足濈然汗出，用大承气汤之理。当与大承气汤诸条合参。若为肠中燥屎，痞满燥实皆具之证，方可用之。

第 209 条承上条言以小承气汤试探便硬之法。

第 210 条辨谵语、郑声，阳明病谵语与直视喘满俱见，为戊癸化火，灼伤少阴之精。若见下利，多属热结旁流之证。

第 211 条论阳明重汗，衰其气液之证。

第 212 条亦为戊癸化火，重伤肝肾之阴，可用增液承气汤之类。

第 213 条论胃燥谵语的证治。柯琴言汗多是便硬之因，便硬是谵语之根，用小承气汤，可知燥结不甚。

第 214 条承上条言阳明腑实，脉滑而疾，未至沉实者，可知燥结不深，仍可以小承气汤。脉反微涩者，乃气液不足之象，可仿后世温病新加黄龙汤治疗。

第 215 条论能食不能食辨燥结之轻重。

第 216 条论阳明经热不解，深入血室，刺期门以泻其邪热。

第 217 条论风邪犯表，汗多，谵语，必表解乃可攻之。

第 218 条论阳明病不可误汗。

第 219 条论三阳合病，太少之邪归并阳明的证治。太阳之气不开则身重，阳明之气不阖则腹满，少阳不枢则难以转侧，此开阖枢三气交滞之象。若自汗出，为太少之邪归并阳明，里热蒸迫所致，故以白虎汤清解。当与第 268 条三阳合病参。

第 220 条论二阳并病，转入阳明燥结，用大承气汤治疗。

第 221 条论三阳合病, 若误治则往往成惊厥闭脱之类坏证, 若但热郁胸膈, 心中懊恼者, 宜栀子豉汤。

第 222、223 条承上条言, 若热盛中焦, 津伤者宜白虎加人参汤治疗。若热入下焦, 阴亏水热互结, 膀胱气化不利者, 与猪苓汤, 当与五苓散鉴别。

第 224 条论阳明热盛津伤, 不可与猪苓汤。

第 225 条论少阴病。在此有鉴别之意。

第 226 条论胃中虚寒证。

第 227 条论阳明经热作衄证。

第 228 条论热郁胸膈, 懊恼、头汗的证治。

第 229 条论阳明之邪不实而少阳之邪犹在的证治。

第 230 条论少阳、阳明同病而重在少阳的证治。服小柴胡汤以枢少阳之机, 上焦得通则身热溅然汗出而表气和, 津液得下则胃气因和而大便解。

第 231、232 条论阳明病兼太少虚实转化的证治。三阳兼病, 开阖枢气机交困, 三焦气液郁滞不畅, 故见身黄、小便难、嗜卧、鼻干、无汗, 腑气不畅则腹满、短气、潮热、时哕。三阳兼病, 表里不急者, 以枢转少阳为要。

第 233 条论少阳、阳明欲出便难证治, 用导法, 可用开塞露主之。

第 234、235 条论阳明病, 或经治疗, 或阳明自解, 转出太阳的证治。

第 236 条论阳明病湿热发黄的证治。当与论黄诸条合参。此为湿热郁蒸不得泄越所致。

第 237 条论阳明蓄血的便黑、喜忘之证治。心主神任物, 肾藏志善记, 阳明蓄血, 心神肾志不相交通则其人喜忘。

第 238 ~ 242 条论阳明病可攻、不可攻的辨证。

第 238 条论阳明病下后复结的证治。若腹微满, 大便初硬后溏, 恐为太阴脾虚不运, 寒湿胶滞的"固瘕"证。治以后世的胃苓汤之类。

第 239 条论肠中有燥屎、其人绕脐痛、烦躁有时的证治。

第 240 条论阳明病的脉实、潮热, 和表证相鉴别。

第 241 条论下后复结的阳明腑病。

第 242 条论燥屎内结、大便先难后易的辨证。燥屎内结, 腑气不通, 肺气不降则喘, 邪热上扰, 清阳不升则冒, 热结旁流则大便乍难乍易, 热灼津伤则小便不利。宜治以大承气汤急下存阴。

第 243 条论阳明胃气虚寒、食谷欲呕的证治。阳明本燥标阳，从其中气，故多燥热。湿热之证，但若从化不及，胃气虚寒，则食谷欲呕。用吴茱萸汤温胃散寒，降逆止呕。

第 244 条论阳明病误下致痞及转属阳明的证治。原是太阳表虚证，因误下致痞，当从寒热交痞论治。

第 245 条论阳明病之因。

第 246 条论阳明病阳气盛、阴液虚的病机。

第 247 条论脾约的病机证治。因胃强脾弱，不能为胃行其津液，以致小便数多，胃肠中津液亏乏而成此证，特点为不更衣十余日，无所苦。可知脾为胃行津液的双重意义：一是脾行胃津以四达，一是脾行津液入胃肠道，助其运化。

第 248、249 条论阳明病燥热上盛的证治。燥热之气壅盛于胃中，郁滞不畅，上蒸心胸体表，烦扰中脘，上腹膜胀，为腑实轻症。较白虎汤证的邪热壅盛、弥漫于经表不同，而其重点在胃中，故用调胃承气汤，通调腑气，泻其邪热。

第 250 条当与第 213 条合参，论阳明腑病实热便硬的证治。

第 251 条以小便数多，津液偏渗于膀胱，断定胃中燥屎已成。

第 252~254 条论阳明病三急下证，当与少阴三急下证合参。总为阳明病，腑实津伤，下劫肝肾之阴，宜大承气汤急下存阴，否则邪热并入少阳、厥阴，痉厥之类坏证在所难免。

第 255 条论腹满不减的证治。

第 256 条论少阳、阳明合病。凡合病者，诸经受相同邪气而发病，邪气同诸经气相化和，产生一种新的独立证候，且其邪气峻烈。少阳、阳明合病，其外邪虽为风寒，但阳明燥热之性、少阳风火之性合化之后，其性亦属燥热壅盛，燥热盛于胃肠（阳明），迫津下行趋肠道则下利，虽利而燥热内结，属热结旁流之类。脉滑而数者，宜承气汤类。若阳明胃气素弱，少阳胆木乘克则脉弦，不实则病难速愈。

第 257 条论阳明蓄血的辨证。

第 258 条论阳明病邪热入血分、灼伤阴络的证治。阳明病属于胃肠病，阳明为多气多血之经，邪热入于阳明，有在气分和伤血分的不同。阳明灼热盛者，是为气分病，白虎汤、承气汤是也。伤及血分者，有瘀热互结的蓄血和便脓血之不同。若热盛成毒，毒热伤及肠胃，当与白头翁汤之类治疗。即《伤寒论》厥阴病

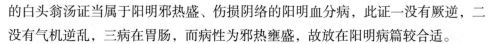

的白头翁汤证当属于阳明邪热盛、伤损阴络的阳明血分病，此证一没有厥逆，二没有气机逆乱，三病在胃肠，而病性为邪热壅盛，故放在阳明病篇较合适。

第259条论寒湿发黄的证治。当入太阴篇中讨论，此处以作鉴别之用。

第260~262条论阳明湿热发黄三方的证治。其中有病偏于表者，有病偏重于湿热蕴郁三焦者，但湿热之性概属阳明，故在阳明篇论之。

辨少阳病脉证并治

第263条论少阳病提纲证。少阳本火标阳，从其本气，其气主枢，以厥阴为基础，其生发之性，若从化太过，风火上壅，则见此证。

第264、265条论少阳中风、伤寒及其禁例。少阳之脉均入耳中，且交于目外眦，若风火上壅，则胸满心烦，目赤耳聋。邪在少阳不可吐下，若吐下则津气两伤，心胆气怯。若少阳伤寒，经气被郁，腠理不开，脉管拘紧，则脉弦细，阳郁则发热头痛。法当和解，若误汗则阳热内闭，津伤腑实。

第266条论由太阳转入少阳的证治。邪正交争于肌腠则寒热往来，脉沉紧，少阳之气郁于两胁则硬满，胆气犯胃则干呕、不能食。

第267条论少阳变证、坏证，应随证治之。

第268条论三阳合病，阳热壅盛，寐则阳入于阴，迫津作汗。

第269条论邪由表入里，或入阳明，或传少阴，全凭脉证而辨。

第270条论三阴不受邪侵，"阳明为三阴之屏障"，若胃阳不衰，邪气绝无传入三阴之理。

第271条论少阳邪解之脉。少阳之气以柔和为贵，脉小是与脉弦大相对而言。

第272条论少阳气旺欲解时。

辨太阴病脉证并治

第273条是太阴病提纲证，腹满而呕，食不下，自利益甚，时腹自痛。太阴有病，当为脏病及腑，即《内经》"中阴则溜于腑"之意。脾不能为胃行其津液，则阴寒水湿在胃，腹满而吐，食不下，水湿下走肠间则自利益甚，邪正交争于肠胃则腹时痛。

第274条论太阴中风，阳加于阴，故形成脏病寒湿的情况就较少，而形成经病寒湿的情况较多。太阴阳虚湿滞，中见阳明气化，故脉阳微阴涩而长为欲愈。

第 275 条论太阴气旺欲解时。

第 276 条论太阴经证从阳转化的证治。

第 277 条论太阴脏证寒湿的证治。

第 278 条论太阴伤寒，病在太阳之表，而病性却属太阴之里，故曰系在太阴。因太阴阳气虚损不甚，不到少阴全身阳衰的地步，气液尚能达于四末，故手足自温，且阳复从中气化之机。

第 279、280 条论太阴病从中见阳明转化的证治。虽有实邪，但其本不离太阴，故应酌情加用大黄、芍药之类。

辨少阴病脉证并治

少阴统水火，司神机，为一身之根本。吴昆言：若少阴精气充足，则太阴得其禀而能开，厥阴得其禀而能阖。

第 281 条论少阴病提纲证。以心肾阴精阳气虚衰为其机制。

第 282 条论少阴阳虚寒化证。少阴阳虚，中阳必不足，故见欲吐、泻利之证。

第 283 条论少阴阳衰阴盛，阳气脱越证。

第 284 条论少阴火劫伤阴证。少阴本热标阴，为水火之基，阴阳两重，阳是功能主导，阴是物质基础，阳亡则阴无所摄，血脱则阳无所附，示人以阴阳并重之理。

第 285、286 条论少阴阳微阴弱之证。以扶正补虚为正法，绝不可汗、下攻之，否则易致阳亡阴竭之变。

第 287、288、289、290 条论少阴自愈、可治与欲愈证。人体以阳气为主导，少阴病以寒化证为重为急，以阳气复为欲愈之佳兆。

第 291 条论少阴经气旺盛时辰。

第 292 条论少阴病手足渐热者为阳复之象。若脉不至者，为阴盛阳绝，当急灸少阴以速回其阳。

第 293 条论脏邪还腑，热移膀胱的证治。

第 294 条论少阴病下厥上竭的证治，即少阴阳衰阴弱，误汗则下焦气血上逆，上焦气血涸竭。

第 295 ～ 300 条论少阴病六死证。

第295条论少阴病纯阴无阳者不治。

第296条论少阴病阳气欲脱的危候。

第297条论少阴病阴竭阳脱的危候。

第298条论少阴病阴盛阳绝的危候。

第299条论少阴病肾气下绝、肺气上脱的证候。

第300条论少阴病阳亡阴竭的危候。少阴统水火，司神机，为生命之根本，或阳脱阳绝，或阴液竭绝，成为孤阳死阴，皆不治之证。

第301、302条论少阴阳虚又感外寒的证治。少阴阳虚可见恶寒、脉沉微之症，太阳外感则必有身痛、发热之症，但表里皆寒则寒必重，少阴、太阳阳虚则热必轻，正邪交争不剧，脉仍沉。附子温少阴之经寒，麻黄散太阳之表寒，或用细辛，或用甘草，视其邪气轻重、正气强弱而定。

第303条论少阴阴虚热化证。少阴本热标阴，标本两从，其从热化者，必从上而下，先伤其心，治以黄连阿胶汤清热育阴，养心除烦。若后世感温燥之邪，伤及少阴，多从热化，其治法方药多所发挥，宜合温病等详参之。

第304、305条论少阴经病重症，寒湿留滞经表的证治。或其脉沉微，口和，背寒，或其体痛，足寒，节痛，均为少阴阳虚、寒湿留滞之象。或灸少阴，或以附子汤，用参、附以救三阴之阳，术、苓以助脾运湿，芍药以缓急和阴。

第306~308条论少阴下利便脓血的证治。为脾肾虚寒，滑脱不禁所致。治以桃花汤之类。

第309条论少阴吐利厥逆、烦躁欲死的吴茱萸汤证治。当与第296条少阴阳气欲脱的危候相鉴别。又宜与吴茱萸汤条合参。

第310~313条论少阴咽痛的辨治。

第310条因热利而咽痛者，宜猪肤汤养阴滋燥利咽。

第311条论少阴虚火上扰咽痛的证治。

第312条论少阴咽中生疮的证治。

第313条论少阴客寒咽痛的半夏散及汤证。

第314、315条论少阴白通汤及类证的证治。少阴阳衰阴盛，若阴寒凝结，阳气闭郁较盛者，则非四逆汤类可奏效，必白通汤类以破阴寒凝结，开阳气之闭。若现格拒之势，药不能受者，当用反佐之品，以引阳入阴。实际上病已连及厥阴，可入桂心、吴茱萸之属。

第 316 条论少阴阳虚水泛的证治。

第 317 条亦论少阴病及厥阴而见阳郁格拒之势者，亦可入桂心之类。肉桂能升能降，温补命火，少佐之以破格拒，实为佳品。

第 318 条论少阴阳郁不枢的四逆散证。柴胡以枢少阳，赤芍以枢少阴，枳实以和腑气，甘草以和胃气。重在宣表和里，流畅气液。从其性质上看，是枢少阳、少阴，以开厥阴闭郁之剂，故后世多列入厥阴篇讨论。

第 319 条论少阴阴虚水热互结的证治。

第 320 ~ 322 条论少阴病三急下证，当与第 252 ~ 254 条阳明三急下证互参。阳明、少阴互为一体，阳明燥结甚者必耗肾液，肾阴亏耗甚者必伤胃津而致阳明燥结，非攻下存阴不能解也。其证治宜参后世温热之法。

第 323 条论少阴脉沉急温之法。

第 324 条论少阴阳虚，兼胸膈痰实或寒饮的证治。痰实壅于胸膈上脘而阳虚不甚者，宜急去其邪，"其高者，因而越之。"阳虚寒饮之气弥漫胸脘，则仍可治本，补少阴之虚，脾肾阳复则其饮自化。

第 325 条论少阴阳衰阴弱，其气欲下脱的证治。

辨厥阴病脉证并治

厥阴其脏为肝、心包，本风标阴，从少阳而化，其气主阖，性主藏血、疏泄，脏禀风木，内寄相火，下连肾水，为乙癸同源，上连心火，成子母相应。从化太过则为上热，不及则下寒，或寒热错杂。从病性上分，有寒证、热证、寒热错杂，病理上总为疏泄失职、阳气郁逆为患。病证上多厥利、呕哕之类。

第 326 条为厥阴病提纲证。从病证上论述，其证包含了上热、下寒及其错杂三类，包含了阳气郁逆之理。手厥阴主藏上焦之阴气，使阴血敛而火不作；足厥阴主藏下焦之阴气，使阴血敛而精不泄。

第 327、329 条论厥阴病欲愈不愈辨。厥阴为风木之性，中见少阳火化，伤寒厥阴病，以风寒为主，脉微浮，或口渴欲饮者，为阳气来复，由阴转阳，故为欲愈之兆。

第 328 条论厥阴气旺时辰。

第 330 条论阳衰阴盛之寒厥，不可妄下之法。

第 331 条论厥阴病厥热胜复证。

第 332 条亦论厥阴厥热胜复证，其以胃气存亡为转移，脉以胃气为本，人以胃气为本。如厥利者，当不能食，而反能食者，恐是中阳暴脱，残灯复明之兆，谓之"除中"，《内经》所谓"死于其所不胜"者也。

第 333 条亦论除中的辨证。

第 334 条论厥阴病，先厥后热，阳复太过的证治。向上向外者，则发热汗出，咽痛喉闭；阳热之邪向下向内者，则便脓血。

第 335 条论热厥阳郁的证治。"厥应下之"当活看，凡破阳行阴，使阳气得伸者皆然。

第 336 条论厥阴病厥热相等，其病自愈的道理。厥阴病为阴之极，有阳生，寒热错杂之理，厥阴内邻少阴，外连太阳，中见少阳火化，自有厥热胜复这一证型。《伤寒论》厥阴病以阴寒为主，气血郁逆为其病机。若阳气得疏、得升、得复为顺，若阳复太过又为热证，若寒凝阳郁，则为逆为厥。故治厥阴病，必随其理，其寒厥阴凝者当温之通之，其阳热太过者宜清解宣通，错杂者又宜合治之。"谨察阴阳之所在而调之，以平为期。"切不可拘泥时日，死于句下。

第 337 条论厥逆病理。凡厥逆者，有阳虚、阳郁。阳虚者，属少阴；阳郁者，才属厥阴。阳郁之中又有厥阴寒凝、阳郁致厥和阳热郁闭致厥。但总为厥阴受病，其病位在肝、心包、血脉，气血不调，属邪盛正虚、虚实错杂之候。

第 338 条论脏厥和蛔厥的辨治。其中乌梅丸主治厥阴上热下寒、气机阻滞之证，乌梅味酸入肝，能益肝胃阴液，生津止渴，醋浸更益其酸；当归养血补肝，又能和血通脉；附子、干姜、肉桂回三阴之阳，其中肉桂入肝，能升能降；辅以川椒、细辛通阳破阴，黄连泻心火，黄柏泻相火，以撤其上下之热；人参、米、蜜扶中补虚，以养胃气。加减使用，可治厥阴病各类证候。

第 339 条论厥阴热厥轻症的证治。可予小柴胡汤之类疏其少阳，清其相火。

第 340 条论厥阴经脉寒凝，治以当归四逆汤之类。《伤寒心悟》认为是肝寒及肾，我亦觉此可用当归四逆汤加附子治之。

第 341、342 条论厥阴病厥热胜复的证候，以便体会厥阴病阴阳进退之理。

第 343～346 条论厥阴病阴盛阳绝的死证，当和少阴死证互参。少阴死证是阳亡阴竭，厥阴死证是阴盛阳绝。因其邪气至盛，阳气闭绝，当是厥阴死证病机，因其阳气由闭至绝，亦是衰绝也，故同少阴亡阳同一表现。张斌导师谓之"内逆少阴则死"。

第 347 条论血虚（亡血）致厥的证治禁忌。

第 348 条论厥阴病难治之证。

第 349 条论厥阴病脉促的可灸之法。

第 350 条论阳明病热邪深伏之厥。

第 351、352 条论厥阴病血虚寒厥在经在脏的证治。当归四逆汤实为厥阴（寒厥）四逆之总方。

第 353、354 条是少阴厥逆证。在此有鉴别之意。

第 355、356 条论痰厥、饮厥，不属厥阴病，亦鉴别用之。

第 357 条是寒热错杂的麻黄升麻汤证治，当与乌梅丸合参。二者均是清上温下、扶正补虚之剂，但乌梅丸重点在温通下焦阴寒凝滞，其方酸敛收纳；麻黄升麻汤重点在清上焦郁阳，升宣阳郁邪热，其性宣发升散。上热下寒，而上焦热重，阳郁不宣者用麻黄升麻汤；下焦寒凝重而上热轻者用乌梅丸治疗。

第 358 条论寒利的前驱证候。

第 359 条论伤寒上热下寒中虚、寒热阻格的证治。实半夏泻心汤之意存也。

第 360 条论厥阴下利阳气渐复的证候。

第 361、362 条论厥阴寒利的不同预后。少阴为先天之本，以候五脏精气；阳明为后天之本，以候六腑精气。素日阳气偏于表，阴气偏于里，故少阴负跌阳者，顺也。若跌阳负少阴，或为胃阳衰败，或为真阳外脱，皆逆也。

第 363 条论阴虚阳盛，灼伤肠络的便脓血证候。

第 364 条论脾胃阳虚，不可攻表。

第 365 条论虚寒下利，阳复与邪抗争之象。

第 367 条论厥阴病阳热复胜的便脓血证候。

第 368 条论下利后脉绝的证候预后。

第 369 条论虚证见实脉者死，此胃气败绝，其脏独现也。

第 370 条论厥阴阴盛格阳的证治。

第 371、373 条论厥阴热利证候。

第 372 条论虚寒下利兼表的证治，总以急则先治为原则。

第 374 条论热结旁流的热利，证属阳明燥热。

第 375 条论下利解后，余热留郁胸膈的证治。

第 376 条论内痈致呕，脓尽自愈之证。

第 377 条论里寒外热的证候。

第 378 条论肝寒犯胃、浊阴上逆的证治。吴茱萸汤在《伤寒论》中涉及阳明、少阴、厥阴三经，但以肝肾虚寒为根本。因为少阴肾阳为一身阳气之根本，因元阳之气根于肾，必由肝胆而升，借三焦之通路以布于周身，温煦五脏六腑、四肢百骸。而胃为中土，乃是心肾水火上下相交的必由之路。若肝胃虚寒，则必影响少阴阳气的升腾、心肾阴阳的交通和水火既济。前述少阴病吐利、烦躁欲死，即是中寒为病，而影响心肾不交的见证。可见厥阴、阳明二经与少阴有密切关系。

第 379 条论脏邪还腑之呕。

第 380、381 条论虚实之哕，总以肝胃之逆为其根本。

辨霍乱病脉证并治

第 382 条论霍乱病的证候特点，在于呕吐下利，挥霍缭乱。

第 383 条论霍乱的表里见证。其多由内伤饮食、外感风寒而成，为太阴、太阳同病。

第 384 条论霍乱、伤寒的互相转化证。邪出太阳、阳明则生，邪逆太阴、少阴则危，是为要点。

第 385 条论少阴阳衰阴竭的证治。霍乱后期亦见此证。用四逆加人参汤回阳益阴，以救其急。

第 386 条论霍乱偏表热或偏里寒的不同证治。

第 387 条论霍乱证里和表未解的证治。霍乱吐泻，是里和而多虚，故宜桂枝汤助卫益营，解肌祛邪。有曰桂枝汤，表证得之解表和营卫，里证得之化气调阴阳，可谓得之深也。

第 388 条论霍乱亡阳液脱的证治。

第 389 条其理同上条。

第 390 条与第 385 条同是阳衰阴竭证，但汗出，脉沉微欲绝，有脱越之势，故不用人参之升浮，而用通脉四逆加猪胆汁汤，入阴回阳，和血生津，防其格拒。

第 391 条论霍乱病后，胃气尚虚，应注意生活调摄。

阴阳易瘥后劳复病脉证并治

第 392 条论阴阳易证治。其药性味难明，应以分经审证，随证施治。

第 393 条论病后劳复、食复的证治。枳实栀子豉汤以枳实宽中下气，栀子清利三焦，豆豉宣表透邪和胃，酸浆水也有开胃除烦之功。总以热病后期，烦热不饥，脘痞之证治为主。

第 394 条论伤寒瘥后，随证调理。

第 395 条论牡蛎泽泻散证治，意在化气逐水，体虚则慎之，不可久用。

第 396 条论病后，太阴脾肺虚寒，不能肃降下达，宜理中丸温之。

第 397 条论胃热津伤气逆证治。总为余热未尽、气液两亏之证。

第 398 条论病后复证。一定要注意饮食调理。

第9讲　五脏六经的生理病理漫谈

学习中医，就像盖大楼一样，要从基础开始。中医院校培养出来的学生普遍存在一个问题，只知道按图索骥。像我们学习《中医内科学》，例如感冒，从风寒、风热、风湿、兼证这几个大的证候考虑，又如头痛分外感、内伤两大类证型，每个证后都有一个治法、方药体系，临床工作以后就习惯套用这些证型，对号入座，看病人比较像哪个证型，就用它的治法、方药，这样一个一个按图索骥，但这有非常大的缺陷。那正确的方式是怎样的呢？应该是先掌握生理，五脏的生理，六经的生理。**中医学这么大一个体系，不管是哪个学说、哪个学派，最核心的还是脏腑经络学说**。因为中医学是功能体系，所以脏腑学说叫藏象学说更合适。今天我们就从藏象经络学说中的藏象学说开始。藏象学说里面最重要的还是五脏，虽然也有人说是六脏，还包括心包，但是主流学说还是五脏学说。脏腑经络学说是用脏腑统领经络的。例如足厥阴肝、手少阴心、足少阴肾、足太阴脾等，每一条经络之上，脏腑是核心，经络是附属。**临床上应该掌握脏腑经络的生理，掌握一个证候应该首先知道它的生理是什么，然后用生理去推病理，再用病理去反推生理，所以大家要对生理非常熟悉。**

今天主要跟大家讲一下五脏六经的生理。中医的藏象学说，或者说五脏学说，和西医的解剖学不一样，它讲的是功能结构。**人活着的时候心、肝、脾、肺、肾都是存在的，人死了以后就不存在了**。例如中医的脾是主运化、升清的脾，心是主血脉、主神明的心。也就是说，中医五脏有一定的结构基础，但是更注重它的功能，生理功能。它的生理功能不是建立在解剖学基础上，而是建立在生理病理基础上的。我们讲心的时候，就是讲心主血脉、主神明，面为心之华；讲肝的时候就是讲肝藏血，主疏泄；讲肾的时候就是肾藏精，主骨生髓；讲脾脏就是讲脾主运化，为气血生化之源，升清，摄血。这些才是中医藏象学说的核心。它虽然有一定的解剖基础，但它更注重功能。比如，脾主运化，心主血脉，在活人身上是存在的，在死人身上就不存在了，所以人死了以后，藏象就没有了。经络也一样，活人是有的，人死了就不存在了。我们通过针刺等可以感知经络的存在。中医的核心一定是建立在生理病理学基础上。

　　其次，**中医的五脏，和四时、和自然界是一体化的**。心气通于夏，肺气通于秋。脉象上春弦、夏洪、秋毛、冬沉，与四时相应。正常脉象首先须有胃气，从容和缓，不浮不沉，节律正常，要与四时相应。《金匮要略》里讲道："非其时色脉，皆当病。"什么叫非其时？就是说春天有春天的色脉，夏天有夏天的色脉。藏象功能也是，春天有春天的状态，夏天有夏天的状态，秋天有秋天的状态，长夏有长夏的状态，冬天的状态本来是阳气潜藏的，如若浮躁了，那么一定是病态，就是"真脏脉见"了。现在一说转氨酶升高、B超说肝大了，就以为是中医的肝病了。实际上这不是中医，中医只注重它的病理生理学。我今天主要就是梳理中医病理生理，让大家重新树立这个中医的观念。中医还有一个六经辨证体系，六经体系，不管你用什么学说去阐述，它也是建立在五脏基础上的。

　　"太阴之为病，腹满而吐，食不下，自利益甚，时腹自痛"，为什么会这样？太阴有问题之后，为什么会腹满？因为太阴脾土不能运化，那么中焦气滞，所以会腹满。脾主化生水谷精微，脾不运化则食欲不振，就是食不下。吐就是胃气上逆，脾不能运化，水饮积滞在里面，胃气不能向下走，自然就向上逆。为什么会下利？这里的下利不是我们现在说的痢疾，这里的下利是指腹泻，就是运化不了水湿，水谷不能化精微，便长驱直下，而出现腹泻。脾正常的运化功能出现问题以后，就出现一系列的症状。

　　少阴病为什么会出现"脉微细，但欲寐"呢？看起来好像是六经的，实际上是心阳命火的衰微。少阴用君火来概括，为什么会脉微细？心主血脉，心阳不足，不能推动血液前行，不能充盈脉管，自然就出现脉微细了。为什么但欲寐呢？因为心主神明的功能不行了，就昏昏欲睡了，不能旺盛神气。郑钦安讲了一句话，非常好，叫"神者，阳之灵"，就是说阳气的灵魂表现在神志上，看一个人，如果精神很好，那么这个人阳气肯定旺；若是人昏迷了，他的阳气就衰弱了。人但欲寐了，阳气已经不足了，也就是临床上所见的"神疲"。神疲是精神状态不好，君火不足。大家要知道中医最核心的就是五脏的生理基础。

　　现在我先讲五脏中的心。心的生理为心主血脉，主神明，开窍于舌，其华在面，汗为心之液。心是如何主血脉呢？它就像一个泵一样，维持着血液循环，当然这个循环是沿着血脉进行的，心脏像泵一样给循环一个原始动力，然后血脉周流不断地循环。另外《灵枢·决气》里讲："壅遏营气，令无所避，是谓脉。"就是说血液需要在血脉内运行，血脉的一个作用就是约束血液，使血液循行在脉管里。而这些血脉都归心所主管，其中最重要的还是心阳对血脉的原始动力。判断心阳，一方面从神志，一方面从脉象。脉象最直接反映的就是心脏心阳的情况。

心主神明，狭义的神明就是意识思维活动，就是我们的思维活动，比如我现在想去活动，我现在想写字，我现在想参加会议之类的，这些精神活动，意识思维活动都是心所主的。另外，所有潜意识的思维活动，如七情六欲，也是心之所主。所以讲心是五脏六腑之大主，"心动则五脏六腑皆摇"，如果心脏功能不行了，其他脏腑的功能也不行了。比如说，中央就是国家的心脏，心脏就是我们身体的中央，是最高领导，《素问·灵兰秘典论》里讲到"君主之官，神明出焉"，说明在《内经》时代，已经认识到心的重要性。为什么叫君主呢？就像古代的皇帝一样，其他脾、肝、肺、肾，都受心的统帅，心是领导者。

心脏的功能不足以后，其他脏腑的功能也都不行了。当然这个心脏是中医的心脏，而不是西医的心脏。讲到人的君火衰，火不生土的时候，脾胃的功能不行了，就是心阳不足，脾阳也受影响。在少阴方面，存在两个东西，一个是君火，一个是命火，等讲到肾的时候再讲命火。

命火是人最原始动力的来源，受之于先天父母之精气，君火是命火的反映，是人体生命的直接统帅。就像企业有一个董事长，一个总经理，君火相当于总经理的角色，是一个直接指挥、直接领导的人物，而董事长是最基础、最核心的角色，相当于命火，没有命火，君火就不能产生。谢利恒在《中国医学大辞典》里说："君火者，元气之所附丽也。"就是说，君火是命火的反映，命火一般我们是看不到的，君火可以反映命火充不充足，命火一衰，君火必衰。

心脏的第一要点是主血脉，是血液运行的原始推动力，还有脉管系统也是心脏所主的。这个系统的旺盛与否是取决于心脏的。第二个要点是心主神明，狭义的就是指我们的意识思维活动，广义的就是整个人体的生命活动。那么主血脉和主神明之间有什么关系呢？心奉血于脑，意识思维活动要靠血的供养。若心主血脉的功能失常，那么心主神明的功能也失常，所以心主神明必须依赖于心主血脉。

汗为心之液，若汗出过多，伤及心阳，桂枝甘草汤主之。所以阳虚漏汗不止，使用桂枝加附子汤，以补助心阳，振奋心阳，收摄汗液。如何判断一个人心阳足不足呢？病人心气虚的时候，表现为心慌，心慌和心悸是不一样的。心悸是心跳的感觉，正常人是感觉不到心跳的，能够自我感觉到心跳就是心悸。心慌是在心悸的基础上出现的一种空虚的感觉、慌张的感觉，一种惕惕然而动、空虚的感觉，就是心慌。对于这种心慌，可用桂枝甘草汤。不能用养心汤，养心汤太过庞杂。我个人来讲，宁愿用小方，不愿意用大方。为什么呢？小方自己心里有数，大方心里没数。小方的话，我细细体会每一味药，这个药用多大量，怎样的煎煮法。"发汗过多，其人叉手自冒心，心下悸，欲得按者，桂枝甘草汤主之。"所以我们使用桂枝甘草汤，治疗心阳虚心悸的问题。桂枝甘草汤是四二，就是四两桂枝，二两甘草，以水三升，煮取一升，顿服。我们就照着仲景的煎服法去做，观察有效无效。这是心气虚的心悸，当然心气虚还有其他的表现，气短，面白，舌淡，脉弱，这都是心气虚的表现。

如果心阳虚就不一样了，心阳虚有畏寒、肢冷等心阳虚的表现，最主要的是脉沉迟无力、沉迟微弱。为什么呢？因为心主血脉，心阳虚比较严重的，从脉象就可以看出来，还有就是面浮、足肿等其他心阳虚的表现。心阳虚还有一个重要表现就是汗多。到亡阳的时候，就是少阴之阳，心阳这一部分，大汗淋漓，冷汗不止，人处于虚脱状态，就是心阳虚、亡心阳的表现，这时候就要用四逆法了。从心气虚到心阳虚，心阳虚就是心主血脉出现严重的问题了，脉沉迟微弱，脉沉细无力，大汗淋漓。面浮足肿在少阴一般是用真武汤来治疗，在太阴的话则用苓桂术甘汤。

大家要知道心的生理有主血脉和主神明。为什么出现意识思维紊乱？出现但欲寐？出现困倦？出现昏迷？出现嗜睡？就是因为心阳不振或衰竭。面为心之华，心气虚的时候会有面色的改变，因为气为血之帅，气虚的时候就会有面色无华的表现。还要看舌、脉。我们在生理情况下看舌、脉是正常的，但是在病理情况下就明显不同了。比如舌尖红，舌尖溃疡，再加上小便不利、血尿的情况，我们要怀疑心有热，是心火盛，下移小肠，就是导赤散证。生理情况下见不到的，在病理情况下才能见到。中医有一句话叫"善者不可得见，恶者可见"，就像一个人是好人你不知道，但是他一做坏事，你就知道了。正常的生理状态下，你体验不到，但是心一旦出现问题，就感觉到神疲心慌了，心主神明的功能不行了，心主血脉的功能不行了。我们掌握病理的特征，才知道它的生理功能是什么。**中医学，很多情况下都是从病理去推生理，而不是用解剖去推生理**。解剖上，心在纵隔之中，两肺之间，宫城之内，倒置如莲花，这些都不重要，真正重要的是它的生理：主血脉，主神明。汗为心之液，其华在面，开窍于舌。

我们要知道什么是心气虚、心阳虚、心血虚、心阴虚、痰火扰心、饮遏心阳、心脉瘀阻。心气虚主要就是心慌气短，面白，舌淡，脉沉弱。心阳虚就是汗多，面浮足肿，脉沉迟微弱或沉细无力、沉微。心气虚的时候用桂枝甘草汤、保元汤。心阳虚就用四逆汤、通脉四逆汤，甚至用李老的破格救心汤。心血虚有心悸，心烦，少寐，舌嫩。心血虚的失眠与心阴虚的失眠是有区别的，心血虚是入睡还可以，但易醒，醒后就难以入睡，梦多；心阴虚及痰火扰心则不寐，整夜都睡不着，烦躁不安，甚至癫狂。心血虚则睡眠不能持续，易醒，梦多，多用酸枣仁汤、归脾汤。心阴虚有烦躁，心悸，不寐，舌嫩，手足心热，甚至五心烦热等虚热表现，脉细数。在心血虚的时候还是脉细，到了心阴虚就是脉细数，可以用天王补心汤。

痰火扰心，我在临床上一般使用黄连温胆汤，心悸，烦躁不安，体质就是痰多体质，舌红，苔黄腻，脉滑。黄连温胆汤的效果挺好，但是量要大，半夏一般用 30 克以上。到了心脉瘀阻，出现心悸，心痛，以痛为主要表现，比如心绞痛、心梗等，脉沉涩，舌瘀暗，痛以刺痛、闷痛为主，这时候最好的方子就是冠心 2 号、血府逐瘀汤，《医宗金鉴》的木金散也不错。阳虚阴盛，阴寒上盛的痰多凝滞，用瓜蒌薤白系列。如果是饮遏心阳，心悸，气短，喘促，眩晕，心跳为筑筑然而动，跳得很有力，是饮邪为主，用苓桂术甘汤去解决。如果出现畏寒肢冷，振振欲擗地，就是少阴病的阳虚水泛了，真武汤治之。这也是心阳虚的一种，不是单纯少阴病的问题了，亦涉及太阴病。还有一些癫狂，属痰火扰心。如果是痰火蒙蔽心窍，就用至宝丹、安宫牛黄丸；如果以癫狂为主，痰火扰心，癫狂，舌红苔黄，脉数，大便干燥，用礞石滚痰丸就不错。

礞石滚痰丸跟"三宝"（安宫牛黄丸、至宝丹、紫雪丹）主治症状不一样，安宫牛黄丸是以神昏为主，礞石滚痰丸是以癫狂为主。如果是痰浊，没有火，一派阴暗之象，面色晦暗，神神叨叨的，就用苏合香丸。这也是痰浊蒙蔽心神，但是以痰浊为主，没有郁火，所以没有出现登高而歌、弃衣而走，但是他思维错乱，很可能像范进中举一般到处喊"我中举啦，我中举啦"，这就是癫证，属于痰浊蒙蔽心包，没有火热之象。可用白金丸合苏合香丸，白金丸由白矾、郁金组成。还有一个稀涎散，化痰浊很有效。但像白矾这些东西，对老年痴呆，从现代研究来看还是有一些问题的。朱砂，当年我跟的那些老师用得挺好，治失眠比安眠药还好用。但是现在我为什么不用？因为它是含汞制剂，是有毒的。作为医生，**我们救了很多人，但同时决不能害一个人**，所以尽量少用有毒之品。

总的来说，中医就是要从病理去推生理，而不是去背教材，去对号入座。掌握了生理就知道病理情况怎么样。中医的价值主要在辨证论治，最主要是掌握病机。张景岳讲："机者，要也，变也，病变之所由出也。"病变发生的原因也是病机的一部分，是病的最关键的灵魂部分。《说文解字》里讲："机，主发之谓机"，就是枪的扳机，是最关键的地方。

　　但中医的病机实在太复杂了，一句两句说不清楚，中医治病不只是考虑这些，要综合考虑四时五脏，就是冬天用什么药，夏天用什么药，甚至考虑到子午流注，考虑到上午用什么药，下午用什么药，下午到日晡潮热的时候用白虎承气汤，上午阳气不升的时候就用小柴胡汤，中午太阳病易解，我们就可以用发汗。就是要关注一天之中的阳气变化，时间不同，用药就不同。中医一定要有这样的思维。用寒远寒，用热远热，白虎、承气在夏天可以用，到了数九寒天就要慎重了。但最主要的是综合判断。因时因地因人，辨证用药。西医就不一样了，今天用这个药，明天还是用这个药，上午这个药，下午还是这个药，男人这个药，女人还是这个药。中医则不同，中医是因时制宜，因地制宜，因人制宜，南方北方，冬天夏天，男人女人，老老少少，用药都不一样。我们讲中医的治法，不是汗、吐、下、和、温、清、消、补八法，也不是十法，治法是非常丰富的。富人有富人的治法，穷人有穷人的治法，先富后贫是一种治法，先贫后富又是一种治法，少年是少年的治法，老年是老年的治法，男人是男人的治法，女人是女人的治法，少年人要调理脾胃，老年人要补益肝肾，女人要以血为本，男子以气为本。男人要想长寿吃黄鹤丹，女人则吃青囊丸，这是两种完全不同的药。中医治中风也有不同，左边瘫有左边瘫的治法（朱丹溪），右边瘫有右边瘫的治法，完全是不一样的。这些道理讲得很清楚。陈士铎的《石室秘录》里就有这些内容，推荐大家看一下。这就是心脏方面的内容。下边就讲肾。因为心是君主之官，所以先讲了心。

　　接下来讲少阴肾。肾是生命的来源，生命的统帅是心脏，生命的基础和起源则是肾。父母先天之精给了我们生命以后，我们的身体才发育起来。肾主藏精，主骨生髓，其华在发。人体的脑、脊髓都是肾精所化。骨质疏松属于骨弱范畴，怎么治？要治肾。小孩的五迟五软也都是从肾论治。《上古天真论》篇所讲的女子从七岁到七七四十九岁，男子从八岁到八八六十四岁，主要是讲肾的变化。肾虚的时候，其所藏、所主、其华等就会出现问题，表现为腰酸、骨弱、牙齿松动、脑萎缩、头发稀疏等。如果病人染了头发、指甲，就无法从中判断肝肾之气的盛衰。作为医生，要有扎实的望诊功底，从病人的外形及活动体态判断病情。眼睛是肝的外在表现之一，判断肝血充足与否；口唇为脾之外华，面色红润则为心血足的表现；发为血之余，更为肾之华；肾开窍于耳，《内经》中亦有心开窍于耳之说。大家要知道脏腑经络、五体九窍、四肢百骸是一个系统的整体。看见病人哪一部分有问题就知道从何而治。有个同学脱发很严重，是由于压力大，失眠引起的，头发一块一块地脱落，一位老中医给他开了杞菊地黄汤，比常规剂量大了一倍，吃了两个月后，头发长得非常浓密，比原来的还要好。所以只要辨证对了，中药是很有效的。

少阴肾病的治疗，如果是肾阴虚，一般使用六味地黄汤，阴虚火旺的用知柏地黄汤，或者滋水清肝饮；肾阳虚的话，八味地黄汤加减、附子汤等，阳虚水泛的用真武汤；幼儿的五迟五软可以用六味地黄汤，也可以用李老的培元固本散。具体的用药要根据病人的不同情况选择。

接下来讲太阴脾。脾最重要的就是运化功能，一个方面是运化水谷精微，吃进去的食物要化生成精微物质供人体所需，另一方面是对水液代谢的作用。《内经》描述了"饮入于胃，游溢精气，上输于脾，脾气散精，上归于肺，通调水道，下输膀胱，水精四布，五经并行"的水液代谢过程。水液在人体代谢的过程是从中焦开始，十二经脉从肺经开始，肺经也是起源于中焦的。人的精微来源，先天部分来源于肾，后天部分来源于中焦的水谷精微和大自然的清气。三焦里运行的是三元之气，体内五脏六腑运行的就是这三元之气，是由脾胃化生的水谷精微、大自然的清气和父母给予的先天之精气合并在一起的，也称为经气。经气一分为五，气血精津液，都是人体的营养物质。所以，脾的运化功能，一方面产生了气血，脾是气血生化之源，将水谷精微转化为人身的经气，另一方面就是水液代谢功能。

脾第二个方面的功能是升清作用。升降之中，阳明胃的潜降是人身最重要的降机，胃肠道通畅，浊物向下降，这还要靠肝之疏泄功能的帮助；而相对应的上升方面，主要是脾主升清。相较于张仲景，李东垣最大的特点在于注重调节阳气的升降，张仲景注重调节阳气的出入。李东垣多数的方子都是升清阳、泻阴火的。按我们理解，像升麻、柴胡、葛根之类才是上升之药，但在李东垣看来，荆芥、防风也是升清的药。凡是可以上升的、疏散的、清轻的，都是升清之药。像补中气泻阴火升阳汤、升阳散火汤、升阳益胃汤、补中益气汤等，参、芪、术、草是用来补中的，升麻、柴胡是用来升清的，桔梗也都有上升的作用。外感之病多病在出入，内伤之病多病在升降。所以李东垣的方子治疗内伤病效果非常好，但能用好李东垣方子的人很少，因为他的方子太大，能够透彻理解他的思路的人很少。但他总的原则大家都是很清楚的，他是在调节升降，是在半夏泻心汤辛开苦降的基础上升华出来的，所以李东垣的学说还是受到了张仲景的启发。

第三个方面，脾还有统摄血液的作用。像皮衄（皮下紫癜）这类疾病，还有下焦出血的疾病，可以用治脾的观点治疗，比如用归脾汤这类补脾摄血的方剂。

除此以外，脾还有生化气血的功能。脾胃是人体的营养中心，"上焦开发，宣五谷味，熏肤、充身、泽毛，若雾露之溉，是谓气""中焦受气取汁，变化而赤，是谓血。"气血也是依靠脾胃的运化功能而成的。李东垣的《脾胃论》《内外伤辨惑论》都是围绕脾胃后天之本展开的。人在出生以后，身体就靠自己生长了。人身之经气，先天父母之精气在出生之前已经确定，大自然的清气可以通过呼吸摄取，而人体的摄取营养、物质代谢方面是最大的变量。脾胃功能发挥得好，人体就会强健；脾胃不好，则诸病生焉。所以后天脾胃是最最重要的。我们能有所作为的，就是脾胃这个后天之本了。东垣学说就是着重解决这一问题。

每个学派的产生都有独特的历史背景。李东垣生活年代的中后期，战乱频仍，老百姓吃不饱、穿不暖，因而中气亏虚，所以很多病人都可以通过调理脾胃而愈。但当今的时代则不同，我们生活在营养过剩的时代，没有吃不饱、穿不暖的问题，相反，很多疾病是由于摄入过多而产生的。比如代谢病，像高尿酸血症、高脂血症、高血压病、糖尿病，都是"吃"出来的。这些病该怎么治疗呢？我一般都是用平胃二陈汤加减，化痰浊，恢复脾胃的升清降浊功能。这些代谢病想要通过饮食调节完全治愈不太现实，还是需要药物治疗。但在疾病预防方面，饮食控制还是起到很大作用的。除此以外，大家还要知道脾主四肢，为胃行其津液，脾主肌肉等，像肌肉的病变可以从脾论治。

厥阴肝，首要的就是主疏泄。肝主疏泄有两个方面的意义，一方面是畅达气机，调畅情绪。气机畅达，情绪才能够开朗，心情才能够好。郁怒伤肝，郁闷伤肝，怒是发泄出去的，闷是闷在里面，生闷气也是伤肝的。怒是疏泄太过了。厥阴之上，风气治之，什么叫风气治之？就是肝的疏泄出现问题，治之就要调疏泄。肝主疏泄的另一方面就是胆汁的排泄和调畅脾胃的功能。有些病人生气后出现呕吐、嗳酸、没有食欲等情况，就是肝气犯胃的表现，影响了胆汁的排泄和脾胃的功能。治疗肝气犯胃的代表方是柴胡疏肝散。肝脾不和的病人出现腹泻、食欲不振、大便稀溏、月经不调等，可以用逍遥散。有郁火的可以用丹栀逍遥散。

肝的第二个重要功能是藏血。"肝受血而能视，足受血而能步，掌受血而能握，指受血而能摄。"藏血又分为贮存血液和调畅血液两方面。通过贮血和调血，达到按需释放血液的目的。血海、月经、冲气与肝的联系非常紧密。

肝阳上亢、肝风上扰、暴怒等与肝的疏泄太过有关，而情绪抑郁、生闷气则易导致疏泄不足。肝藏魂，晚上多梦、梦游是肝不能藏魂的表现。肝也有气虚、阳虚的情况，可用温阳升肝之法，药用黄芪、党参、肉桂、肉苁蓉、巴戟天、胡芦巴等。肝血虚的话，有四物汤、补肝汤。肝阴虚有一贯煎、杞菊地黄汤、滋水清肝饮。肝阳亢方面，如果是单独的肝阳亢，头痛、头胀，但没有虚象表现，使用天麻钩藤饮便可。如果是阴虚阳亢，一派阴虚表象，舌嫩红，脉细数，潮热，并有头痛、脉弦等肝阳亢表现，这时候可用镇肝熄风汤。肝风方面，如果是热极生风，用羚角钩藤汤。肝虚的病理涉及气血阴阳，但以阴血虚为主。肝实的病理就是气、火、风、阳、寒。肝气郁的话用四逆散、柴胡疏肝散、逍遥散等加减。肝火方面，如果是肝经湿热，或者肝火上炎，可用龙胆泻肝汤加减。肝风内动的话，如果是阳亢生风可以用天麻钩藤饮；如果是肝虚生风，可以用温病的救逆汤类；热极生风的话，羚角钩藤汤比较合适。还有寒凝肝脉方面，如果是脏寒，用吴萸四逆汤、吴茱萸汤；如果是肝经寒凝的话，用当归四逆汤；如果是厥阴肝经脏皆寒的话，用当归四逆加吴茱萸生姜汤。少腹痛，月经不调，痛经明显者可以用当归四逆汤。有热化倾向的可以用《金匮要略》的温经汤。

太阴肺方面。肺主气，主宣发肃降，主水道，和自然界相通应。肺主治节，刘力红教授解释肺主治节就是人与天地、与自然相交通的功能。人的呼吸、毛孔的开阖是与天地相呼应的，这些功能都是靠肺来调节的。卫气是靠肺来宣发布散出去的。感冒了，肺宣发卫气的功能就会受阻。柯韵伯说过一句话，"太阳病则营卫病，营卫病则心肺病矣。"感冒就是心肺布散营卫之气功能受阻的表现。

肺最主要的功能是宣发肃降，宣发和肃降是不一样的。有些药物是帮助宣发的，有些药物是帮助肃降的。像麻黄，主要是协助宣发、开表郁、通阳的。杏仁、紫苏子等则是解决肃降问题的。肺阴虚、肺肾阴虚，可以用百合固金汤加减。风寒犯肺、风热犯肺，桑菊饮、麻黄汤就可以解决。桂枝汤没有宣肺的功能，所以遇到喘家就要加厚朴、杏仁。麻黄汤证本身就有"无汗而喘"。桂枝汤解决的是营卫不和问题。麻黄汤不只是治营卫不和，还解决肺气不畅的问题。

太阳表证有哪些表现？主要有上窍不利、营卫不和、肺气不畅三大病机症状。上窍不利就是平时所讲的伤风，鼻塞、流涕、喷嚏等；营卫不和，就是发热恶寒、头痛身痛；肺气不畅就是咳嗽喘促。桂枝汤及麻桂合剂解决的是营卫不和的问题，麻黄汤、桂枝加厚朴杏子汤还要解决肺气不畅的问题。温病里的桑杏汤、桑菊饮都可以解决相关问题，咽痒、咳嗽、舌红，桑杏汤就可以解决了。到了喘的时候，桑杏汤、银翘散也解决不了，这时候就要用麻杏石甘汤。

　　接下来讲一下五脏兼证，就像心肾不交，用黄连阿胶汤，或者加交泰丸。心脾两虚，脾气虚加心血虚，用归脾汤。肺肾阴虚，既有肺阴虚，又有肾阴虚，百合固金汤。木火刑金，就是肝火犯肺，用黛蛤散。肝肾两虚，可用杞菊地黄汤。两脏同病，要用五行生克制化的观点来施治。

　　今天讲课的目的，就是希望大家一定要对五脏的生理非常熟悉，知常达变，灵活运用，才能达到庖丁解牛的水平。用生理来推导病理，而不只是背书里的证型，被那些条条框框所束缚，这样才能有更高的境界。看到病人咳嗽了，就明白是肺气不畅，是肺的宣发或者肃降失常；食欲不振，就是脾主运化功能不行了。要这样去思考问题，这样去处方，要改变《中医内科学》所讲的按图索骥的辨病模式。古代师带徒的教学模式反而更好，昼临床，夜读书，白天看病，晚上看书，对经典特别熟悉。

　　怎样成为一个好中医？就是要读好经典，做好临床，跟好师父，多思考参悟，这才是成就名医之路。希望大家好好体会，成为明日好中医。

第10讲　《伤寒论》寒热并用法及临床应用

《素问·至真要大论》云："寒者热之，热者寒之。"此论治但寒但热之理，人皆知之。寒热并用法以治寒热夹杂之证，大多数人亦知之，但深究之理者鲜矣。

寒热并用是一特殊大法，似在八法之中，实在八法之外矣。温、清二法，岂非寒、热之法乎？或言之，寒热并用不过将温、清二法合并而用，非也。寒热并用之法，并非温、清二法之并用，深究其理，大有不同。危重疑难复杂之证，往往寒热互见，阴阳格拒，清其热则不利于寒，散其寒则恐助其热。在此寒热两难之境，不得已而为之者，寒热并用之法也。正如清代何梦瑶《医碥》所说："又有寒热并用者，因其人寒热之邪夹杂于内，不得不用寒热夹杂之剂。古人每多如此。昧者訾为杂乱，乃无识也。"

所谓寒热并用之法，大体指同一方剂之中寒性药物与热性药物同时并用的情况，利用药性的寒热偏胜，以纠正机体病变部位的寒热偏胜。溯其渊源，《灵枢·官能》指出："寒与热争，能合而调之。"虽原文指灸刺之法而言，但对于寒热药物并用以治寒热夹杂之证亦有借鉴和启发意义。药物寒热并用之法，肇始于《汤液经法》，成熟于张仲景《伤寒杂病论》，遂为后世寒热并用方药之典范。

或问之，何不先寒而后热之，或先热而后寒之？答曰：在寒热夹杂之境，先寒之则恐益增其寒，先热之则恐更助其热，较之寒热两顾之法则不如矣。试看《伤寒论》"凡用栀子汤，病人旧微溏者，不可与服之"，遇此上热下寒两难之境，虽有栀子汤证，但不可与也，当以栀子干姜汤两解之。此仲景示后世医家寒热并治之范例也。以下试论其理法。

一、寒热并用，方药不同论

寒热并用，其法虽同，若论方药则大异也。虽同为寒药或热药，但性味归经、升降浮沉、君臣佐使各不相同，故其功效主治大异也。常用的温热药物有附子、干姜、肉桂、川椒、吴茱萸、麻黄、桂枝、细辛等，常用的寒凉药物有黄连、黄芩、黄柏、栀子、石膏、大黄等。同为热药，但麻黄辛温，宣肺走表，为发散表寒之峻剂。干姜辛热，多入太阴，长于温中散寒，为理中之佳品。附子辛热，为少阴回阳之剂。其性味归经、升降浮沉各有不同。同为寒药，但黄连苦寒，长于清心除烦，或长于止痢；栀子苦寒，长于清胸膈之热；石膏甘寒清解，入阳明气分；大黄苦寒泻下，长于荡涤肠胃，除阳明之热结。

寒热并用，剂量大为关键。或寒多热少，或热多而寒少，或寒热俱轻，或寒热并重。其法一以临证为主，不可拘泥。栀子干姜汤，栀子十四枚，干姜二两，清上温下，轻清之剂也。干姜黄芩黄连人参汤，各为三两，黄连得黄芩之助，寒多热少，治热重寒轻之剂。黄连汤，黄连、干姜各为三两，又有辛温之桂枝、半夏，乃治寒重热轻之剂。半夏泻心汤，黄芩三两，黄连一两，干姜三两，半夏半升，寒热大体相当，其辛开苦降，为寒热互结、中焦痞塞之剂。乌梅汤，热药有附子、干姜、桂枝、川椒、细辛，寒药有黄连、黄柏，其为寒热并用、热多寒少之剂。表寒里热三方，大青龙汤，麻黄六两，桂枝二两，石膏鸡子大一枚，为寒热并用、热重寒轻之剂，重在解表寒而兼清里热；麻杏甘石汤，麻黄四两，石膏八两，石膏两倍量于麻黄，为寒重热轻之剂；桂枝二越婢一汤，麻黄、桂枝各十八铢，石膏二十四铢，为表寒里热、寒热俱轻之剂。各方剂量比例各不相同，故其功效主治大异也。临证时宜视病证的寒热轻重而决定寒热药物的用量比例。

虽寒热并用，但方效不同。栀子干姜汤清胸膈之热，温中下肠胃之寒。干姜黄芩黄连人参汤治热为寒格，食入即吐。黄连汤清上温下，主上热下寒之未结。半夏、生姜、甘草三泻心汤治中焦寒热交结之呕利痞。

寒热并用，其剂型亦有不同。有乌梅丸之类丸缓之剂，亦有附子泻心汤，黄连、黄芩、大黄以麻沸汤轻渍，附子煎煮取汁另兑。寒热异其气，生熟异其性，一主泻热消痞，一主扶阳固表。一渍一煮相合之设计，其用意之精巧至矣。

由此可知，虽同为寒热并用之法，但其药有不同，量有不同，方有不同，剂有不同也。

二、寒热并用，部位不同论

同是寒热并用，但作用部位却大不相同。药入于体，由于性味归经、升降浮沉之不同，故各行其道，各分其部，或行于表，或入于里，或清其上，或温其下，或治于中。针对患者寒热病位之不同，故治疗上宜寒热药物分部位同时进行治疗。如附子泻心汤，如张锡纯言："以大黄、黄连治上，但渍以麻沸汤，取其清轻之气

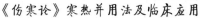

易于上行也；以附子治下，则煎取浓汤，欲其重浊之汁易于下降也。是以如此寒热殊异之药，浑和为剂而服下，热不妨寒，寒不妨热，分途施治，同时奏功，此不但用药之妙具其精心，即制方之妙亦几令人不可思议也。"栀子干姜汤中栀子清胸膈，干姜温中下焦胃肠之寒。黄连汤中黄连重在清上焦之热，干姜重在温中下焦肠胃之寒。半夏、生姜、甘草三泻心汤重在治寒热交结于中焦之痞塞。乌梅汤清上温下，为厥阴主方，寒热错杂之证宜加减用之，若但以为驱虫之剂，则有辱其使命矣。外寒内热三方，麻黄走表宣肺以发散表寒，或有桂枝之助，石膏入里清其气分之热。对于麻黄升麻汤证，吴谦言："此为阴阳错杂、表里混淆之证。若温其下，恐助上热；欲清其上，愈益中寒。仲景故以此汤主之，正示人以阴阳错杂为难治，当于表里上下求治法也。"其药物表里上下重点作用部位各不相同，故可治不同部位寒热夹杂之证。

三、寒热并用，互相制约论

寒热同炉，冰火相融。虽有药物归经不同，表里出入之异，但欲其寒者自寒，热者自热，毫不相干，实为难矣。

表寒为主兼清里热之大青龙汤，无石膏则大剂麻、桂之辛散易于大汗亡阳，无麻、桂则石膏大寒易于遏阻在表之寒邪难出，二者共用，使其二者之药性不至于过于弛张以害正也。上热下寒之黄连汤，无黄连则干姜之温热易于助热化燥，无干姜则黄连之苦寒易于败伤胃气，二者共用，互相制约，使其清上而不至于过寒，温下而不至于助热，相反而相成矣。其余栀子干姜汤，乌梅汤，半夏、生姜、甘草三泻心汤，干姜黄芩黄连人参汤，皆含相互制约之理。综其解表清里三方，麻黄走表以散寒，石膏入里以清热，石膏配麻黄则麻黄发汗不猛，麻黄配石膏则石膏寒凉不峻，其寒热相互制约之理存焉。凡后世所有寒热并用之方，其寒热制约之理皆然，只是制约作用的强弱大小不同而已。或寒制其热为主，或热制其寒为主，或其相互制约之力相当，皆取决于寒热药物之药性强弱、药量多寡、药物配伍等，临证宜详察之。

四、寒热并用，其气合化论

寒热药物并用，其药物寒热之性变化相合，谓之"其气合化"。寒热药物同时并用，以治不同部位寒热夹杂之证，此其常也。但临证也有两种特殊情况，一为寒热药物并用，寒热药性合化成为但寒但热之剂；另一情况为反佐之法，以防其格拒不能受药。如麻杏石甘汤为表寒里热两解之剂，俗称"客寒包火"，但其证热重而寒轻，故石膏两倍量于麻黄，其病机重在邪热壅肺，故重用石膏以清肺热，佐麻黄以发散表寒。但后世也将其用为温病初起辛凉清解之方，如张锡纯认为麻杏石甘汤实为温病表证之方。麻黄汤去桂枝加石膏变为麻杏石甘汤，因其配以石膏，而不配以桂枝，而且石膏为君，两倍量于麻黄，已将辛温发汗之剂变为辛凉清解之方，故为伤寒客寒包火和温病初期两用之方，但以肺热壅盛病机为最切。既可治伤寒邪热壅肺而外寒未尽，又可治温病初起肺热壅盛。这种特殊情况说明麻杏石甘汤麻黄之温和石膏之寒性合化，寒胜于热，已将麻黄辛温之性消抵中和。此方从整体上看已合化为辛凉清解之方，可直接用于温病邪热壅肺证。但一定要注意寒热药物的比例，本方石膏与麻黄的药物比例至少在两倍以上，若麻黄倍量于石膏，或再臣以桂枝，则恐为辛温之剂也。纵观之，辛温辛凉旨在寒热药物剂量变化之间，慎不可忽也。张锡纯恒以此方为风温初起之正剂，温病表证之方，但其用药剂量之精微至矣。张锡纯言："用此方时，原宜因证为之变通，是以愚用此方时，石膏之分量恒为麻黄之十倍，或麻黄一钱，石膏一两，或麻黄钱半，石膏两半。"实为经验之谈。

寒热药性合化者，其合化之后之药性，量小者从其量大者，力弱者从其峻猛者，药味少者从其药味多者。合化之后寒热药物并存之剂已变为但寒但热之方。如麻杏石甘汤石膏两倍量于麻黄，麻黄、石膏寒热药性合化后麻黄之温性完全中和消抵，方剂已整体上变为辛凉清解之剂。另如《金匮要略》大黄附子汤，寒热药物并用后，附子三枚，大黄三两，附子配细辛之温热已将大黄之寒性完全消解，方剂整体上已变为温下寒结之方，诚为后世温下法之滥觞。另有去性存用之说，《药治通义》言："又有病但寒但热而寒热并行者……是其药一取其性，一取其用，性用相藉，自作一种方剂矣。"此也寒热合化，留其效用之理也。

寒热药物同时并用以治不同部位寒热夹杂之证，与寒热药物同时并用相互制约、相互合化，其实是同一问题的不同方面，几种情况临床往往同时并存。但多有主次之分，或以寒药、热药各入不同部位分别化解寒热为主，兼以相互制约，兴利除弊，或以其药物寒热之气合化，留其效用为主，一切以临床治疗目的为依据用方制方。

寒热并用之法，迄张仲景已趋成熟，《伤寒论》通过审寒热之部位，分寒热

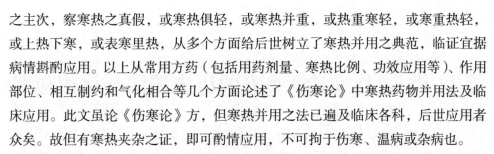

之主次，察寒热之真假，或寒热俱轻，或寒热并重，或热重寒轻，或寒重热轻，或上热下寒，或表寒里热，从多个方面给后世树立了寒热并用之典范，临证宜据病情斟酌应用。以上从常用方药（包括用药剂量、寒热比例、功效应用等）、作用部位、相互制约和气化相合等几个方面论述了《伤寒论》中寒热药物并用法及临床应用。此文虽论《伤寒论》方，但寒热并用之法已遍及临床各科，后世应用者众矣。故但有寒热夹杂之证，即可酌情应用，不可拘于伤寒、温病或杂病也。

总而言之，《伤寒论》寒热并用之法大体有两种情况，一是作为治疗方法的寒热药物并用，以治疗不同部位的寒热夹杂之证，临证时必须根据病证的寒热偏胜部位之不同分别选用作用趋向和分布部位不同的药物（主要根据药性归经、升降浮沉）分别化解寒热，以达到治疗目的；另外一种情况是方剂配伍中的寒热并用，如病情危重寒热格拒时的反佐用药，或寒热合化、去性取用的制方之法，如大黄附子汤治寒结之证。但麻杏石甘汤往往两种情况并用，或治客寒包火以麻黄发散表寒，石膏清其肺热，或使麻黄、石膏寒热并用（石膏至少两倍量于麻黄），其气合化，化为辛凉清解之剂，以变为温病初起之方。两种情况临床都在应用，也各有效验之先例。寒热并用之法，以其治寒热夹杂之证，此其常也，如栀子干姜汤、黄连汤、大青龙汤等；寒热并用之法也以其治但寒但热之证，此其变也，如通脉四逆或白通加猪胆汁汤，此其反佐之法，以防格拒不能受药也。或寒热药性合化以治之，如大黄附子汤之治寒结，麻杏石甘汤以治温病。

物理之穷，不可尽也。此文虽论寒热并治之法，但寒热并用法仍为未竟之学，未穷之理。其寒热并用，同炉煎煮，不相融乎？寒热并用，入于一体，经络交错，气血周流，不相抵乎？寒性、热性药物现代药理作何理解？寒性、热性药物并用其各自的作用靶点何在？合用之后作何化学反应？宜同道辈，一以循证医学，一以实验医学为依归，进一步深究其理。冀中医学之弘扬光大，徽音累属，千载流传，慈惠无穷。

第11讲 《伤寒论》类方的历史渊源与运用思路

今天我给大家讲的是"《伤寒论》类方的历史渊源与运用思路"。清代名医徐灵胎有本著作叫《伤寒论类方》，是以方为本，把桂枝汤类方、麻黄汤类方等所有的伤寒方归类，然后把相关条文归纳在类方的下面，让读者阅读。我们今天就来讨论一下伤寒论类方的渊源、发展及运用，以及怎样对我们的临床进行指导。

从中医学奠基到现在至少有 2000 年，从张仲景《伤寒论》到当代，大概 1800 年的历史，一直到现在，《伤寒论》《内经》还活跃在我们的临床、医学教育一线，李老的用药、用方就是延续这个最悠久的医学体系。为什么会这样呢？关键在于疗效。现在我们来思考以下几个问题，中医学为什么可以延续这么多年？为什么这么有活力？其中最关键的就在于疗效。如果没有疗效，就没有延续的价值了。那么在中医学中代表疗效的、最为精髓的是什么呢？这就要强调经典，常说的四部经典有《内经》《难经》《伤寒杂病论》《神农本草经》。不管怎么分类，《伤寒论》《金匮要略》也一定在里面，它是临床最基础的一个学科。四部经典里面最关键、最重要的是《伤寒杂病论》，也就是现在的《伤寒论》《金匮要略》两部分，但是这两部书里面最关键的是什么呢？是方药，还是六经？这也是值得探讨的问题。《伤寒论》最关键的是六经，最难解的也是六经。六经形成一个框架，把所有真正有疗效的东西填充进去，然后再形成一个很大的理法方药体系。六经把《汤液经法》和张仲景个人的方药知识结合起来，这就是最根本的、最精髓的部分。我们讲渊源，其实就是讲的《伤寒杂病论》的历史渊源。这个渊源是《内经》的十三方吗？如泽泻饮（泽泻、术、鹿衔草），治疗酒风的一个方子，其他的方子跟仲景方是相差很大的。实际上，《内经》重点是在理论上、针灸上，在临床上并没有一个像样的方药。《神农本草经》是不是张仲景的源头？六经用药的源头？我想也不是的，这个大家可以自己去核对。

《伤寒论类方》作者徐灵胎是一个医学大家，他一生中批阅的医书有上千部，阅览过的医书有上万部。我们现在能够见到的近代以前的医书基本上有一万多部。日本吉益东洞的《类聚方》把《金匮要略》的方子也放到里面了，而徐灵胎的《伤寒论类方》收集的是《伤寒论》里的方子。张仲景的时代处于汉代末年、三国初期，而不像华佗那个时代。张仲景那个时代所创作的东西和我们现代是不太一样的。有人认为张仲景的《伤寒论》是一个独立自主创作的过程，看了陶弘景的《辅行诀》就知道不是那么回事。张仲景的六经框架来源于《素问》，六经体系不是张仲景创立的，六经名称也不是张仲景定的，《素问·热论》已经谈及六经体系的问题，张仲景把它拿过来，他用的白虎、青龙，用的麻黄汤、桂枝汤、小柴胡汤、泻心汤、瓜蒌薤白、理中、四逆都不是他自己的方子，这些都是《汤液经法》里的。张仲景把这些方子填充到六经的框架里面，创立了一个新的六经证治方药体系，这就是我们现代所推崇的辨证论治，刘渡舟老先生把它誉为中医学的灵魂。这两个最关键的东西，一个是《素问·热论》的六经构架，一个是《汤液经法》的方药，这就是我们能看到的张仲景《伤寒杂病论》的主要来源。

《伤寒杂病论》有一个自序，谈到撰用《素问》《九卷》《八十一难》《阴阳大论》《胎胪药录》等。我赞同章太炎先生所说，它是后人加上去的。张仲景引用的《汤液经法》的内容，大部分能从《辅行诀》里看到。张仲景最善于完善，他把能够收集到的东西放到六经的框架里面，而不是创立新方。像白虎、桂枝、理中、四逆等都不是张仲景的方子，都是原样拿过来，几乎没有变动，拿过来放到六经的框架里面，让大家容易掌握、理解。现在都认为，张仲景是辨证论治的领先者，其实在《汤液经法》里就已经有成熟的辨证了，方药有症状、有脉。实际上《汤液经法》也有它的体系，二旦、白虎、青龙、玄武、朱鸟等这样的一个体系，与道家思想有着深刻的渊源。

我们现在反过来思考，最关键、最主要的还是经方，这是指导治疗疾病最有效的部分，是几千年传下来的精髓，是值得我们思考的。其来源以六经为纲，对于外感疾病，按照太阳、阳明、少阳、太阴、少阴、厥阴的体系论治，用六经的方药治疗外感或伤寒的疾病。当时张仲景也看到了温病，比如我们现在看到的温热病之类，大家可以翻翻桂林本的《伤寒杂病论》，里面有风、寒、暑、湿、燥、火六气的证治方药，可以去探讨、验证，到底效果好不好。桂林本《伤寒杂病论》是否真传，这有待探讨。杂病这一块，现在看《金匮要略》，从方法上、组方上都是贴近张仲景的风格的，但是它的体系与《伤寒论》不一样。《伤寒论》是从六经论治，而《金匮要略》主要是论治杂病，百合病、狐惑病、阴阳毒、血痹等内伤疾病，杂病的论治体系与六经体系不同，是专方专病的体系，像百合病用百合类方治疗，疟病有疟病的方子，中风病有中风病的方子，完全与六经无关，这样以脏腑辨证为基础的体系就出来了。脏腑辨证体系最突出的是病，例如黄疸用茵陈，不管阳黄、阴黄，百合病不管寒热温凉，一上来就用百合，像这样的以药命名。现在黄煌老师的柴胡证、柴胡病、柴胡脉、柴胡舌，桂枝舌、桂枝脉，大黄舌、大黄脉，就像这样的一个体系。

还有一类以六经治杂病的模式，在《痉湿暍病脉证治》篇阳明痉病里谈到"痉为病，胸满口噤，卧不着席"，他就用承气汤。痉病他用的也是承气汤。为什么会这样？这是因为有阳明证的表现，所以用阳明的方子。太阳痉病的葛根汤证，包括项背强几几、脉反沉的瓜蒌桂枝汤证，也是太阳痉病。张仲景也以六经的角度思考、以六经的方药辨证治疗杂病。

《伤寒论》《金匮要略》这两部分，哪一部分更重要一些呢？王正龙先生认为《伤寒论》更为重要，抓住了关键，根据人体的正气、人体的六经辨证、人体的生理病理的情况来调治。而杂病这部分，只是对病，百合病怎么治，痉病怎么治，中风病怎么治，痰饮病怎么治，一个是内因，一个是外因，而我们知道内因是比外因更重要的。陈修园、王正龙讲《伤寒论》是基础，《金匮要略》相对来说是对《伤寒论》的一个补充。我们现在治疗的杂病，都是在六经的基础上的专病专方，这也是李老运用经方的思考方法，至少我自己是这样思索的。

再看《神农本草经》是不是张仲景的用药来源。我这里说一下麻黄、柴胡、石膏、大黄。比如麻黄味苦、温，无毒，主治中风伤寒头痛、温疟，发表出汗，祛邪热气，止咳逆上气，除寒热，破癥坚积聚，出现在阳和汤中。但是在麻黄汤的系列方中没有看到张仲景用麻黄治疗肿瘤的情况，但《金匮要略》里有"心下坚，大如圆盘"的情况，用桂枝汤去芍药，加麻黄附子细辛汤。

再看看柴胡，《伤寒论》里用于胸胁苦满、寒热往来、默默不欲饮食，而《神农本草经》里没有谈到治疗情绪的效用，谈到主治心腹肠胃中结气、饮食积聚、寒热邪气，推陈出新，久服轻身，明目益精。这就不像很多人所说的张仲景的用药来源于《神农本草经》。关于张仲景的方药的分析，如果大家有兴趣，不妨读读《经方例释》《药征》《药征续编》，里边讲到了张仲景的用药方法。又如石膏，《神农本草经》里没有讲到用于大热、大汗、脉大，而是其他的功效。大黄有相似之处，但不一样。再如桂枝，《神农本草经》里是没有桂枝的，只有牡桂、菌桂，应该属于肉桂一类。所以《神农本草经》的用药思路跟张仲景的思路大不一样，至少不能说《伤寒论》的用药源于《神农本草经》。

　　《五十二病方》是现在能够见到的比较早的一个方剂著作，还有一个是《治百病方》。看看《五十二病方》里的伤痉用药情况，非常简单，癫痫，用白鸡、犬矢（即狗粪）；还有外治法，狂犬啮人，取恒石。像这些药味是非常简单的，用量也没有明确描述，用法也没有具体说明，黄芪、芍药、姜、椒，就这么简单，没有明确的药量。这就是说，《五十二病方》的方药和《伤寒论》《金匮要略》的方药不可同日而语，水平、档次很低。再说说《治百病方》，也没有具体的治法。《针灸甲乙经》作者皇甫谧的时代大约与张仲景时代间隔了六七十年，他还是比较了解张仲景的，他认为"仲景论广伊尹《汤液》，为十数卷，用之多验"，认为仲景将伊尹《汤液经法》引用、增减，效果非常好。张大昌先生手抄的《辅行诀》，都是《汤液经法》里面的，《伤寒杂病论》里的方子，尤其是重要的方子，《汤液经法》里都有，基本上是照搬过来的。大小阴阳旦汤、大小青龙汤、大小白虎汤、大小朱鸟汤、大小玄武汤、大小螣蛇汤，《伤寒论》里全有，但没说明是从《汤液经法》里搬过来的。这就是当时的情形了。小阳旦汤，其实就是桂枝汤。小阴旦汤是黄芩汤加生姜，大阴旦汤是小柴胡汤加芍药，青龙、白虎也是一样，四逆是小泻脾汤，理中是小补脾汤，小白虎汤是白虎汤，连瓜蒌薤白汤都有了。泻心汤、泻肝汤都有，芍药散就是《汤液经法》里的小泻肝汤。从这些白虎、青龙、朱鸟、玄武，我们看到的是另外一个体系，不是从六经辨证、脏腑辨证的体系，而是白虎、青龙、朱鸟、玄武、勾陈、螣蛇的二旦六神的体系，这是一个来源于道家思想的体系。青龙是阳，东方之神，可以生阳、泻水，上焦之水用青龙，下焦之水用玄武、真武，青龙是生雨的。阳旦像一个晴朗的早晨，阳气初升，所以小阳旦汤，也就是桂枝汤，外证得之可以解表和营卫，内证得之可以化气调阴阳，所以外感可以用桂枝汤，中焦虚弱也可以用它，是一个畅达中焦、建中焦的问题。我们后面再讲。

　　为什么要学《伤寒论》？我从 1978 年开始入学到中医院校毕业，到现在 30 余年的临床经验，我自己感觉最有效的还是经方，最关键的还是《伤寒论》，这要求功底，最显示功底的部分就是《伤寒论》的方药，它就是功底。让我改革中医教育的话，就要把《伤寒论》《金匮要略》背好，把《内经》背好。我们现在学经方，学完就忘了，记方子也只是记方子组成，而不记药量，包括煎服法等，这些都要背下来。张仲景已经告诉了大家，怎么煎，怎么加水，他全部清清楚楚地告诉你了。如果连药量都不具体说，你是学不会的，没有药量，我们就不知道真正的思路，从而没法掌握。所以说"众方之祖，医方之宗"就在《伤寒论》。像阳明的三承气汤，调胃承气汤、大承气汤、小承气汤，柴胡汤加减，怎么用，怎么加减，理中、四逆、白通汤这些又怎么用，《伤寒论》告诉了我们最关键的东西，是经典中的经典。刘力红老师告诉我们，要"朝于斯，夕于斯，流连于斯，颠沛于斯"，朝思暮想，废寝忘食，不断地去思考。有了这样的功底，才能解决问题，这是学医、做好医生的必经之路。宋代孙奇说："仲景之书，倘以对方证，施之于人，其效如神。"《四库全书总目提要》也说："仲景之书，得其一知半解，皆可以起死回生。"这是非常高的赞赏。像黄煌老师说的，"学中医最难的是选择"，目前的方子以几十万计，但是我们能记住的是非常有限的，最多记住几百首已经不错了，千里挑一，保证记住最关键、最精华的部分就更有难度了。

　　这是《汉书》的经方学派，我们经方用得好的医生，至少是这个学派的延续。这不是我们所创造的，早在《汉书·艺文志》就有记载，"经方者，本草石之寒温，量疾病之深浅，假药味之滋，因气感之宜，辨五苦六辛，致水火之剂，通闭解结，反之于平。"这就是经方的妙处，用草本治病，并且还能够解决西医学解决不了的问题，疗效也是非常明确的。中医能不能通便？大承气汤、巴豆肯定能通，大柴胡汤也能通。

　　我们再来看看，到底什么是经方？经过验证有效的方。经方的定义，一个是张仲景方，一个是上古的经验方，还有一个是经过验证有效的方剂。一个方子能不能治好病，要经过时间的验证，一定要经过三天的调整，不是说看到畏寒腹泻就是四逆汤、附子理中汤，这不一定。你要看到他的效果怎么样，给他一个中等剂量，要细看它、调整它。中医是先有实践，后有理论，不要以为先有理论再实践，像那些讲得头头是道，没有实践效果的人是没有人找他看病的。理论家与实践家是有区别的，不要以为讲得头头是道就一定是好医生，把理法方药记得很清楚就一定能治好病，不是这么一回事。

　　《汉书·艺文志·方技略》记载《汤液经法》有32卷，那些麻杏苡甘汤、麻黄苍术汤等，很多《金匮要略》的方子很可能是从这里出来的，如治黄疸病、中风病的方子，治疝气的方子。我们现在来分析，《伤寒论》《金匮要略》的方子大部分也不是来自张仲景的，而是选自当时能见到的一些经方，很可惜大部分经方没有保存下来。还有一个希望，秦始皇陵墓里面也许可能会给我们提供一些比《五

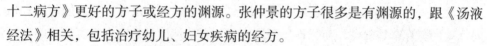

十二病方》更好的方子或经方的渊源。张仲景的方子很多是有渊源的，跟《汤液经法》相关，包括治疗幼儿、妇女疾病的经方。

经方各成一家。《汤液经法》有 32 卷，一卷有多少字？长约 40 厘米的一片，一卷就有 50～60 片，这样一卷约有 2000 字。那么 32 卷，有 6 万多字，现代的《伤寒论》1 万多字，《汤液经法》里的东西比《伤寒杂病论》还要多。

《辅行诀》是《汤液经法》的节略本。《辅行诀》里的小青龙汤就是《伤寒论》里的麻黄汤，"治天行发热，恶寒，汗不出而喘，身疼痛"，麻黄三两，杏仁半升，桂枝二两，甘草一两半（炙）。现在我们都说张仲景开创了辨证论治，其实见到《汤液经法》，可以说在更早以前就有辨证论治了。麻黄汤可以治疗风热天行，天行是传染病，可以互相传染的疾病。麻黄汤不仅治疗表邪实证，还可以治疗传染病。李老的经方可以治疗传染病，不要以为治疗传染病就要靠温病学。真正治疗疫疠，可能伤寒的方子更好，大家可能都知道达菲，就是来自大茴香的提取物，我们的温阳药，治疗伤寒的药。

这是一个渊源，《汤液经法》里的青龙象征什么？它实际上是道家的内容，象征着翻云覆雨，蒸腾升发，象征阳气的蒸腾升发，麻黄汤，大小青龙，也是升阳治水的方。六经体系，是从另一个角度把方药赋予了另一种意义。青龙、白虎也告诉我们一种意义，如青龙是能够翻云覆雨、升发阳气的，阳旦汤也如此，白虎、朱雀等在现代的一些老的道观里面还可以见到。玄武因避讳帝王的姓氏改为真武。大小阴旦、阳旦等这些方药张仲景都拿过来了，也改了名字，钱超尘先生正在整理这些内容。像半夏泻心汤，还有大承气汤，其实张仲景是拿用其他人的，而且没有告诉大家。我们以类方研究《伤寒论》，包括徐灵胎、柯韵伯，他们都做过类似的、很多的研究。我现在学习也好，掌握经方也好，基本上是以类方的机制来记忆，记方、记药、记量、记证。

按著名经方药学家祝之友老师的考证，《伤寒论》里的桂枝应该是肉桂或桂心，查考汉唐文献，我认为是正确的。现代通用的桂枝是明代以后才广泛应用的，应该叫"柳桂"，是木心和枝皮一起的。黄煌老师用桂枝汤时多是桂枝和肉桂同用，张锡纯多是用桂枝尖，卢崇汉、刘力红老师也多用桂枝尖。张仲景时代的芍药应该是赤芍，看看《神农本草经》的芍药条目即知。祝之友老师也明确提出张仲景用的芍药一定是赤芍。我用桂枝汤是调和营卫的，我个人大多数用赤芍，李老有时候也用赤芍。有这么一句话支持，能够把血脉打通以后调营。

还有一个问题，《伤寒论》用的药是干药还是湿药，跟我们现代的药是否相同。现代炙甘草是蜜炙，而张仲景是用烤干的甘草。大多数药很有可能用的是鲜药、湿药。炙甘草汤、百合地黄汤里的地黄也是生的，可以取汁的，是鲜药，但是《伤寒论》中大多数药现在没有证据证明是湿药还是干药。

经方药量方面，现代定论的是大约一两等于 15 克，以东汉光和大司农铜斛的为准，比较靠近张仲景的量，大家可以去看，各种资料有差别，但是差别不大，13 ~ 16 克。李老最大的贡献就是用经方用得最贴近张仲景，他的用量完全按照张仲景的比例、用量，尤其是在危重症时，破格救心汤，附子用量 200 克。我们效法张仲景的治法，至少要按他的量与药，如果用一两等于 3 克是不够的，汉代一两等于 15 克左右，如果能够用得到位，用到他的药量，确实是很有效的。大家都可以查得到，可以用考古学来证明。这个量到底是多少，半夏半升，五味子半升，到底是多少，大家都容易验证。这是根据汉代的剂量转换出来的。

我们怎么去学习伤寒，黄煌先生的"三字经"可以告诉我们。如果大家对单方、小方，对张仲景的方子有兴趣的话，最好看经方类的书。黄煌老师的《经方100 首》就很好，推荐大家读一下。开篇方就是甘草汤，它能解决什么问题呢？少阴病，咽痛者，甘草汤主之，即主治少阴咽痛。黄煌对甘草汤有这样的归纳，他把甘草定义为一切黏膜损伤的修复剂。凡是皮肤黏膜、口腔黏膜损伤的都可以用，口腔溃疡可以用甘草泻心汤，如白塞氏病。为什么用甘草泻心汤呢？李老讲过一句话，甘草有激素的作用，没有激素的副作用。为什么我把这些小方放在这里讲，因为我们做医生一定要懂得小方，不要上来就来几十味的药方，一个方就十几味药。很多人喜欢把寒热虚实、气血阴阳都顾及到，所以把能够调整气血阴阳的药全都放在一个方子里面，让病人吃一个星期。关于大方我们还是理解得不够，就不宜评论。不过我要求我的学生都是从小方学起、用起。老老实实地一个一个药去体验，这样心里才有底，否则你搞那么多药，心里没底。假设甘草作为一个调和剂、佐使药，甘草汤没有效果，而桔梗汤就有效。

黄煌总结出来芍药甘草汤是一切肌肉痉挛的缓解剂，平滑肌、横纹肌、骨骼肌的痉挛都可以缓解，但用他的经验，要把握好剂量和比例，4∶4 的比例。桂枝甘草汤治疗心下悸。柴胡甘草汤，许叔微有谈到。张锡纯有石膏粳米汤，白虎汤减去甘草，《医方集解》里有石膏散，单味石膏是有效的。一定要研究小方，你连小方都没掌握好，怎么去掌握大方。一定要先用小方，不要太大。又如大黄甘草

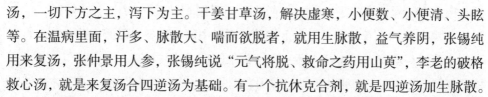

汤，一切下方之主，泻下为主。干姜甘草汤，解决虚寒，小便数、小便清、头眩等。在温病里面，汗多、脉散大、喘而欲脱者，就用生脉散，益气养阴，张锡纯用来复汤，张仲景用人参，张锡纯说"元气将脱、救命之药用山萸"，李老的破格救心汤，就是来复汤合四逆汤为基础。有一个抗休克合剂，就是四逆汤加生脉散。

救阴救阳，用李老的话，破格救心汤挽垂绝之阳，救暴脱之阴，敛欲散之气，敛阴用山茱萸，救阴用人参。人参不是救阳之药，四逆汤救阳，救阴液用人参。吴佩衡先生的书里有一个大回阳饮，用四逆汤加肉桂，而不加人参，人参为救阴之药。麻黄为开太阳之药，不要以为只是风寒表实用它，麻黄重在通阳，只要通阳就用它，通阳最棒的药就是麻黄。阳气通才能够消癥散结，所以阳和汤用麻黄，治疗阴疽、肿瘤。要知道方内有方，方外也有方，要知道每个药用多大的量，怎样配比，怎样因人制宜，因地制宜，因时制宜。建议大家看一下陈士铎的《石室秘录》，要知道少年、老人怎么治，又有从治法、逆治法，男女治法，上下治法，不要以为只有八法这么简单，要综合起来考虑，老年人要补肾，春天要升发阳气，冬天要收敛阳气，等等，至少有 128 法，我们的思路要开阔，不要局限。

杏仁、麻黄怎么用？合起来是三拗汤，用来治疗喘证；如果是身痛而喘，就用麻黄汤；如果热多寒少，用麻杏石甘汤，石膏是阳明之药，麻杏石甘汤已是接近太阳与阳明交界了。葛根也是阳明之药，但是和这个不太一样，石膏重在肺胃之热，葛根重在解肌，项背强几几，说明肌肉痉挛，所以太阳、阳明合病，加入葛根解决肌肉痉挛、胃肠泻的问题，加入半夏解决呕的问题。越婢汤，麻黄重在治喘。麻黄甘草汤可以治水、治喘，而且可以救命。三拗汤就是一个强心剂，《千金方》《外台秘要》叫它返魂汤。

李老讲"一切外感都有正气之虚"，就是一切疾病都是正气先虚，本气先亏。什么是本气？就是少阴之阳气。他创了一个方子，叫麻细梅参汤，麻、细恢复阳气，祛除外邪，又有乌梅、人参防止麻黄过于耗散，治疗一切外感病，老年人多用。

另外，张仲景的方子，麻黄、附子连用，麻黄加连翘，麻黄加薏苡仁，麻黄加苍术，麻黄加五味子，等等。我们知道张仲景用的白术是苍术，而张锡纯一般是用苍术，《太平惠民和剂局方》里的调和理中汤用苍术。卢崇汉先生用四逆汤，很多时候也用附子、生姜、甘草，卢氏家族用姜用得很好，包括生姜、干姜、炮姜、煨姜等。桂枝、芍药即桂芍合剂，为解表和里之药，不但外和营卫，还可以内调阴阳，但外感中焦受累的时候用桂枝建中汤制剂，内伤的话用黄芪建中汤。

或者用药不一样，思路是一样的，或者是量的不同，或者一个比一个峻猛。

大家要从病人身上和自己身上体验，所以中医一定要自己服中药，自己有病不用中药，只给病人用中药，那一定不是中医！像桂枝茯苓丸、当归芍药散、桃核承气汤，一定要知道张仲景是怎样用它们的。一定要看《药征》，看了才能够理解张仲景的用药，看《神农本草经》是不行的。葛根是阳明之药，太阳、阳明合病，泻的，呕的，我觉得葛根汤这张方止泻效果也好。桂枝加葛根汤，项背强几几，缓解肌肉痉挛可以用它。桂枝汤为解肌之剂，桂枝本身就可以外治内调，有双重的本事，治内可以调阴阳，治外可以调和营卫，建中亦可以。麻黄、葛根，芍药、葛根，还有葛根芩连汤。如果我们用柴胡，还要掌握柴胡剂用法。张仲景讲柴胡剂"但见一证便是，不必悉具"，但是不能看到"口苦，咽干，目眩"就用柴胡汤，这样的可以用清相火之剂的黄芩汤。如果真是柴胡剂适应证的话，应见"往来寒热，胸胁苦满，默默不欲饮食，心烦喜呕"的柴胡四症，而且张仲景告诉你具体的用法用量，柴胡用八两为120克，为一日的量，分三次服。柴、芩、夏是少阳之剂，是张仲景的用意，是内清相火、外解枢机的药物，用柴胡剂以后，达到清相火的程度才行。柴胡桂枝汤，能够开通腠理、通达阳气。大柴胡汤就是少阳、阳明之剂，可以用来解决胰腺炎、胆囊炎等疾病，甚至有些代谢病。黄煌老师用柴胡剂用得好，可以去学习。四川的江尔逊也是一位擅长使用柴胡剂的医家，大家可以看看他的书。小柴胡汤治疗外感迁延不愈，效果也是很好的。我自己有一个体会，外感迁延不愈可以用柴胡剂，正如张仲景讲的，"病十日已去，其脉浮细，嗜卧"的可与小柴胡汤。内伤杂病久治不愈的，我建议用乌梅剂试试。如果有兴趣，可以看看《千金方》《外台秘要》，里面有很多乌梅剂，请大家慢慢体会。

石膏是清阳明经热之药，白虎加人参汤治热盛津伤，大、小柴胡汤解决胆火，四肢冰冷、脉绝用四逆加人参汤，治疗热痹用桂枝、石膏、柴胡等。这些我给大家列出来，请大家思考，如果都详细讲也讲不完，大家体谅一下。

干姜是温太阴之药，加附子、加白术、加桂枝又是解决什么的，这要一个个地去想去思考，到临床去试验，积累一些经验。为什么老中医吃香？就是经验丰富，书是不管用的，有句话不是说嘛，"理论是灰色的，生活之树长青！"

附子是少阴救命之药，在《汤液经法》里已有四逆汤，四逆实际上是少阴和太阴合病、三阴合病，或者先后共治，或者配麝香，附子、干姜，附子、芍药，附子、山茱萸，附子、人参，怎么用？等等，我这里面（PPT）写出来的，都是张仲景《伤寒论》《金匮要略》用过的。

乌梅为厥阴之药，乌梅和附子、干姜、细辛、川椒、桂、人参、当归、黄连、黄柏等怎么用。乌梅为厥阴之药，山茱萸也是厥阴之药。要体会五味子的作用，要看生脉散的功效。山茱萸为敛阴之药。细辛这个药名声不好，但是效果非常好，值得大家冒风险。细辛不过钱，但李老的用量就很大，刘沛然的《细辛与临床》里细辛最大量用到 120 克，而且很多是后下，可以解决很多问题。对超大剂量，最后我写了一句话，"有李可的胆识则可用，无李可的胆识则万不可用。"有些时候不是用药的关系，可能是其他方面出问题了，你讲不清楚。

经方一定要知道用量。如桂枝汤，桂枝三两，芍药三两，大枣十二枚（切），还有芍药甘草汤、麻黄汤、麻杏石甘汤里的具体用量。我们上学的时候，老师也是讲了用药，没有量，但没有具体的用量是学不好经方的。尤其是经方，心里一定要有这样一个概念，中医是有量效关系的，不用够量等于没效，超量就中毒。我们心里一定要清楚用量、煎煮法，药物的品质、来源，一定要熟悉你用的药，正如当兵的要知道武器的好坏才能打好仗。不知道用量，只知道开方，随便开一两、二两的这不叫医生。李老的方子很多时候用一两，等于 15.625 克。

接下来讲经方方证，讲到哪里算哪里。这些经方你们得自己去体会，学经方一定要有背的功底，有了这个背的功底，才可以信手拈来。知道葛根汤源于哪个条文，知道真武汤是干什么的。

要知道方外有方，方内有方。方外有方，大家都知道的是《伤寒论类方》《类聚方》，如桂枝汤加减等；方内有方，小柴胡汤加减法，张仲景说过这个问题。若胸中烦而不呕，去半夏、人参，加瓜蒌实一枚；若渴者，去半夏，加人参，合前成四两半，瓜蒌根四两；若腹中痛者，去黄芩，加芍药三两；若胁下痞硬，去大枣，加牡蛎四两；若心下悸，小便不利者，去黄芩，加茯苓四两；若不渴，外有微热者，去人参，加桂三两，温覆取微汗愈；若咳者，去人参、大枣、生姜，加五味子半升，干姜二两。症状变化了，方也变了，一个小柴胡汤就能演变成多少个方剂出来。方外有方，方内有方，如桂枝汤类，你要知道哪种病症适合用哪个方，那就简单了。如果说你的目标很宏大，把几百个方子了然于胸中，太难了。理中汤为方内之方，若脐上筑者，肾气动也，去术，加桂四两；吐多者，去术，加生姜三两；下多者，还用术；悸者，加茯苓二两；渴欲得水者，加术，足前成四两半；腹中痛者，加人参，足前成四两半；寒者，加干姜，足前成四两半。要学会理中汤，不仅是记住四味药，一定把加减搞清楚。

这个类方太多了，大家有兴趣自己再看。以类方为版本，黄煌老师、钱超尘教授把日本的汉方医学书整理出来了，只是把张仲景的东西打乱了，按类方放在一起，这个思路是非常有价值的。虽然没有一个字、一句话的创新，除了序言之外，没有创新，却是非常有价值的书。最有价值的是思路。思想、思路是最宝贵的东西。

下面我不细说了，请大家自己回去看。至少《伤寒论》的方，最好拿《伤寒论类方》作为版本，背熟它，承气汤、桂枝类、理中类、四逆汤类、麻黄汤类等，要记住这些。一定要把桂枝汤的煎煮法记住，其他可以参照桂枝煎煮法，"以水七升，微火煮取三升，去滓，适寒温……"有汗出可以把剩下的药都给倒了，李老也是这样用的，不是说开三剂，就一定要服完，病除了药即中止，我们一定要理解张仲景的方义。现在我们用张仲景的方子一般煎煮两次，但张仲景一般是煎煮一次，分三次温服。

李老的学术渊源是张仲景。大家都认为李老是火神派，但李老从不认为自己是扶阳派，而是自称为"古中医学派"。这个古中医学派也不单纯是仲景派。李老认为大病重病，寸口难凭，急危重症都要取下三部脉象，趺阳、太冲、太溪，看肝气是否散，肾气是否足，胃气是否旺盛。若胃气除中，就是要没命了。若少阴太溪脉厥、脉无也是死症。《伤寒论》能够从整体上把握，故急危重症，寸口难凭，要靠下三部脉，没有心电图等仪器的时代，靠的是以脉去把握人的生命。现代有心电监护，在没有条件时，下三部脉发挥着很大作用。

关于仲景经方药量的问题，就简单提一下，一两合 15 克比较合适。如果大家有兴趣，可以看看《经方剂量揭秘》这本书，里面有详细的解说。李老的经验、现在的教材、科学研究，都支持一两为 15 克左右。这是违反药典用量的，张仲景的用量也是违反药典的，是要坐牢的。所以这个"环境"一定要改变。

李老学术思想的核心是重阳气的，"一身皮毛经络，五脏六腑，五官九窍，但有一处阳气不到便是病""阳虚者十占八九，阴虚者百不见一""寒湿为害，十占八九。"李老的学术创新，经方这方面，比如说六经伏寒、三阴同病、统杂病于六经、培元固本。张仲景附子的用量很大，李老的用量更大，尤其是破格救心汤。为什么起名破格救心汤？破的就是张仲景的格，李老以炮附子代生附子，至少是100 克起步，他有破格的四逆汤，破格的理中汤称大理中汤，大家可以试用。

李老到底属于什么学派，他自定为古中医学派。古中医学的概念是什么？是在汉唐以前，除了如《汤液经法》、仲景医学、《千金方》、《外台秘要》外，主要是指汉唐以前经方学派的东西。我现在在读《千金方》《外台秘要》，孔子讲"四十不惑"，我达不到这个境界，我这是"四十而惑"，很多东西想不明白为什么，为什么疗效不怎么好，达不到仲景的疗效。不仅我是这样，即使是李老也一样，老人家的思想也是不断地在更新、吸收更多的东西，他原来附子用熟附子、炮附子，现在用生附子、天雄片，原来用大定风珠治疗帕金森病，现在用真武汤。为什么会这样？这说明了李老到现在还在不断学习新的知识，在发展。任继学先生曾讲"60多岁才真正明白中医"，确实很多人接近退休的年龄才感到刚刚明白，还要继续往前走。经方药学，不要以为就是《神农本草经》，我们要读《药征》《药征续编》《本经疏证》，如果是古中医学要读彭子益的书。

　　中医大病的思路。李老这几年在会议上做了演讲，认为代谢病，如糖尿病、高血压病、高血脂症、高尿酸血症，是三阴统于太阴，重点用附桂理中；免疫病是邪伏三阴，托透法为主，用麻附细法为底；中风病，是正虚邪中，小续命汤、续命煮散、三生饮、苏合香丸斟酌其用；晚期肿瘤，但扶其正，用附桂理中、阳和汤为底。李老有一句话，"但扶其正，任邪自去。"肺心病，呼吸系统疾病，阳虚痰饮为病，以小青龙汤加附子，麻附细加四逆汤；尿毒症，麻附细汤方；心衰，破格救心汤；风心病，乌头汤；冠心病，瓜蒌三方、丹参饮、四逆汤等。这些都是近几年李老的研究，在东莞和其他会议中展现出来的。这些经验，大家可以跟踪。李老是最不保守的，把一颗心捧出来奉献给大家。这些处方都是李老的手迹，我喜欢收藏李老原汁原味的东西，故都用照相机拍下来。将来我想出一本李老的医案集，不是排印，而是李老的亲笔处方照片，如果排印，就没有可信度。还有就是李老的医案，我们按六经来编辑。

　　还有卢门四逆法之意义，主要是桂枝法、四逆法，其要在于在于人与天地相应，反逆为顺也。何为四逆？逆春夏秋冬四时之气也。四逆除，则返本还源，生命方可持续也。为除四逆，故有桂枝法之接引也。上次有个同学提问，四逆法能否解决一切问题？白虎证就是白虎证，不能用四逆。只能说四逆是求本，解决扶本的方法，而不是解决一切疾病的方法，决不能用四逆去治白虎证，而是要把思路放宽，治什么用什么。卢门比较善于使用四逆法，像"扶阳抑阴""用阳化阴""迎阳归舍"都属于四逆法。还有卢氏家族的用法，先开中焦，阳气通路解决了，然后从中焦能够上下互相畅通，从而解决这些问题。先把中焦开放，阳气通路打开，这是运用四逆法的前提。

江尔逊、余国俊对柴胡类方用得非常好，龚志贤对乌梅丸类方用得非常好。这是卢崇汉先生红斑性肢痛症的病例。这是黄煌老师的病例，他主要是体质辨证，桂枝体、柴胡体，还有方证、药证，感觉不错，希望大家学习学习。

现代的中医教育培养的学生大多没有经典的功底，最要紧的是对中医缺乏自信。用的都是统一教材，照本宣科，都是内科派，没有个性，没有创新。像李老多用仲景六经方药，极少用内科的方子，却能治病。所以一定要保持中医药大学的个性，个性是中医的生命力。

我推荐几本书：《辅行诀脏腑用药法要》，它是《汤液经法》的节略本；《本经疏证》《药征》《伤寒来苏集》《伤寒论类方》《类聚方》《经方例释》《千金方衍义》；尤其是左季云的《伤寒论类方汇参》《杂病治疗大法》，彭子益《圆运动的古中医学》，李老、孙其新的书。我们可能要创办李可中医学校，讲授李可中医方剂学、中医治疗学、中医医案汇编等。李老的疗效是好的，值得肯定的，尤其李老是目前在经方的用法用量上最贴近张仲景的中医大家，李老的疗效就是张仲景的疗效。

第12讲　经方剂量及煎服法的回归问题

我今天讲的题目是经方剂量及煎服法的回归问题。钱超尘老讲了《伤寒论》版本源流，实际上版本这块存在很大问题，现在我还不知道哪一个版本最好，我们到底是读唐本，还是现在的教材。南京中医药大学的《伤寒论语释》，我们认为是最详细、最好的，现在钱老讲了以后，可能它也属于伪本。版本学可能还需要我们进一步研究，包括伤寒的博士、硕士去研究，这个我们下来再探讨。

经方的剂量和煎服法也是个大问题。我们的本科生也好，研究生也好，哪怕是伤寒专业的，到临床以后，一讲桂枝汤，只知道"桂芍姜枣草"，但是多大剂量、煎煮法都不知道。我们现在就要解决这个问题。我们知道中医的生命力在于疗效，所以能够绵延几千年而不朽，其中最精华的部分就在经方这一块。刘渡舟老先生讲《伤寒论》是中医学的灵魂，实际上指的就是这套方药体系。这套方药体系不仅仅是张仲景的，在《汤液经法》中，《伤寒论》的主要方剂大部分已经形成，包括麻黄汤、桂枝汤、建中汤、柴胡汤、理中、四逆，都是原方搬过来的。我们要和张仲景去比，拿我们的CT、拿我们的磁共振、拿我们的手术技术去比，在张仲景那个时代是不存在的，这些都是现代人发明的。但如果拿经方用量、拿经方的方证体系、拿经方的疗效去比，我们还是比不过张仲景，至少我们培养出来的学生，我们大多数临床医生对经方剂量和煎服法没有概念，没有法度。在广州，我走过十几家中医院，煎服法能达到加水多少毫升、煎取多少毫升、分几次服的要求的医院极少；在用量方面，有法度、有根据的也很少。这一块是希望大家思考的问题。

经方体系至少在《汉书·艺文志》记载的时代已经成熟，里面提到《汤液经法》，在《针灸甲乙经》和后代的唐本里面也不断提到"仲景论广伊尹《汤液》"。张仲景的《伤寒杂病论》是张仲景"述"，"述"就是遵循、沿袭前面的，他只是在《汤液经法》上进行了扩充。所以我们的经方应该在西汉时代就已经成熟。而且我们也看到《汉书·艺文志》已经给经方下了一个概念，"经方者，本草石之寒温，量疾病之深浅，假药味之滋，因气感之宜，辨五苦六辛，致水火之剂，通闭解结，反之于平。"这至少比张仲景时代早 100 年以上。张仲景留给我们的东西实际上在之前已经有了基础。

《汉书·艺文志·方剂略》里提到经方十一家：《五脏六腑痹十二病方》30 卷，《五脏六腑疝十六病方》40 卷，《五脏六腑瘅十二病方》40 卷，《风寒热十六病方》26 卷，《泰始黄帝扁鹊俞跗方》23 卷，《五脏伤中十一病方》31 卷，《客疾五脏狂颠病方》17 卷，《金创瘈疭方》30 卷，《妇女婴儿方》19 卷，《汤液经法》32 卷，《神农黄帝食禁》7 卷。现在我们只能够从陶弘景的《辅行诀脏腑用药法要》、敦煌藏经洞里挖出的东西和张大昌的手抄本复原的《汤液经法》来判断。我跟钱老探讨过，认为张大昌的手抄本确实是《汤液经法》的一部分，《汤液经法》确实反映了《伤寒论》之前的部分，这部分可能已经写进了《伤寒论》《金匮要略》，如五脏六腑痹、五脏六腑疝、五脏六腑瘅，像《金匮要略》的黄疸、疝、痹和妇人篇的内容，已经收到张仲景的杂病论治里面。

一、经方的内涵（方、药、剂、量、煎、服）

中医最灵魂、最关键、最有疗效的部分，我们认为还是在经方这一块。后世的方剂大部分都是在经方的基础上发展起来的，比如说补阳还五汤就是黄芪桂枝五物汤的扩展和加减，镇肝熄风汤可能是在《金匮要略》风引汤基础上创造出来的，逍遥散由半夏厚朴汤而来。后世大部分的时方都有经方的渊源存在。经方是根，时方是发展、是枝叶。

我们现在大多数人讲到经方就知道"桂芍姜枣草""麻黄、桂枝、杏仁、甘草"，认为知道这几个药就掌握了经方。实际上我认为经方的内涵至少包括六个方面：方、药、剂、量、煎、服。这六个方面，哪一个方面错了，都不是经方。比如说桂枝汤，比如说桂枝加桂汤，比如说桂枝加芍药汤，它们的组成都是完全一样的，但它们治不同的病，区别在哪里？就是在于用量不同。这里就强调，药物的剂量不对就不是经方，煎服法不对就不是经方，剂型不对也不是经方，一定要符合这六个方面才称得上经方。所以我们培养学生，还有我们的临床医生学习经方，一定要关注经方的剂量和煎服法。如果你不知道经方的剂量、经方的煎服法，就等于你不知道经方。经方的内涵已经包含了煎服法和剂量，改变了煎服法和剂量，原则上讲已不是经方。我们目前所见的经方是张仲景《伤寒论》和《金匮要略》里的经方，这在《汤液经法》里已经有了大部分，至少麻桂剂、柴胡剂、理

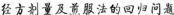
中、四逆、白虎、承气，在《辅行诀》里都可以基本看到原貌或者个别有加减。像四逆汤、通脉四逆汤，小承气、厚朴大黄汤、厚朴三物汤，这些都是完全一样的药物，为什么药效不同，就是因为剂量的不同。所以一个好医生学习经方，要牢记它的剂量和煎服法。

二、经方的渊源

我们目前可以看到的最早的经方资料是《辅行诀脏腑用药法要》。陶弘景的我们看不到，我们可以从张大昌的本子里看到，这本书在市面上也买得到。《辅行诀》的体系不是按六经的体系，也不是按可与不可，它是按二旦六神体系建立的框架结构。二旦就是大小阴旦、阳旦，六神就是青龙、白虎、朱鸟、玄武、勾陈、螣蛇。结构虽不一样，但可以看到《伤寒论》的骨干方剂。还有一个按脏腑辨证，用五脏大小补泄系列，包括心包、肺、脾、肝、肾。《伤寒论》主要是六经体系，《金匮要略》主要是病名体系，比如说疟病、中风历节、血痹虚劳、疝病、痰饮，基本上是以病名命名的。可以看出它们的体系与《汤液经法》完全不同，但是之所以称为经方，是在方的基础上已经自成体系，已经很有法度，有量，有煎服法，有非常明确的适应证。

再看甘肃武威出土的东汉医简，我们在图书馆可以看到它的影印资料，共有92枚手写医药简牍，但是里面的用药非常简单，涉及的药物也非常少，基本上构不成方，现在拿到临床上基本上不能用。按目前的情况看，还达不到经方的标准。

《五十二病方》是从长沙马王堆出土的。根据考证，可能出自战国时代，但我们认为它们还达不到经方的程度，它们没有明确的煎服法，也没有明确的药量，而且基本上是对病，没有辨证，没有舌脉。《五十二病方》和《汤液经法》《伤寒论》《金匮要略》比，简直差了一个档次，还达不到经方的水平。

我们目前能够看到的、符合经方的，或者对我们影响非常大的，到目前还有生命力的经方代表就只有张仲景的东西。20年前根本不知《辅行诀》是怎么回事，但是我们现在知道张仲景的东西，还有它的前身，看到《辅行诀》中大概60多首方剂，它和张仲景的方剂非常相像，而且里面有剂量和主要的适应证。张仲景《伤寒论》体系有两个来源，它的方药证治体系来源于《汤液经法》，它的六经框架来源于《素问·热论》。《汤液经法》是用道家的二旦六神、五脏大小补泄体系，到了《伤寒论》以后才有太阳、阳明、少阳、太阴、少阴、厥阴这样一个六经体系。

但是王叔和最初整理的本子是以"可和不可"的体系排列的，"可下不可下""可汗不可汗""可吐不可吐"。很可能张仲景的原貌不是按六经来成篇，而是按"诸可诸不可"这样的纲目来排列，这些我们现在没办法考证。但是他的很多条文都冠以太阳、少阳、阳明、太阴、少阴、厥阴，最后冠不清楚的都归到太阳病篇里面。厥阴篇里面也很杂，把厥逆、呕逆都归到里面。

再有一个问题是东汉时期的气候变化。在张仲景生活的那个年代，公元 150—219 年，那个年代的气温可能要比现在低一些。根据竺可桢的中国温度变迁图，大约在公元 200 年，大概是张仲景生活的那个时代，最低平均温度比我们现在要低 1℃。伤寒，伤寒，可能也强调一个气候因素在里面。

三、医圣仲景

张仲景当时不太出名，肯定是不如华佗出名，华佗在《汉书》中还有传，张仲景无传，到了唐、宋以后，张仲景的名气就开始大了。唐代《名医录》云："南阳人，名机，仲景乃其字也。举孝廉，官至长沙太守，始受术于同郡张伯祖，时人言，识用精微过其师，所著论，其言精而奥，其法简而详，非浅闻寡见者所能及。"

四、经方药源

现在我们用张仲景的经方，连药源都有很多搞不清楚。比如说，张仲景那个时代是用干药，还是用湿药。他用的生地黄在百合病的百合地黄汤里都能绞出汁来，和我们现在药房里的生地黄完全不一样。现在药房里的生地黄是干的，连一滴水都榨不出来，可想而知他用的地黄是湿药。比如说，他用的牡蛎在后面都写一个"熬"字，熬就是在热锅里烤干，可能是从海里捞出来还带着比较多的水分。其他的药，比如说甘草，他写"炙"，其实是在火上烤干。而且他的炙甘草和我们现在的炙甘草不一样，现在的炙甘草都是加了蜜去炙，他那时候的炙甘草就是把甘草烤干。干姜就是干姜，生姜就是生姜。他没注明的很可能大部分是湿药。他的剂量和我们现在的剂量怎么换算还是个问题。现在我们还拿不出考古学证据去证明当时他用的是干药还是湿药。我们国内，像重庆，前几年也有医生用鲜药治病，用鲜药熬后治疗癌症之类，这至少是个方向。那时候的枳实很可能是现在的枳壳。芍药到底是白芍还是赤芍，在中医期刊上也有很多研究考证，大多数的专家认为是赤芍，属于中原地区。他用的桂枝和现在的桂枝肯定不一样了，我们现在用的桂枝实际上是柳桂，连皮带枝都用。像张锡纯、刘力红用的是桂枝尖或者是嫩桂。《千金方》《外台秘要》涉及桂枝的大多数直接标注桂心。现在我们认为张仲景所说的桂枝偏重于桂心、桂皮，但还是存在疑问。

五、经方药量

还有一个就是中国古代的度量衡，目前在剂量和容量这一块基本明确。东汉接近张仲景的那个时代，一升基本相当于 200 毫升，像桂枝汤"以水七升，微火煮取三升"，就是 1400 毫升，煮至 600 毫升。现在的中医名家当中注重煎煮法的只有李可老先生，他严格按照张仲景的煎服法，加多少水煎成多少，一天服三次。张仲景的方子都是煎一次的，没有煎两次的，只有柴胡剂、泻心剂，像小柴胡汤"以水一斗二升，煮取六升，去滓再煎取三升，温服一升"，其他大部分都是煎一次。用的水也不一样，当时用的可能是泉水，或者是河水、井水，而现在自来水都是加氯的，所以比较有钱的病人我们都建议用矿泉水，或者用纯净水，不用自来水，因为里面含有强氧化剂。

这是《中国度量衡史》里面谈到的，大概公元 179 年，东汉的大司农铜权，经科学院考证，一斤大概合今 249.7 克，大概 250 克。这个大司农铜权在中国历史博物馆里可以看得到。最接近张仲景的还是 249.7 克，换算过来一两=15.625 克。大司农铜权，铸于光和二年闰二月二十三日，即公元 179 年，张仲景生活在公元150—219 年，和这个时代最接近。按汉代权的量级程序，一斤为 249.7 克，约等于 250 克，被认为是推算汉制的权威标准。据此标准：汉代一斤等于 250 克，一两等于 15.625 克，一铢等于 0.65 克。现在我用张仲景的方治大病，用标准用量，一两按 15 克去用。李老的一些方子就以一两按 15.625 克去用。

容量方面，馆藏东汉光和大司农铜斛（光和二年制），实容小米 20 390 毫升，据此可知，汉代一升=200 毫升。一斛=10 斗=100 升=1000 合，一尺大约 23 厘米。

我带研究生在我们药房称过，一升葶苈子，也就是 200 毫升的葶苈子放在电子秤上去称，大概是 150 克。梧桐子大=黄豆大，蜀椒一升=50 克，葶苈子一升=150克，吴茱萸一升=100 克，五味子一升=90 克，半夏一升=130 克，水蛭（中）十枚=20 克，附子大者一枚=20 ~ 30 克，附子中者一枚=15 克，附子小者一枚=5 ~ 10克，乌头一枚小者=3 克，乌头一枚大者=5 ~ 6 克，杏仁十枚=4 克，栀子十四枚=10 ~15 克，瓜蒌一枚=50 克，枳实一枚约 15 克，石膏鸡子大一枚约 120 克，厚朴一尺约 30 克，竹叶一握约 15 克。

六、《汤液经法》是仲景方的基础

我们认为《神农本草经》不是张仲景的用药来源，张仲景的方药可能还是直接从《汤液经法》里拿来的，而不是拿《神农本草经》去拼凑一个方，是直接沿用了前代《汤液经法》的经方体系，而不是在《神农本草经》基础上搞出来的经方体系。所以我们看到承气汤、麻黄汤、桂枝汤中的药的主治与《神农本草经》都不是太像。例如附子、干姜都不是一一对应。在《神农本草经》里面只有箘桂、牡桂，没有桂枝。

我们得出一个观点，张仲景是传方之人，而不是创方之人，他只是在前人方子基础上进行了加减，大多数的方子还是继承自《汤液经法》。《针灸甲乙经》作者皇甫谧说："仲景论广伊尹《汤液》，为十数卷，用之多验。"张仲景从五脏补泻方证中选取了 21 首，把一半的方证放进了《伤寒杂病论》。大小二旦六神方证共计 17 个，张仲景把 17 个方证全都收入了《伤寒论》。

我们看《敦煌医学文献辑校》中陶弘景的《辅行诀脏腑用药法要》，书中有阴阳补泻示意图，此图乃《汤液经法》尽要之妙，但还是比较难理解的。我认为《汤液经法》的方子是经过长期的临床试验，反复运用而产生的。

为什么要学习《伤寒论》？大多数专家、大多数院校共识，中医的生命力在于疗效，取得疗效最关键的还是经方。经方现在支离破碎，我们的学生毕了业还不懂得经方药量，不懂得经方的煎服法，不懂得经方是怎么回事。陆渊雷在《伤寒论今释》中认为《伤寒论》是经方之冠首，治疗之极则，学医所必由也。就像刘渡舟老先生讲的，《伤寒论》是中医学的灵魂。李老也讲过，它是一把开启治疗现代疑难病的金钥匙。对于临床开方子的中医医生，《伤寒论》《金匮要略》是最最关键的。《四库全书总目提要》曰："仲景之书，得其一知半解，皆可以起死回生。"

正阳旦汤就是桂枝汤加饴糖，小阳旦汤就是桂枝汤，它们的剂量大部分都是符合的。大阳旦汤就是黄芪建中汤加人参，小阴旦汤就是黄芩汤加生姜，大阴旦汤就是小柴胡汤加芍药。小青龙汤就是麻黄汤，大青龙汤就是现在的小青龙汤，只是干姜换成了生姜。小白虎汤就是我们现在的白虎汤，大白虎汤基本上接近现在的竹叶石膏汤。小朱鸟汤就是黄连阿胶汤，大朱鸟汤接近黄连阿胶汤，在《辅行诀》里是一个治疗痢疾的方。小玄武汤基本上是现在的真武汤，大玄武汤相当于真武汤加理中，和附子汤比较接近。小勾陈汤比较接近我们的甘草干姜汤，大勾陈汤比较接近泻心汤。小螣蛇汤和大螣蛇汤基本上是以承气汤为基础的，小螣蛇汤是枳实、厚朴、芒硝、甘草，加大黄、去甘草就是大承气汤，大螣蛇汤比大承气汤多了葶苈子、甘草、生姜。《汤液经法》基本上奠定了《伤寒论》方剂的基础。

七、方内有方，方外有方

我们要学张仲景的方剂治病，就要学他的药，他的方。张仲景的方是方内有方，方外有方，要拆方，要加减。比如说甘草，"少阴病，咽痛者，甘草汤，不瘥，与桔梗汤""心下悸，欲得按者，桂枝甘草汤主之"，桂枝四两，炙甘草二两，顿服。麻黄甘草汤是治水的，也可以治喘，加石膏就变成越婢汤。柴胡甘草汤就是柴胡和甘草，我们在经方里面看不到，但在许叔微的《普济本事方》里可以看到柴胡甘草汤。如果要体会张仲景怎么用药，首先不要学《神农本草经》，要看吉益东洞的《药征》和《药征续编》。桔梗汤治疗咽痛，芍药甘草汤是四两对四两，服了以后"其脚即伸"，解决足背拘急，四两就是 60 克。张锡纯有石膏粳米汤，就是石膏加粳米。《医方集解》里有石膏散，用石膏粉就可以退热。我们要用经方，一定要对经方里的每个药都有精准的认识，知道这个药用多大量，能解决什么问题。大黄甘草汤，是"下方之主"，像调胃承气汤，就是以大黄甘草汤作为基础。干姜甘草汤是四逆和理中的基础，等于半个四逆，半个理中。如果把这些方子的甘草都拿掉，把甘草作为一个辅助的成分，作为一个调味剂和佐使药对待，那我们就知道桂枝解决哪些问题，麻黄能解决哪些问题，柴胡能解决哪些问题。现在的柴胡滴丸、柴胡针剂，退热效果还不错。附子甘草汤，在《普济本事方》里也有单独的川乌煮粥，也能解决很多问题。所以我们先要学仲景的单方。像甘草干姜汤，治疗虚寒肺痿、头眩、小便失控、虚寒咳嗽。大黄甘草汤，《金匮要略》里谈道："若食入即吐者，大黄甘草汤主之。"

所谓方内有方，像桂枝汤里面有甘草汤，有桂枝甘草汤，有芍药甘草汤，有桂枝去芍药汤，有桂枝加芍药汤，有桂枝加桂汤，桂枝汤一个方子就可以搞出十几个方子出来，而且你要知道这些方子可以治疗什么。我们学习经方一定要达到这个水准。要知道每个药多大量，加一个药解决什么。比如桂枝去芍药汤，"太阳病，下之后，脉促胸满者，桂枝去芍药汤主之。"如果脉微恶寒的，就要加附子了。要体会一个药的作用，一定要从小方开始，所以我们不主张用大方，像撒大网一样去捕捉东西。一定要稳、准、狠，一定要小方重剂，尤其是对新同学。但是也有一些大方名家，像李东垣，但是很难学，像施今墨老师的方子也很大，我们对大方很难体会。

如果要以经方奠基的话，一定要从小方开始体会，尤其是刚开始的时候。李老的方子也很大，但是他大部分是以经方奠基的，或者是几个经方合起来，里面的思路很清楚。我也跟过好多医家，比如说任继学老也到过我们病房很多次，他开的方子很难学，不知道他的思路是怎样的，不知道他为什么开这个方子。我们可以思其行，但不能思其意，根本体会不了，见到患者还是不会用，所以还是学不到。有些东西是可以学到的，有些东西是没法学到的。要知道这个方子是从哪里来的，为什么要这么用。所以我们学经方一定要奠定张仲景这个基础。

八、分经用药

1. 麻黄（开太阳之药）

（1）加桂枝：麻桂剂，像后世的续命汤，实际上就是麻桂合剂演化过来的。麻黄加桂枝有开表除寒的作用，治痛、痹、无汗、阴寒凝聚。

（2）加杏仁：麻黄加杏仁有止喘开肺的作用。单独一个麻黄就可以治水、治喘，比如说越婢汤、甘草麻黄汤。麻黄汤、三拗汤、麻杏石甘汤、华盖散，基本上奠定了麻杏剂的基础。

（3）加石膏：加石膏叫"热化"。李老发明了几个词，一个叫"虚化"，一个叫"热化"。虚化，像小青龙虚化就加了附子进去，麻黄汤虚化也加了附子进去，桂枝汤虚化也是这样一个情况。热化，就是加石膏，三拗汤加石膏变成了麻杏石甘汤，麻黄汤加石膏就是大青龙，就缺了姜、枣，小青龙加石膏就是小青龙加石膏汤，甘草麻黄汤加石膏就变成了越婢汤。我们要分清热化以后用于什么，不热化用于什么。有一本书叫《分经用药》，一旦用石膏，我们就知道石膏是阳明之药，柴胡是少阳之药，葛根是阳明之药，偏阳明之表，如"项背强几几"。六经的主药我们要分得清楚。附子，我们知道是少阴之药，乌梅是厥阴之药，大黄是承气汤的基础，一定是阳明之药。我们要考虑到，方子分六经，药也分六经，而且要搞清楚热化、虚化，搞清楚用量，搞清楚来源。

2. 桂枝（太阳、太阴之药）

（1）加芍药：桂枝汤，"发热，汗出，恶风，脉缓"，或者是"阳浮而阴弱"。

我们多数用赤芍，我现在用桂枝汤治表证根本不用白芍，我认为张仲景当时就是用赤芍，不是白芍，大家可以去查文献，去考据。

（2）加麻黄：麻黄是最强的通阳药，它可以治喘、治水、治痹。如果是开太阳，麻黄最厉害，但一定要用到量。在很多情况下，李老用麻黄是单煎的，就是45克麻黄单煎以后兑进去 1/3，一天内把这 45 克用了，皮肤摸上去微微有汗就把麻黄去掉，不要大汗淋漓。

（3）加桂、甘：比如桂枝甘草汤、桂枝甘草龙骨牡蛎汤等。

（4）加附子：桂枝和附子，治疗太少两感，或者表虚加少阴、太阳两虚。

（5）加石膏：桂枝加石膏汤，治疗温疟。

（6）加柴胡：桂枝和柴胡剂，用于太少合病。例如柴胡桂枝汤，用两方药量各取一半煎煮而成。

苓桂剂，苓桂术甘剂，桂枝和乌头合用的乌头桂枝汤，桂枝和黄芪合用就是黄芪桂枝五物汤，桂枝和当归合用，桂枝和桃仁、大黄合用的抵当汤……这些我们都可以查到为什么合用，合用能解决哪些问题，这些一定要清楚。

3. 葛根（阳明之药）　"项背强几几，反汗出恶风者"，桂枝加葛根汤，如果是无汗恶风就用葛根汤，无汗刚痉也是用葛根汤。张仲景在编书时有些思路可能梳理得不是太清楚，他把六经药讲完后，《金匮要略》前几篇中太阳痉病用葛根汤，用瓜蒌桂枝汤，治暑病用白虎汤、白虎加人参汤。他在辨杂病初期也用六经里的药，用六经辨证来治疗杂病，他也有一个过渡，到后来治疗百合病、血痹虚劳就开始以病为纲。但在中间过渡期，他也用六经治疗杂病。后世也有许多医家，以柯韵伯为首，提出六经为百病之长。六经不但可以治疗外感病，还可以治疗杂病。

桂枝加葛根，麻黄加葛根，葛根都用到四两，葛根芩连汤中葛根用到八两，我们一定要知道张仲景当时用了多大量，用了多少水，怎么加减的，怎么煎的，怎么服的。

4. 柴胡（少阳枢机之药）

（1）加芩、夏：小柴胡汤，就是"柴芩夏参草姜枣"。如果把参、草、姜、枣这些调和剂撇开，就是柴、芩、夏，这三个药就是小柴胡汤。

（2）加大黄：柴胡和大黄，大柴胡汤，反映的是少阳、阳明的情况。

柴胡加芒硝汤、柴胡加龙骨牡蛎汤、柴胡桂姜汤等，一定要体会他加一个药、减一个药能解决什么问题，哪几个药是关键的。

5. 石膏（阳明之药）

（1）加知母：大白虎汤、小白虎汤里知母用六两，石膏用一斤，一斤250克。

（2）加人参：张仲景那时候用人参是救阴的，而不是救阳、补气的，后世说人参是"气血阴阳无所不补，五脏六腑无所不入"，人参是万能之药。但张仲景则不一样。"恶寒脉微而复利，利止亡血也，四逆加人参汤主之"，已经脱水了，这时用四逆加人参。"大汗出不止，大烦渴，脉洪大"，阳明经病，用白虎加人参汤。用它来救阴，而不是救阳。我们可以看到郑钦安也专门用人参去救阴。我们现在用它来补气。

（3）加桂枝：我个人认为张仲景那时候用的桂枝是肉桂或者是桂心。黄煌老师有时候用桂枝10克和肉桂10克。

（4）加大黄：大黄也是阳明之药。石膏、知母是阳明经之药，大黄是阳明腑之药。大黄甘草汤是下方之主。

6. 大黄（阳明之药）

（1）加芒硝：大黄加芒硝，硝、黄、草就是调胃承气汤，枳、朴、硝、黄就是大承气汤。

（2）加柴胡：大黄和柴胡就是大柴胡汤，治疗少阳腑证。

（3）加附子：大黄附子细辛汤。

（4）加葶苈子：葶苈子也是一个非常好的药，我见过最大量用到150克。

7. 干姜（温太阴之药）　李老治大病，就是三阴取决于太阴，很多大病比较稳定的时候，他都用附桂理中、附子理中做底。

（1）加乌梅：乌梅、五味子都是厥阴之药。

（2）加山栀子：山栀子开胸膈之郁热。栀子豉汤在张仲景那里是一个系列，治疗"心中懊侬"，还有栀子干姜汤、栀子厚朴汤。

8. 附子（少阴救命之药）

（1）加干姜：附子和干姜，四逆、通脉、白通都是这样一个系列。

（2）加麝香：附子和麝香，只有在宋代这样用。李老的大破格中附子和麝香一起用。李老的大破格就是四逆加肉桂、来复汤。

9. 乌梅（山茱萸、五味子）（厥阴之药）　山茱萸、五味子都是收敛阳气的。山茱萸是救脱最好的药，张锡纯用得最好的药是山茱萸，用到二两、四两，像他的来复汤，救脱用到四两（120克）。李老也用它。五味子、乌梅这些都是一类药。

像生脉散，在病人后期，"邪气已尽，正气未复，汗出欲脱"的时候，我们就用生脉散，人参、麦冬、五味子，收敛元气，防止虚脱。厥阴，风气主之，风气疏散太过，收敛为主，所以要用乌梅剂作为主方。

10. 细辛　细辛运用最大的难关就是剂量的问题。大家可以参看刘沛然的《细辛与临床》，他用细辛最大量 120 克，像李老细辛常规用量是 45 克，这是张仲景的量。如果突破不了这个量的话，细辛想要发挥疗效就比较困难了。

12. 龙牡　龙牡和桂枝，龙牡和柴胡，龙牡和干姜、大黄、附子，这在张仲景和后世的重要方剂中搭配过。大家去慢慢体会一下。

九、太阳经药量

桂枝五两就是 75 克，桂枝加桂汤用的就是五两，原来是用三两。我们的桂枝系列一般都是用三两。

芍药的话，桂枝加芍药汤用六两，芍药甘草汤用四两，桂枝汤是三两。

青龙系列、越婢系列，麻黄用六两，大青龙汤就是用六两，一般像是麻黄汤，都是用三两。

杏仁的话，像麻杏石甘汤用四十枚，麻黄汤用七十枚。

葛根，葛根芩连汤用八两，葛根汤、桂枝加葛根汤都是用四两。

我们一定要对药量敏感，在临床上才能够开出合乎张仲景要求的方子来。如果你对药量不敏感，不知道张仲景用多大的量，怎样判断现在的用量，你根本就开不出经方，就没办法学习张仲景的医术。

十、阳明经药量

石膏是十六两，大小白虎都是十六两，十六两就是一斤，我们现在的 250 克。

知母，像白虎系列都是用到六两，桂枝芍药知母汤用四两。

栀子系列，张仲景都是用十四枚，10～15 克。

十一、少阳经药量

小柴胡汤用八两柴胡，用小柴胡汤一定要知道柴胡的用量是多少，120 克。现在的专家里面只有李老用到张仲景的量。我还是崇尚一个原则，只要你认为它要用比较重的量才可以解决问题，那就要按张仲景的经验。

大半夏汤，半夏的用量二升，二升就是 260 克，而且用生半夏。小半夏汤，半夏用一升。一般像是小柴胡汤，或者一般情况，半夏都是用半升，半升就是 65～70 克。为什么治不了病？就是因为没用到张仲景的量。煎服法不对，量也不对，药也不对。李老说现在的法半夏、制半夏就是一些废渣，根本就没用，所以他就用生半夏。

十二、三阴经用药

像苓桂枣甘汤，茯苓用八两，八两其实不多，就是半斤左右，120 克。李老的很多方子都是按 15.625 克算，我一般是按每两 15 克换算。

这些常用的方证，如麻桂剂、白虎剂、承气剂、大小柴胡剂、四逆、白通、通脉、真武、附子之类，厥阴的吴茱萸、当归四逆、乌梅，这些常用的，尤其是六经这些框架方子一定要非常清楚，知道它们的适应证，知道它们的力量和药量，知道它们的加减法。像小柴胡汤，它的加减法很明确，小青龙汤也有自己的加减法，理中汤也有明确的加减法。理中丸做汤，"以水八升，煮取三升，温服一升"。李老创立了一个大理中汤，都是用 90 克。我们用 45 克已经加了一倍，李老用大理中汤往往把甘草用到 120 克。

十三、经方拆方

方外有方，方内有方。方内有方要靠大家自己慢慢去体验，像桂枝甘草汤、芍药甘草汤、大黄甘草汤这些都是方内有方的。方外有方，像桂枝汤方外有方，如桂枝加葛根汤、桂枝加附子汤、桂枝加桂汤、桂枝加芍药汤等，都是叫方外有方。你要逐渐去体验，要知道方内有方、方外有方是解决什么问题的。学习《伤寒论》，最好的教材还是左季云的两本书（《伤寒论类方汇参》《杂病治疗大法》）。李老对伤寒和杂病的研究比较多，到时候我还会给大家讲一些李老的运用经验。像小柴胡汤、小青龙汤、理中汤这些都是方内有方的。

十四、小柴胡汤（方内之方）

像小柴胡汤的加减法，"若胸中烦而不呕，去半夏、人参，加瓜蒌实一枚。若渴者，去半夏，加人参，合前成四两半，瓜蒌根四两。若腹中痛者，去黄芩，加芍药三两。若胁下痞硬，去大枣，加牡蛎四两。若心下悸，小便不利者，去黄芩，加茯苓四两。若不渴，外有微热者，去人参，加桂三两，温覆取微汗愈。若咳者，去人参、大枣、生姜，加五味子半升，干姜二两。"这些都不是我随便写的，这些都是张仲景写的，这些东西一定要背熟，一定要把它当作经典对待。

十五、理中汤（方内之方）

这也是张仲景《伤寒论》里的方剂。"若脐上筑者，肾气动也，去术加桂四两。吐多者，去术，加生姜三两。下多者，还用术；悸者，加茯苓二两。渴欲得水者，加术，足前成四两半。腹中痛者，加人参，足前成四两半。寒者，加干姜，足前成四两半。腹满者，去术，加附子一枚。服汤后，如食顷，饮热粥一升许，微自温，勿发揭衣被。"为什么要加生姜，为什么要加桂，为什么要加茯苓，为什么要加人参，为什么要加干姜，怎么加怎么减，都是有根据的。

十六、经方类方

1. 桂枝汤类　这是桂枝汤的一些类方。桂枝汤外治太阳，内治太阴，或者是外证得之可以解表和营，内证得之可以化气调阴阳。但是麻黄汤不一样，麻黄汤比较峻，是要开表的，里证不能用。但是桂枝汤就可以，太阳病、太阴病都可以。《伤寒论》里讲到太阴病初起脉浮的也"宜桂枝汤"。腹痛有表寒的，都可以用桂枝汤来解决。

2. 麻黄汤类　像青龙也是麻黄剂里面的。大家要体会石膏的用法，比如说麻黄汤加石膏就变成大青龙汤，麻黄甘草汤加石膏就变成越婢汤，三拗汤加石膏就变成麻杏石甘汤，小青龙汤加石膏就变成小青龙加石膏汤。

3. 葛根汤类　葛根汤，张仲景用得比较简单。太阳、阳明合病的葛根加半夏汤，"项背强几几"的桂枝加葛根汤，治痢的葛根芩连汤。葛根其实已经是阳明之药，所以太阳、阳明合病的时候可以用。像"项背强几几"，涉及阳明肌肉，可以用它解痉。石膏也是阳明之药，柴胡是少阳之药，黄芩是去少阳相火的，像石膏、知母，像承气这些，都是阳明之药。像甘姜苓术汤，这些都是太阴之药。像乌梅之类，这些都是厥阴之药。像附子之类，这些都是少阴之药。

4. 柴胡汤类　像柴胡剂，小柴胡汤、大柴胡汤、柴胡加桂枝汤、柴胡加龙骨牡蛎汤、柴胡加芒硝汤、柴胡桂枝干姜汤。实际上这几个方子都是便于体验哪个方解决哪个问题的，为什么要加，为什么要减。

5. 栀子汤类　看起来栀子豉汤比较简单，但是它的系列也是比较庞大的，主要用于胸膈郁热，有开郁的作用。若少气者，甘草栀子豉汤；上热下寒有便溏的用栀子干姜汤；还有腹胀的，用栀子厚朴枳实汤；枳实栀子豉汤治疗劳复；栀子柏皮汤治疗黄疸。

6. 白虎汤类　白虎系列，基本上就是三个汤。白虎汤，白虎加人参汤，用于亡津液的，用人参是救阴的，而不是补气救阳的。竹叶石膏汤就是《汤液经法》里面的大白虎汤。

7. 承气陷胸汤类　大家看看《汤液经法》里的朕蛇汤，实际上它就是我们的承气汤。

8. 理中汤证　在左季云的书里，真武、附子汤都是放在太阴理中汤里面的。大家去体会一下为什么。

9. 真武汤证　李老认为真武汤是补中气的，不适合放在少阴中。我们的教材都是放在少阴篇。

10. 五苓散类　五苓散、猪苓汤、茯苓甘草汤。

11. 泻心汤类　泻心汤系列，是《汤液经法》里勾陈汤的基础。像厚朴生姜甘草半夏人参汤，"发汗后，腹胀满者，厚朴生姜甘草半夏人参汤主之。"

12. 四逆汤证　像四逆、白通、通脉四逆，它们都有甘草和附子，到底甘草是君药还是附子是君药？实际上附子才是君药，甘草起辅助作用。

13. 厥阴病方　厥阴病的方子大家就自己体会了，厥阴病的方子是最乱、最难、最不容易弄清楚的方子。

14. 复方（合方）　桂枝麻黄各半汤、桂枝二麻黄一汤、桂枝二越婢一汤、柴胡桂枝汤、附子理中汤。

十七、经方剂型

汤、丸、膏、散这些都是有法度的，不要随便加减。

孙思邈《千金要方》里讲，"诸经方用药，所有熬炼节度，皆脚注之，今方则不然""凡煮汤，用微火，令小沸""其水数依方多少，大略二十两药用水一斗煮取四升，以此为率""凡服汤法，大约皆分为三服，取三升，然后乘病人谷气强进，一服最须多，次一服渐少，后一服最须少。"

加水的话一般都是二十两药用水一斗煮，取四升，孙思邈，还有陶弘景都是这样煮的。如果药加起来是二十两的话，就是 300 克，一斗水是 10 升，一升是 200 毫升，就要用 2000 毫升水了，煮成 800 毫升，大概就是这个比例。我们煎药加水多少，煎服多少，怎么煎，用量多少，一定要有法度，要有根据，不要随便调整。

十八、经方煎服法

煎服法的话，以桂枝汤为代表，"上五味，㕮咀三味。以水七升，微火煮取三升，去滓，适寒温，服一升。服已须臾，啜热稀粥一升余，以助药力，温覆令一时许，遍身微似有汗者益佳，不可令如水流漓，病必不除。若一服汗出病瘥，停后服，不必尽剂。若不汗，更服依前法。又不汗，后服小促其间，半日许令三服尽。若病重者，一日一夜服，周时观之。服一剂尽，病证犹在者更作服。若汗不出者，乃服至二三剂。禁生冷、黏滑、肉面、五辛、酒酪、臭恶等物。"桂枝汤的煎服法大家一定要背熟，因为张仲景的方剂中只有这个说得最细了，有很多方剂的服用都是仿桂枝法的。

十九、经方服法

有说服一次、两次、三次、四次的。四逆汤是服两次的，不能再多了；桂枝甘草汤服一次；桂枝剂、麻黄剂、柴胡剂一般服三次。张仲景哪个病哪个方是怎么服的，我们自己一定要心里有数。否则的话，你告诉病人几个小时服一次也是没有依据的。无论如何都有一个法度在，没有法度就会乱。

我们一定要进行煎药的药量标准化研究，尤其是用经方，一定要有法度，这个法度就是我们的标准化了。目前存在的一个最大的问题，就是仲景的方如果是按照现在的科学考证出来的剂量，药典是不承认的。按照古代度量转换成现代用量，仲景的用药量一般是我们常用量的 5 ~ 20 倍，这就不符合国家要求了，尤其是和药典的用量来比较，这个是必须要调整的。

第 13 讲　伤寒温病统一体系探讨述评

伤寒和温病是中医学外感热病的两大类别，均由外邪（主要指六淫、疫气）作用于人体而致病，都以脏腑经络、气血精津液以及连属的五体九窍为生理基础。只是由于外邪不同和体质差异在交互作用过程中产生了两类不同性质的疾病。对二者的关系怎样认识？应不应该有个统一的辨证体系？怎样统一？这是近代医家争论激烈的问题。以下就有关各家建立寒温统一的中医外感热病学辨证体系的探讨意见作一综合分析，以利于开阔思路，撷取众长，把握研究方向。

对于伤寒和温病辨证体系的争论，无非两类观点，大多数学者主张统一，也有小部分持相反态度。具体观点阐述如下。

一、不统一论

孟庆云指出："从模型方法来看，六经、卫气营血和三焦三种辨证方法各有一定适用范围，也即分别和一类外感病实体相逼近，六经辨证对初起以外感风寒为特征者颇为得当，卫气营血辨证对初起以外感风热为特征者较为适应，三焦辨证对初起以湿热为特征者最为相宜……外感热病是一类庞大繁杂的疾病，仅有一个或三个辨证模型都是远远不够的。既然都是辨证模型而非实体，既然各有一定适用范围而不能替代，从实践角度看，在辨证论治中，何种适用就以其为用……故可以说，不存在六经、三焦、卫气营血辨证的统一问题。"姜春华也持不统一论的观点，他指出："它们（指伤寒和温病）的源流，形成的原因，各有其特殊，也即说没有统一的基础。"周永学认为勉强统一必将影响两种学说的完整性和科学性，目前对于外感热病病因、诊断、辨证等方面还需深入研究，要通过"积累大量的、系统的科研新成果、新理论，伤寒、温病的统一将会水到渠成。"这些学者持不统一论观点是没有站在外感热病的总体高度上去认识的缘故。

二、八纲统一论

万友生著有《寒温统一论》一书，主张以八纲为总纲，把伤寒六经和温病三

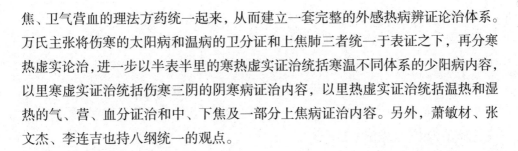

焦、卫气营血的理法方药统一起来，从而建立一套完整的外感热病辨证论治体系。万氏主张将伤寒的太阳病和温病的卫分证和上焦肺三者统一于表证之下，再分寒热虚实论治，进一步以半表半里的寒热虚实证治统括寒温不同体系的少阳病内容，以里寒虚实证治统括伤寒三阴的阴寒病证治内容，以里热虚实证治统括温热和湿热的气、营、血分证治和中、下焦及一部分上焦病证治内容。另外，萧敏材、张文杰、李连吉也持八纲统一的观点。

三、六经统一论

张斌主张以伤寒六经统论外感六淫致病，认为"六经的理论是以六气为基础的，体内六气的变化也就是六经病理的根本所在，而这种变化主要是通过自然界的六淫之气和身体内六经之气在相互作用中而产生的。自然界的风、寒、热、湿、燥、火六淫为致病的条件，人体内太阳、阳明、少阳、太阴、少阴、厥阴六经为发病的根据。因此，六淫之气在侵入人体后，其一切变化主要应视伤于何经，即与何经之气共同合化。"这种以六经为主体，以内因为根据的思想，正是笔者以六经统一寒温体系的重要思想基础。

肖德馨用形式逻辑、系统论等现代科学方法论的知识，对寒温统一的辨证体系进行了探讨，通过六经与八纲辨证、脏腑辨证、三焦和卫气营血辨证体系的比较，提出了"将伤寒的六经辨证体系与温病的卫气营血和三焦辨证体系，统一为一个新的六经辨证系统。"他认为《伤寒论》的"六经概念明确，外延宽广"，且"具有科学的内涵"，"不仅有定位、定向的含义，还有定性、定量的意义，比三焦和卫气营血的概念，能更全面地反映疾病的特征和规律"。肖氏提出"六经是个系统概念"，六经系统可以把人体外自皮部、形体、官窍，内自经络、脏腑，都按其生理病理联系，归属到各子系统之中，成为有序的六个系统，"而三焦和卫气营血构不成一个系统概念"。

时振声将其父时逸人的《中医伤寒与温病》一书，改编为《外感热病证治要义》，认为原著"初步融会了中医学上伤寒与温病之争执焦点，并以六经辨证统辖伤寒与温病"，这次改编"能更充分反映中医外感热病的共性规律，打破伤寒与温病长期分家的局面，使寒温统一，辨证统一，在六经辨证的基础上，结合卫气营血的变化，来说明外感热病发生、发展及转归过程"。时氏指出："虽然伤寒学派和温病学派在外感热病的认识上，各从不同的角度加以探讨，但对辨证、治疗的一些实质性内容，并无原则上的分歧。诚然，从伤寒发展到温病，在对各种外感热病发展、辨证、治疗等方面的认识确实比较深入而细致，但毕竟是在朴素辩证法思想指导下，主要研究外感热病的共性规律……要使中医外感热病的理论与实践在唯物辩证法的思想指导下进一步整理提高，必须将宏观的共性认识与微观的个性认识相结合，而要做到这一步，又首先必须将作为共性认识的六经辨证和卫气营血及三焦辨证先统一起来。"

"伤寒与温病统一有无可能性？当前六经辨证、卫气营血辨证和三焦辨证，是三个不同的辨证体系，要想使伤寒和温病统一起来，必须将三个辨证纲领有机地结合起来……三个辨证纲领都是针对外感而设，都是反映外感热病过程中的邪正斗争，以及外感热病转归中的邪正盛衰，所代表的脏腑经络、阴阳气血是一致的，所归纳的证候也是基本一致的，所以有统一的基础。"

"三个辨证是完全可以统一的。卫气营血辨证主要反映热病的深浅层次……但卫气营血不能代表人体的全部生理功能，因而也不能反映外感热病病理变化的全过程，同时缺少脏腑定位概念……但是六经辨证却能同时全面地反映出热病的表里、浅深、进退、虚实，也具有脏腑经络的定位概念，还有天人相应六气与三阴三阳相配的气化学说，又反映了以人的正气为中心的正邪阴阳消长的动态变化，因此，可以用六经辨证为纲，将卫气营血及三焦辨证的精神有机地结合起来，如太阳病即可以结合肺合皮毛，以明确肺在太阳中的位置，少阴病与厥阴病中明确热入营血、逆传心包的位置等，这样可以使外感热病的辨证比较全面，并能起到执简驭繁的作用。"

实际上，清代吴坤安的《伤寒指掌》、俞根初的《通俗伤寒论》都是以六经为纲统论寒温证治的。另外，潘澄濂、裘沛然、邓兴学也持六经统一寒温体系的观点。明代以后医家包括伤寒注家就认识到六经辨证对疾病的普遍性指导意义，并提出"六经钤百病"的观点。而六经辨证思维最接近中医学的本质，最能体现中医学的特色。

四、卫气营血阴阳统一论

姜建国认为叶天士与吴鞠通等，不但是温病大家，他们对伤寒学说也非常精通，对仲师医圣也非常崇敬。由此可知，他们舍弃六经辨证而创立卫气营血与三焦辨证，这是要有勇气的。对于温病，为什么不运用六经辨证？恐怕一个最根本的原因是经过临床实践证明,六经辨证不专适宜于外感疾病的辨证论治。故姜氏认为应以卫气营血辨证统领外感病辨证论治。

梁运通主编的《外感热病诊治》一书,主张以卫气营血阴阳辨证统一伤寒和温病,在叶天士卫气营血辨证的基础上,指出"伤寒、温病在整个病变过程中的演变情况,后期都有伤阴伤阳的问题……而叶天士却未论及,这是卫气营血辨证不完善的地方,我们认为应予补充。"其理由有三:①卫气营血、阴阳是构成人体的基本物质,各有具体的生理作用,是五脏六腑功能活动的物质保证。外感六淫疫病之邪,使之发生相应的病理改变,有一定的规律性、稳定性可循,我们可以据此辨证施治。②用卫气营血、阴阳来说明和认识外感热病与西医学的病理研究是一致的。③卫气营血阴阳辨证可以概括六经和三焦辨证,对于温热、湿热、温疫、风寒外感热病的辨证施治都适用。如将伤寒的太阳经表证统一于卫分,将太阳蓄水、阳明、太阴统一于气分,少阴、厥阴统一于阴阳虚衰证。三焦辨证中将上焦肺多统于卫分,心包和心统于营分,中焦脾、胃、肠的病变统于气分,下焦肝、肾的病变统于血分或阴阳虚衰。

五、脏腑气血统一论

沈凤阁认为"《伤寒论》和《温病学》都是论述外感疾病,而辨证施治却有三种理论,这给初学者易造成概念上的模糊,思想上的混乱",提出"六经、卫气营血、三焦辨证的基本病机变化是脏腑气血的功能失常,因此,用脏腑气血辨证可统一取代六经、卫气营血、三焦辨证","必须取三者之长,融三者为一,赋之以新的概念——脏腑气血辨证。具体说是以脏腑为纲,以气血为辨,以八纲为用。"

六、分期统一论

张伯讷指出:"从外感热病的发生发展过程来分析,无不存在着从发病期——热盛期——极期——后期恢复或死亡的过程。如果我们把六经形证与卫气营血分证放到这个过程中进行考察的话,则寒与热,横看与竖看,六经与三焦实际上是统一于这个层次的""发病期:外感热病的发病初起,多以表证为先。伤寒太阳病与温病卫分证,虽有寒热之分,临床表现各异,但统一于表证。而且都把有无恶寒一症作为辨别表证的主要标志之一""热盛期：伤寒之阳明病、少阳病和温病之气分证，同属于热盛期的辨证论治层次，在外感热病热盛期的层次上是对立的统一""极期：是外感热病发展过程中最危重的时期……伤寒的极期，是以少阴病之阳气虚衰，急需回阳救逆；温热病极期，指邪陷营血、心包，而出现伤阴劫津、昏痉动血之证，这里虽有寒热阴阳之异，但统一于外感热病极期的辨证论治层次""后期恢复：继极期之后，进入后期恢复阶段。伤寒厥阴病中之寒热错杂、厥热胜复以及温热病中的阴液耗伤之虚多邪少之证，其病机与证治虽各有不同，但从外感热病发展过程来分析，应同属于热病后期与恢复阶段的辨证论治层次。"

　　日本人山本岩也从分期的角度对外感热病进行了探讨，提出如下分期。①外感热病的初期分为四型：恶寒型，有恶寒或恶风的感觉；热感型，单觉发热，无恶寒恶风的感觉；中间型，发病时有短时间的恶寒，随着时间的推移，过渡为单纯发热型；寒热交替型，有时发热，有时恶寒，交替出现型。②中期（热盛期）：伤寒是阳明、少阳病期，温病相当于从气分，以至于营分、血分病时期，有三个类型：高热型，正盛邪实，交争剧烈，相当于伤寒的阳明病，温病的气分病；伤阳型，阳虚体质，成为阴病，以温阳法治疗；伤阴型，伤阴（脱水），以滋阴清热法治疗。③末期（疲惫期）：伤寒强调亡阳，温病强调亡阴（伤阴）。

　　朱宗元也曾对外感热病的寒温证治及其病理进行了分期比较。

　　统一寒温辨证体系的方案还有很多，如清代雷少逸主张以四时为纲统一寒温证治，清末陆廷珍主张以六因为纲统一寒温证治。刘兰林等提出按病期、病性及病位统一的外感热病的三维辨证方法。这些都为我们寒温统一的研究工作提供了有益的借鉴。

　　伤寒和温病是中医外感热病这一类疾病的两个不同侧面，均由六淫外邪（包括疫疬）致病，有着共同的生理基础，有相类似的演变过程，在其发展过程中还常出现相互转化的情况，而且现存的寒温不同体系中有许多交错重复的内容。但是，在其诊疗过程中，即使一个病理本质完全相同的证候，由于采用了六经、三焦、卫气营血等不同的辨证模式，使用了不同的概念术语，常常得出几种不同的诊断结果，其治疗方药和效果也就会不同。这样不符合中医理论系统化和现代化的要求，也不利于中医整个外感热病辨证论治精神的掌握，不能满足中医外感热病的教学和医疗实践的需要。因此，实行寒温统一，创立新的中医外感热病辨证论治体系势在必行。近代以来，已有不少专家学者致力于此，但尚未得出一个公允的统一方案。从以上考察的统一模式来看，六经辨证论治体系无疑是具有较大优越性的。以六经辨证论治体系为基础，温病强调辨邪之在气在血，湿热病注重六经中的少阳三焦辨证。将现存的伤寒六经体系和温病卫气营血、三焦辨证体系有机地融为一体，以人体的六经生理为基础，将伤寒和温病有机地统一于六经体系之中，以明确反映中医外感热病过程中的病性、病位、病势，甚至简略的定量内容。这就是今后中医外感热病学统一辨证体系的发展方向。

参考文献略。

第 14 讲　建立寒温统一六经辨证体系探讨

伤寒和温病是中医外感热病的两个不同侧面，均由六淫外邪（包括疫疠）致病，有着共同的生理基础，有类似的演变过程，在其发展过程中还常出现相互转化的情况。而且现存的寒温不同体系中有许多交错重复的内容。但是，在其诊疗过程中，既使一个病理本质完全相同的证候，由于采用了六经、三焦、卫气营血等不同的辨证模式，使用了不同的概念术语，常常得出几种不同的诊断结果，其治疗方药和效果也就会不同。这样就不符合中医理论系统化和现代化的要求，也不利于中医外感热病辨证论治精神的掌握，不适应中医外感热病的教学和医疗实践的需要。因此，寒温统一，创立新的中医外感热病辨证论治体系势在必行。

近代以来，已有不少专家学者致力于此，但尚未得出一个公允的统一方案，从多方考察的统一模式来看，六经辨证论治体系无疑是具有较大优越性的。以六经辨证论治体系为基础，温病强调辨邪之在气在血，湿热病注重六经中的少阳三焦辨证，将现存的伤寒六经体系和温病卫气营血、三焦辨证体系有机地融为一体，以人体的六经生理为基础，将伤寒和温病有机地统一于六经体系之中，以明确反映中医外感热病过程中的病性、病位、病势，甚至简略的定量内容。这就是今后中医外感热病学统一辨证体系的发展方向。

本文就寒温之争的渊源、历史发展和有关各家建立寒温统一的中医外感热病学辨证体系的意见作一综合分析、比较、评论，提出以六经为主体建立伤寒、温病统一体系的设想，并对伤寒、温病相关的几个具体问题进行探讨，以利于开阔思路，撷取众长，把握研究方向。

一、寒温之争的渊源和历史

寒温之争，由来甚久。纵观伤寒和温病学说的历史发展，中医学对二者的认识，基本上经历了由合而分，又由分渐合的过程。从春秋战国时期到东汉的《内经》《难经》《伤寒杂病论》，基本上是寒温合论的。《素问·热论》曰："今夫热病者，皆伤寒之类也。"即言广义伤寒，也即今日外感热病的总称。《难经》指出："伤

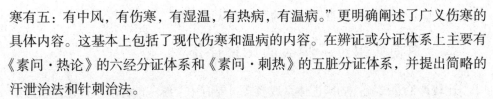

寒有五：有中风，有伤寒，有湿温，有热病，有温病。"更明确阐述了广义伤寒的具体内容。这基本上包括了现代伤寒和温病的内容。在辨证或分证体系上主要有《素问·热论》的六经分证体系和《素问·刺热》的五脏分证体系，并提出简略的汗泄治法和针刺治法。

逮汉末张仲景的《伤寒杂病论》出，对外感热病主要运用六经体系进行辨证论治，其六经框架基本上是对《素问·热论》的继承。而近代发现的桂林古本《伤寒杂病论》，其中对于温、暑、燥、湿、风、寒的五脏辨证论治体系基本上是对《素问·刺热》五脏分证框架的继承。但《素问·热论》主要是以六经为纲领，《素问·刺热》主要是以五脏为纲领而立论，而《伤寒论》的六经辨证论治体系却是对《内经》有关六经六气全部理论的继承和发展，既概括了六经所主脏腑经络的位置、功能及外感热病的六经演变规律，又蕴涵了六经六气、标本中见、开阖枢、气血多少、阴阳盛微的六经气化理论，是建立在整个人体生理病理基础上的辨证体系。既有脏腑经络、气血精津液、五体九窍的物质基础，又从功能性的角度，对人体外感热病的病因、病位、病性、病势及其遣方用药规律进行了概括和总结，形成了一套理法方药俱备的六经辨证论治体系。但《伤寒论》详于寒而略于温，缺少对于温、暑、燥、湿致病全面系统的论述，尚不能满足所有外感热病辨证论治的需要。

到晋、隋、唐、宋，仅在方药上对温病学有所发展。金元刘河间倡言火热，主用寒凉，对温病的病机、方药多有发挥。明代吴又可所撰《温疫论》，是我国第一部温热病专著，开创了寒温分论的局面，但仍未形成明确的温病辨证论治体系。发展到清代，叶天士的《温热论》、吴鞠通的《温病条辨》问世后，才出现了针对温病的卫气营血和三焦辨证论治体系。这里所说的温病，主要有温热病和湿热病两大类，实际上已赅温、暑、燥、湿之邪。《伤寒论》奠定了中医外感热病学的基础，温病学在此基础上对温病的病因病机、演变规律和遣方用药进行了系统归纳和总结，补充了《伤寒论》的不足，对温、暑、燥、湿致病进行了系统阐发，明确提出温邪主要由口鼻而入，循三焦或卫气营血传变。其辨舌验齿、辨斑疹白㾦等大大丰富了外感热病诊断学内容，其清营、养阴、开窍、息风诸法大大丰富了外感热病治疗学内容。温病学至此形成了自己独特的理法方药体系，使中医学对外感热病的辨证论治达到了一个新的高度。但是，也由此开始，中医学对外感热病的辨证体系出现了分歧，温病学的卫气营血、三焦辨证体系和《伤寒论》的六经

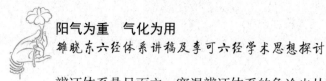

辨证体系鼎足而立，寒温辨证体系的争论也从而产生。

二、不同寒温统一模式的比较评论

比较评论寒温统一的辨证体系或模式，要有一个统一的标准。首先，因为证是以人体生理为基础的，是人体生理功能在内外致病因素作用下的反应状态。所以，一个高水平的辨证体系，必定要涵盖人体的全部生理基础，必定是建立在人体生理基础之上的。只有全面、系统、准确地涵盖人体生理基础的辨证体系，才能全面、系统、准确地反映人体的病理变化。其次，辨证的过程就是分析病机的过程，必须要有明确的定位、定性、定势，甚至定量的内容。尤其是针对外感热病的辨证体系，更要确定病势，才能明确反映其不同性质外感热病发生、发展、演变的阶段性和趋向性。只有这样，才能为临床治疗提供可靠的依据。以下就不同的寒温统一模式进行具体的比较评论。

1. 八纲统一模式　阴阳、表里、寒热、虚实八纲基本上脱离了人体脏腑经络、气血精津液的生理基础，而成为抽象的偏于定性的指标，因此，八纲辨证不能全面、系统、准确地反映人体的病理变化。在定位方面，八纲只讲表里，缺少脏腑经络、在气在血的定位内容，比较笼统粗糙，不能具体地指导临床治疗。在定性方面，八纲中缺少燥、湿、风的内容。这三者是人体外感热病过程中三种不同病因和病理状态的概括，风邪在外来讲是致病因素，在内来讲是以足厥阴肝为主的一类病理状态；燥、湿是反映人体生理病理过程中津液存亡余缺的重要客观指标，又可反映两类不同邪气对人体的作用，因此，二者在外感热病过程中也是必不可少的定性指标。而且八纲中缺少确定病势的内容，难以反映外感热病发展演变过程中的阶段性、趋向性，以及浅深轻重和邪正阴阳消长变化的动态规律。

万友生的寒温统一观点，是以八纲为总纲，以脏腑经络、气血精津液为基础，结合六经、三焦、卫气营血而成的一种辨证体系。这种体系将原有的三种体系穿插在一起，以八纲统之，并没有做到将伤寒的六经和温病的卫气营血、三焦辨证体系有机融合。实际上，在八纲之下，仍是三个辨证体系并存，并没有解决寒温统一的实质问题。因此，笔者认为不宜以八纲统一寒温体系。

2. 六经统一模式（兼论三焦辨证模式）　六经是太阳、阳明、少阳、太阴、少阴、厥阴的合称，主要有四个方面的意义：①六经是以脏腑为核心，以经络为依据，联系气血精津液、五体九窍而成的六个系统，其定位分属明确。②六经的标本从化理论是对六经体系的气化特性和联系方式的概括。这一理论也便于说明六经的病理特性。③经气的概念及其开阖枢的转输规律是人体生命的基础物质气血精津液及其转输规律的概括。其经气的盈亏通滞也是外感热病病理变化的重要根源。④六经阴阳盛微的排列顺序是外感热病过程中人体阳气、阴液消长变化的不同层次和外邪演进的一般规律的概括。这恰好抓住了外感热病过程中，始终以阳气和阴液的损伤失调为主的这一主要矛盾。由于六经体系有以上四个方面的重要内涵，便于反映外感热病过程中的部位、性质、邪正阴阳消长变化的动态规律。因此，六经体系是较好的寒温统一模式。

如果以三焦辨证统一，则三焦不能统括整个人体生理，定位不够明确具体，没有定性的内容，而且病势的确定也比较简单，对上焦心和心包的证候难以说明，惟三焦便于说明人体生理病理的纵向联系，而且和水液代谢关系密切，对湿热病理易于阐明。但这一点在六经辨证的少阳三焦中也可以概括。由于以上原因，笔者认为也不宜以三焦辨证统一寒温体系。

3. 卫气营血阴阳统一模式（兼论卫气营血辨证模式） 卫气营血阴阳或卫气营血的辨证模式，不能概括人体的全部生理基础，因此也就不能全面、系统、准确地反映整个外感热病的病理变化过程。卫气营血或卫气营血阴阳的定位不具体明确，不能直接反映脏腑经络的具体定位内容，没有和寒热燥湿风火、虚实等重要的定性内容直接联系，因此也不易于反映人体脏腑经络的生理病理特性。卫气营血或卫气营血阴阳往往成为外感热病过程中病情浅深轻重的症候群的分类，而不能反映其病理变化的本质问题。因此，卫气营血或卫气营血阴阳不宜作为寒温统一的纲领。

4. 脏腑气血统一模式 脏腑气血基本可以概括人体的全部生理基础，定位也明确具体，而且五脏和五行相配的理论及其生克制化规律便于反映人体的生理病理特性，但其最大缺陷在于没有确定病势的内容，不能反映外感热病由表入里、由浅入深的演变规律及其阶段性，故此模式也不适用于外感热病的辨证论治。

5. 分期统一模式 分期统一模式脱离了人体生理基础，只从外感热病演变过程的角度进行了一下分析，着重于病势方面。其定性、定位多是结合八纲或脏腑辨证进行，不宜于全面、系统、准确地反映外感热病的病理变化过程。另外，以"四时为纲"或以"六因为纲"的统一方案脱离了人体的生理基础，没有直接系统的定位、定势内容，也不宜作为寒温统一的纲领。而以西医学的生理系统统一寒温辨证只能是一种粗浅的尝试，这是因为西医学还不能对中医基础理论进行系统阐明的缘故。

三、以六经统一伤寒温病体系的设想

涵盖伤寒和温病，建立统一的中医外感热病学辨证论治体系，是不少中医学者努力奋斗的方向，其中时振声父子、肖德馨、万友生几位尤有成效。时振声将其父时逸人的《中医伤寒与温病》一书，改编为《外感热病证治要义》，认为六经能代表人体的全部生理功能，又有脏腑经络的定位内容和天人相应的六气与三阴三阳相配的气化学说，能够以人体的正气为中心反映外感热病过程中正邪阴阳消长的动态变化。因此，主张以六经为纲结合卫气营血和三焦辨证的长处统一寒温体系。肖德馨认为六经是一个系统概念，其内涵明确，外延宽广，具有定位、定性、定向，甚至简略的定量内容，比三焦和卫气营血的概念更能全面地反映疾病的特征和规律。因此，也主张以六经为纲统一寒温体系。万友生著有《寒温统一论》，主张以八纲为总纲统一寒温证治内容，以表、里、半表半里的寒热虚实进行寒温病证的辨证论治，为新的中医外感热病学体系的建立做了许多具体工作。另外还有"分期统一"，以"脏腑气血统一"，以"卫气营血阴阳统一"，以"现代生理系统统一"等设想（详见《伤寒温病统一体系的探讨评述》）。

但到目前为止，尚未形成一个公允的统一方案，从教学到医疗实践，伤寒和温病仍是按两种学说、三个辨证体系进行。笔者不揣卑陋，在前人研究的基础上，以《伤寒论》的六经气化学说为根据，以六经的脏腑经络和经气相统一的观点，运用六经经气的开阖枢和六经标本中气从化理论，对六经寒温统一体系进行了具体阐述，俾能有益于新的寒温统一体系的建立。

1. 为什么要搞寒温统一　伤寒和温病是中医外感热病这一类疾病的两个不同侧面，均由六淫外邪（包括疫疠）致病，有着共同的生理基础，有相类似的演变过程，在其发展演变过程中往往有相互转化的情况，而且在现存的寒温不同体系中有许多交错重复的内容。由此可以说，伤寒和温病是有统一基础的。但现在从教学到医疗实践，伤寒和温病仍作为两种学说，两门课程开设，有三种不同的辨证体系，即使一个病理本质完全相同的证候，由于采用了六经、卫气营血、三焦等不同的辨证模式，使用了不同的概念、术语，常常会得出不同的诊断结果，其治疗方药也就会随之不同。这样不符合中医理论现代化和系统化的要求，不利于中医整个外感热病辨证论治精神的掌握，不能适应中医外感热病教学和医疗实践的需要。因此，寒温统一的工作势在必行。

2. 为什么要用六经统一？而不用三焦、卫气营血辨证统一　笔者已谈到了比较评价寒温统一辨证体系的标准问题。第一，必定要涵盖人体的全部生理基础，只有全面、系统、准确地涵盖人体生理基础的辨证体系，才能全面、系统、准确地反映人体的病理变化。第二，辨证的过程就是分析病机的过程，必须要有具体明确的定位、定性、定势，甚至定量的内容，尤其是针对外感热病的辨证体系，更要有确定病势的内容，才能够明确反映不同性质外感热病发展演变的趋向性和阶段性。只有这样，才能为临床治疗提供可靠的依据。

伤寒六经是以脏腑经络为基，以经气运行为用的理论体系，主要有以下四个方面的内涵：①六经是以脏腑为核心，以经络为依据，联系气血精津液、五体九窍而成的六个系统。其结构层次清楚，定位分属明确。②经气的概念及其开阖枢的转输规律，是人体生命活动的基础物质及其运动形式的概括。人体通过经气的运行维持内在环境的稳定和内外环境间的协调统一。因此，其经气的盈亏通滞也是外感热病病理变化的重要根源。③六经标本中气及其从化理论是本着天人相应的观点，对六经体系的气化特性、主从关系和联系方式的概括。这一理论也出色地说明了六经的病理特性。④六经太阳、阳明、少阳、太阴、少阴、厥阴的顺序，可以反映外感热病过程中阳气、阴液消长变化的不同层次及其演变的一般规律。这恰好抓住了外感热病过程中始终以阳气和阴液损伤为主的这一主要矛盾。

由于六经有以上四个方面的重要内涵，能够涵盖人体的全部生理基础，便于反映外感热病过程中的病位、性质、邪正进退和阴阳消长变化的动态规律，能够以人体的正气强弱为中心，全面、系统、准确地反映外感热病过程中的病理变化及其演变规律。因此，六经不但适用于风寒之邪，而且能够概括温、暑、燥、湿之邪伤人的病理变化和演变的一般规律，可以作为寒温一体的中医外感热病学体系的辨证论治纲领。

现存的温病卫气营血和三焦辨证体系能否成为寒温统一体系的辨证纲领呢？我们也应从比较评价寒温统一体系的两条标准来看。从《内经》有关卫气营血的论述可以看出卫气营血难以概括人体的全部生理基础。卫气营血辨证缺乏脏腑经络的定位内容，也不易反映人体脏腑经络的气化特性。因此，也就不能全面、系统、准确地反映外感热病的病理变化，故不宜作为寒温统一的辨证纲领。

而清代叶天士提出的卫气营血的温病辨证纲领，和《内经》的卫气营血概念有着不同的内涵。叶天士的卫气营血是阐明温病过程中病理变化的证候类型及其病变浅深轻重的四个不同阶段而用的。卫分是指人体的浅表部分，病位在皮毛和肺，病势轻浅，是温病的初起阶段，以发热重、恶寒轻、口渴、脉浮数为特征。气分是指脏腑功能活动障碍，主要是温热病邪影响肺、脾、胃、肠、胆等的生理功能，为温病中期正盛邪实、交争剧烈的阶段，以高热、烦渴、大汗、脉洪大或滑数为特征。营主要指人体津液、营养物质对机体的营养作用。温邪入营，每致津液耗伤的严重阶段，以热扰心神和营热阴伤为特征。血分证指温病晚期危重阶段，在营分证的基础上，以出血为特征。拿《内经》的卫气营血和叶天士《温热论》的卫气营血比较，我们可以看出，叶天士卫气营血的内涵在很大程度上脱离了《内经》有关卫气营血的生理基础。如温病初起的表热证，不光有卫气的失调，还有营阴的损伤，而且这是温病初期区别于伤寒表寒证的最大特点。单纯一个"卫分"或"肺卫"是很难概括温病表热证的病理改变的。营分证除了热扰心营外，更有阴液损耗，而营气是不能代表全身阴液的。血液由营气和津液所组成。温病的营分证，从病理本质上来讲应是邪热入血。叶天士《温热论》也云："营分受热，则血液受劫。"而不应以血热妄行的出血与否来作为营分、血分证候的区别。总之，卫气营血很难在生理的基础上准确地概括温病的具体证治内容及其病理变化，更不宜作为寒温统一的辨证纲领。

　　如果以三焦辨证统一，则三焦不能概括整个人体生理，定位不够明确具体，没有定性的内容，而且病势的确定也比较简单，对上焦心和心包的证候难以说明。因此，三焦也不应成为寒温统一的辨证纲领。惟三焦便于说明人体生理的纵向联系，而且和水液代谢关系密切，对湿热病病理易于阐明。但这点在六经的少阳三焦中也可以概括。

　　若从外感热病的六经演进过程来分析，一般初起多在太阳，营卫失调，肺气不畅，太阳完全可以概括温病初起的卫分证及上焦肺的一部分以宣发功能障碍为主的病证及其病机。中期一般多在阳明、少阳、太阴阶段。根据具体情况有所不同，但基本能够概括温病的气分证、中焦证及一部分上焦证。后期多在少阴、厥阴阶段，温病的营血分病证及下焦肝肾、上焦心、心包的证候基本可以得到明确反映。也就是说，我们只要不拘泥于"逐日传经"和"依次传经"的僵化观点，《伤寒论》六经病理演进的大概过程，基本上可以反映温病卫气营血所代表的温病浅深轻重的四个阶段和从上到下的三焦演变趋势。从这一点上考察，也宜以六经为纲统一寒温体系。

3．以六经统一寒温体系的关键问题及其解决方法　现存的伤寒和温病学说有六经、三焦、卫气营血三种不同的辨证体系。由于六经能涵盖人体的全部生理基础，因此，六经也能全面准确地概括三焦和卫气营血的生理病理内容（三焦属于六经中少阳的内容，卫气营血属于六经体系中经气的内容），这样，六经就能全面、系统、准确地反映中医外感热病的病理变化。当前以六经进行寒温统一的关键问题，是怎样将温病体系的证治内容有机地融合在六经体系之中。进一步来说，重点在于怎样将温病的营血分病证和上焦心、心包、下焦肝肾的证候有机地融合到六经体系之中的问题。以下进行具体论述。

按六经理论，太阳主表，统营卫，以少阴心、肾为基础，和肺的宣发功能联系密切，其经气从开。病则营卫失调，肺气不畅，以恶寒、发热、身痛或不适、喘咳、脉浮等为主要表现。温病初起的卫分证和上焦肺的一部分以肺的宣发功能失调为主的病证，完全可以统括在太阳的两大病机之中，而且放在太阳系统中探讨温病表热证的病机，比原来温病的卫分证或上焦肺更接近其病理本质。因为温病初起的肺卫证候，不仅有肺气不畅和卫气失调，同时也有营阴的损伤和郁闭的问题。温病的气分证以肺、脾、胃、肠、三焦（这里主要指膜原）、胆的燥热、湿热和痰热病证为主，重在功能的损伤，按三焦辨证主要属于中、上焦的问题。这是外感热病中期一类庞大繁杂的病证，如果将这些证候分别放在六经的阳明、少阳、太阴经中探讨，辨其经表证还是脏腑证，其定位、定性及其病势的反映将更加明确具体。

温病的营血分病证，其主要区别在于是否有血热、血瘀造成的出血。从病理本质上言都是以血热阴伤、邪热扰心为主要矛盾，因少阴直接联系于心、肾二脏，心主血，肾藏精，少阴标阴即周身之血与真阴。所以考虑将其放在少阴比较合适，但已涉及厥阴心包。但如果将温病的营血分病证放在少阴，这似乎超出了仲景少阴提纲以虚为主的立意范围。怎样解决这一问题？笔者认为，中医学理论和实践都是在发展的，如果在仲景原来少阴提纲以虚立意的基础上，加入血热扰心的内容，则将温病的营血分证候纳入少阴是合情合理的。实际上，不光温病有血分证，伤寒也有血分证，而且不仅是少阴、厥阴的问题，血分病证六经皆有。而且血虚、血瘀等也应统于血分证之中，不仅仅是血热的问题。伤寒为阴邪，以伤人阳气为主，故少血分之病证。但病邪多随体质从化，其体质阳盛者，也多阳热病证，故《伤寒论》中阳明有衄血、蓄血，少阳有热入血室，以阳热入血、动血故也。而且太阳伤寒也有寒闭阳郁，不得宣畅，迫伤鼻络而衄血的。伤寒厥阴病中有"咽喉不利，唾脓血"，乃因厥阴经脉上入颃颡，火热入于血分上攻所致。温病为阳邪，或耗伤阴血，或灼伤脉络，热迫血溢，故多血分病证。有太阳温热深入血分，血从上溢者，如太阳风热或阳明燥热窜扰血分，火热蒸灼，血络受损，热迫血溢，可以发为斑疹，也有阳明经气热壅盛，波及血分而动血者。少阴、厥阴温热病证，皆以血分为主，这是因为三阴以脏证为主，厥阴的肝藏血、心包统帅诸脉，收拢营血，少阴的心主血运，肾主藏精，为血之基的原因。少阴统心、肾两脏，或血热扰心，或血热妄行，此时已有一定程度的阴血耗伤，应归于少阴，并涉及厥阴心包。若精血内亏，或致水不涵木，则以少阴肾水亏耗为主，又影响到足厥阴肝。温病热动肝风或热闭心包多由阳明气热深入厥阴血分所致。也有少阳火热内郁，转入厥阴者。而"温邪上受，首先犯肺，逆传心包"，则是特殊传变形式，属于太阳温热逆传厥阴。

温病体系中的上焦心、心包，下焦肝肾的证候，按六经体系和脏腑的关系，分别统入少阴、厥阴之中，比较容易解决，再从六经的气化特性上考虑，少阴的本热标阴，寒热两化，经气为枢，完全适用于概括温病少阴证候的病理。厥阴的本风，中见少阳火化，也完全适用于概括温病厥阴证候的病理。热闭心包，痰蒙心包，是厥阴心包敷布火气、代心用事的功能障碍。肝热动风是厥阴疏泄失常，阳气逆乱，皆由厥阴从中太过，肝的疏泄功能障碍，阳气郁逆所致。

也就是说，不论从六经的脏腑所主，还是从六经的气化特性上考察，温病的卫气营血和三焦辨证的证治内容都完全适合归入六经体系之中。

四、伤寒温病相关的几个具体问题探讨

伤寒和温病是中医外感热病的两大类别，所谓外感热病，即人体感受外邪以后，以发热为主要表现的疾病。外感病因不外六淫，人体生理以六经六气统之，六六相合，天人相应，则最有利于外感热病的辨证施治。以下对中医外感热病学的几个具体问题进行探讨。

1. 以六淫统外感病因　外感热病的六淫病因，以寒温分论形成了伤寒和温病两大学术体系。疫毒杂气虽有别于六淫致病，但自然界的疫毒杂气也禀天地之

气以生，无不兼具六淫特性，待其致病，也可以六淫统之。或为寒疫，或为温疫，或为湿毒等，其性各异，治疗亦可在六淫辨治的基础上加以逐秽解毒的特异药物。

2. 以六经六气统人体生理　中医学讲辨证施治，以人体受邪后的反应状态作为治疗的根据。由此而论，人体的生理基础就变得更为重要，舍生理而论病理、谈治疗，是舍本逐末，势必妄言妄行。就外感热病来说，以六经六气统人体生理最为相宜。不管是中风还是伤寒，不管是温热病还是湿热病，均是以人体六经生理对外感六淫的反应作为辨证施治的根据。以下简述六经生理。

六经是整个人体生命活动的物质基础和功能作用的概括。将人体生命的物质基础和功能表现分为六大单位，每经以其直接联系的脏腑为核心，经络为依据，联系气血精津液、五体九窍而成，用六经气血多少、阴阳盛微反映每经物质基础和功能作用的相对定量关系；用六经标本中气及其从化理论反映每经的气化特点、主从关系和联系方式；用开阖枢理论反映六经经气的运行规律。

六经表里的两经经气相互渗透，相合而为三大系统，太阳、少阴为元真系统，分主表里，太阳统营卫，司气立，外应于六气，内通于六经；少阴司神机，统水火，为一身阴阳之大主，造化成物之基元。二者均标本两从，寒热两化，但少阴是太阳之基。阳明、太阴为胃气系统，燥湿互济，重在饮食的代谢和水谷精微的生成敷布，其水谷精微上升外出以助太阳化生营卫气血，下降内入以助少阴滋养元阴元阳，又为相火的物质基础。少阳、厥阴相火系统，重在疏泄调节气机，收蓄阴血，旺盛生机，从而推动机体的一切生化过程。所谓相火，是在君火神明的主持下具体完成，促进人体生命活动或生长发育的功能作用。此三个系统分而为三，合而为一，重在人体一元之气——经气之流行贯通，将人体联系成一个有机的整体。

所谓经气，即经络之气，为五脏元真所化，随三焦气化布散于周身的精微物质，包括气、血、精、津、液五种物质。其有行于经络者，有出于肤表肌腠脏腑者，其内外交贯之理在于"脉内之血气从气街而出于脉外，脉外之气血从井荥而溜于脉中"，使人体经络气化和三焦气化联成一体。经气是人体物质代谢和能量代谢的物质承担者。其发源于肾，生升于肝，滋养于脾，总统于心肺，积于胸中气海，名曰"大气"（宗气），为诸气之源，一身之主，营卫之根。其在下焦名元气，在中焦名胃气，在上焦名宗气，皆人体一元之气，即经气。《内经》亦名真气。其气分而为六经六气，合而为一气流行，气、血、精、津、液皆是其不同的表现形式，实是人体阴精阳气互为一体，乃人身立命之本也。其联系的渠道在于经络和三焦气化，少阳为阳枢，重在三焦气化，为一身气化之枢纽，重在通行气液；少阴为阴枢，重在输转血气，饮食精微的代谢，人体经气的升降出入，全赖于此。其中三焦气化是一身气化的概括，经络气化是三焦气化的主导。

3. 六淫犯表所伤不同论 人体太阳本寒标阳，标本两从，以少阴为基，统营卫，司气立，包罗六经，主一身之表。五脏六腑之俞，皆出于太阳膀胱经中，人体六经经气通过太阳外应于自然界的六气变化，和自然界进行物质和能量的交换和转化，人体卫阳营阴根据人体的生理需要时时外散，相当于西医学的体温调节和隐性发汗。人体六经六气和自然界六气相适应的规律大致是以寒应热，以热应寒，以燥应湿，以湿应燥，以火应风，以风应火。如天气寒冷则人体腠理密闭，产热增多，散热减少，天热则人体腠理开泄，汗出散热，这是人体的有机调节功能。若外感六淫，均从口鼻或皮毛由表入里，首犯太阳一经，这是外感热病的一定规律。但寒热异性，燥湿不同，风气鼓荡其间，或寒湿闭遏卫阳，伤太阳之标气，或燥热伤损营阴，伤太阳之本寒，此本《素问·五常政大论》"同者盛之，异者衰之"之理，亦自然界同性相助、反性相伤之理。但均不离太阳一经，伤于风寒，则闭卫而郁营，始则恶寒、体痛、脉紧，继则阳郁发热、脉浮，麻黄汤类可开其表气。伤于外湿，则表气不宣，遏阻卫阳营阴，伤卫阳轻而闭表气重，可微见寒热、身困、胸闷、头重如裹，治可仿薛生白的发散表湿之法，以辛香化湿宣肺为主。燥热之邪，始犯太阳则伤营助卫，以热重寒轻、口渴、咽痛为主，多以银翘散之类治之。

明清以来的温病大家均以温邪从口鼻入肺来论温热病的感邪途径。叶天士谓："温邪上受，首先犯肺。"吴鞠通言："凡病温者，始于上焦，在手太阴。"此皆不甚全面之辞也。伤寒温热燥湿之邪，从外而受，肤表、口鼻皆为邪入之途，不外由此两途，以哪一途径为主，应据脉症而辨，不可拘于一定之见。风寒湿邪犯表，多以寒热、身痛等闭卫郁营的表现为主，其非邪气犯表之明证乎？或有喘咳、鼻塞等肺气不利之证。故论风寒湿邪，当以从肤表而犯为主。燥热犯表，多伤肤表太阳之阴气，始多见发热、微热、口渴，此邪在肤表、伤营犯卫之明证也。惟其痰喘、咳嗽，当以手太阴肺为主，但一般不为风温燥热犯表的初始见症。由此看来，无论风寒、温热、燥湿，皆以伤表为主，在太阳一经。若温热燥邪单从口鼻而论，恐不尽然。只是肺气外合皮毛，故太阳受邪必由皮毛而影响于肺。

另外，人体体质有阴阳虚实之不同，寒热风火燥湿六经六气之偏，外感六淫犯表，与体内六气化合，多从其气之阴阳虚实之偏而化热、化燥、化湿、化寒，六气犯表所伤不同还要据其体内六气阴阳虚实之偏而定论。人体太阳肤表以少阴为基础，互为中气，本为一统，少阴阳衰，则太阳标阳不足，易感寒湿之邪，发病易从寒化；少阴阴虚，则太阳阴气不充，易感风温燥热之邪，即多从热化。太阴气虚，湿饮停聚则多外湿犯表为患，反之，阳明有余又多燥热所伤。此皆本人与自然内外相应，同气相求之理也。

4. 温病伏邪和伤寒直中的病理本质探讨　伏邪（又称伏气）理论，源于《内经》，用于阐述温病的病因病机。它的涵义是温病因于冬季感受寒邪，寒邪伏藏于体内，至春季而发为温病。"冬伤于寒，春必病温"，言发病的外因，还有"藏于精者，春不病温"者，言发病的内因，这是《内经》对于春季伏邪温病病因的一种认识。但在《内经》中"病温"是一个极为广泛的概念，是多种以火热类证候为主的温热类疾病的统称。如《素问·六元正纪大论》曰："初之气，地气迁，气乃大温，草乃早荣，民乃疠，温病乃作……"此即言新感温病。《内经》既言春季温病，又言四时温病，既言伏气病温，又言新感温病，其对温病病因病机学说的论述是相当全面的。但后世直到明代以前，皆以"伏寒化温"统论温病之因，不能不说是有以偏概全之嫌。至明代汪石山以后，才明确了新感之因和伏邪之因并存，但绝少从病理本质上深究伏邪之理者。

明清温病学派形成以后，对伏邪温病有了明确而具体的论述。何廉臣言："新感温热，邪从上受，必先由气分陷入血分，里证皆表证侵入于内也。伏气温热，邪从里发，必先由血分转出气分，表证皆里证浮越于外也。"新感温病邪先犯表，由表而渐入于里，初起必有肺卫表证。伏邪温病以里证为重心，初起即有里热见证，发于气分或营血。新感温病的发病规律是由表入里，循卫气营血或三焦之序以传，当然亦可以六经进行概括和阐述，以太阳统表，少阴统里，配合营卫气血辨证，似能更好地概括温病病理和进行温热病的辨治。

新感温病总结了一般性温病的发病规律，而某些严重的急性传染病，起病急骤，往往并不显示或一越而超过卫表阶段，很快出现高热、神昏等里热见症，以温病的伏邪理论或用伤寒的直中理论论之则更为贴切。对伤寒直中，后人大多认为是寒邪直入三阴，殊不知六经邪盛而正虚均可直中三阴。不管是伏邪，还是伤寒直中，均有一个共同特点，就是发病初起即以里证为主。外感六淫，从表入里，概括了多数外感热病的发病和传变规律，但是，或因体质之偏，或因外邪之盛，初起即以里证为重点的外感热病，在临床上有着深厚的实践基础。

为什么会出现初起即见里证？关键就在于外邪和体质之间，在阴阳、寒热、燥湿等问题上的一致性。因以六经六气统人体生理，六经六气因人而异，有阴阳虚实、太过不及之偏，因禀赋不同，环境、饮食各异，摄生之法各有特点，故体质无有不偏，但有偏之浅深轻重不同，虚实各异，或先阴亏阳损，或先伏火伏阴，或有偏燥偏湿不同。虽不发病，皆病之前奏曲。六气太过者，谓之伏邪（伏气）为好；不及者，为虚损之体质，为外邪直中创造了条件。亦有体质偏之不盛而外邪特甚者，亦可径入于里也。此关键在于外邪和体质之偏合化，遵"同气相求""同者盛之"之理，其合化之邪相加相助，其气特盛，径入于里也。伤寒之邪可以直入三阴，皆其合化之气，阴盛阳衰，偏之较盛。温热之邪，可以直入营血，亦其合化之气，阳亢阴亏，偏之较盛。伤湿亦可直入于里而成肿满吐泻，感燥亦可直入于里而成干咳、口渴、便结。其皆以病邪和体质之偏合化为依据。此论外感，必先知内伤之理也。

5. 外感热病中阳气怫郁的探讨　新陈代谢是生命活动的基本特征。人体经气的升降出入就是这一过程的具体体现。所谓经气，在前面六经生理中已详加论述。此处主要谈经气怫郁的问题。阳气为经气之帅，在表即谓之卫气，《内经》有专篇论述其运行规律。

人体的经气时刻处在升降出入，不断运动变化的过程中，假脏腑经络以为其用。太阳、太阴为开，其气在表，重在敷布阳气和津液。阳明、厥阴为阖，其气主内，重在维护阳气与阴血于内。少阳为阳枢，重在三焦，主输转气液，为一身气化之枢纽。少阴为阴枢，重在经络，主输转血气，是三焦气化的基础与主导。经络和三焦气化，内出于气街，外行于井荥，联成一体，使脉内脉外、经络经气分而合，合而分，共成一统。《素问·六微旨大论》曰："出入废则神机化灭，升降息则气立孤危。故非出入则无以生长壮老已，非升降则无以生长化收藏，是以升降出入，无器不有。"即从人体看，没有经气的升降出入，没有规律的运动，就没有人体的生命活动。故朱丹溪云："人身诸病，多生于郁。"但人体的经气运行，以阳气为帅，以阴血津液为母，共为一体，一刻不可分离。

外感六淫犯表，火热燥风，则多伤损阴血津液，较少闭塞经气之证。而寒湿犯表，则多闭卫而郁营，郁闭太阳经气。而宗气（即胸中大气）是营卫之根，心肺是太阳、太阴之母脏，故寒湿犯表当助心肺之用，通调营卫之偏，以开表气之为邪郁。在六经中，少阳、厥阴最畏其郁，少阳为伤寒、温热、湿热所郁，外不能助太阳之开，内不能助阳明之阖，气液不输，血脉不和，少阴亦为之郁。在伤寒、温燥则邪多从火化，相火亢旺，为口苦、咽干、耳聋、目眩，或经气不利而见胁满胁痛，或乘克脾胃，或肝气不畅，方以小柴胡汤之类，重在枢少阳、清相火、和脾胃为主。少阳得枢则上焦得通而表气得畅，津液得下而胃气亦通，少阴血气亦因之而畅。若湿热郁于少阳胆焦之属，则当以分利三焦，助少阳之气化为主。通表和里，宣上导下之法，三仁汤之属可也。若在厥阴，伤寒直中，多为因寒而郁，吴茱萸汤、当归四逆汤之属可也。若在温热，多为痰热为患，清解、活血凉血、化痰开窍之类可也。伤寒少阴阳郁不枢，重在四逆散之类，以调其气机，通其血脉，以用赤芍为要。可与少阴阳衰不枢的四逆汤证互参。

论治郁之法，贵在宣通，气机通畅，则诸郁易解。但经气一郁，必有所结，水血痰食，皆邪薮也，故宣通气机之外，必兼治其所结，散寒清热，不可不知。

6. 毒在外感病因学说中的意义　在中医外感热病的病因学说中，毒不是仅仅泛指一类强暴悍烈的致病因子，而是泛指六淫时气伤人的病理变化。由毒所致的疾病，主要包括两个方面，一是外感疫毒，二是风寒湿燥变化成毒。临床一般据证而辨，审证定毒。但毒邪无不兼具六淫之性，尤其是火热盛极，皆可成毒，故其在外感温病学说中意义更为重大。因此，对毒的本质和病理进行探讨，就成为中医外感热病学中的一个重要课题。以下从六淫化火成毒和疫毒两方面讨论。

（1）六淫化火，盛极成毒

①热（火）盛成毒：感受温热邪气，或它邪化热，壅遏不解，阻碍气血，耗伤津液，即可化火成毒。叶天士《外感温热篇》中说："舌绛而干燥者，火邪劫营"，舌绛有"大红点者，热毒乘心，用黄连、金汁"。这是叶天士提出的"热毒"为病及其所用的解毒药物。

②风盛成毒：风邪偏盛每多化火，遂为风火壅盛成毒。陈平伯《外感温病篇》曰："风温证，身热咳嗽，口渴胸痞，头目胀大，面发泡疮者，风毒上壅阳络，当用荆芥、薄荷、连翘、玄参、牛蒡、马勃、青黛、银花之属，以清热散邪。"此证既有风邪偏盛，又有热毒上壅症状，故以疏风解毒为治。

③暑热邪盛成毒：王孟英认为暑为火邪，心为火脏，最宜相得，化火成毒。雷丰《时病论》以祛暑解毒为治，云："暑毒，烦热赤肿，身如针刺。"并云："凡暑热成毒者，此法最宜。"

④湿热邪盛化火成毒：湿热之邪伤人，多湿遏热伏，弥漫熏蒸，阻遏阳气，化火成毒。薛生白《湿热病篇》曰："湿热症，上下失血或汗血，毒邪深入营分，走窜欲泄，宜大剂犀角、生地、赤芍、丹皮、连翘、紫草、茜根、银花等味。"即指湿热化火成毒，毒邪迫血妄行所致。

⑤燥盛化火成毒：《温病条辨》曰："燥气化火，清窍不利者，翘荷汤主之。"对燥气化火、上壅清窍出现的耳鸣目赤、龈肿咽痛等症，用连翘、栀子、牛蒡子、黄芩等清热解毒之品治疗。

上述六淫化火成毒的观点，有着深厚的实践基础。临床上用清热解毒之法，并结合兼证，配合祛风除湿、凉血化瘀等法，对热毒之证疗效卓著。当然也有寒疫流行之证，另当别论。

（2）疫毒：温病中传染性强，易引起大流行的温病病因，传统称为疫毒。明代吴又可著《瘟疫论》，论杂气致病说，对瘟疫的致病病因，提出了"非风非寒乃天地间别有一种异气所感"的异气说。其中毒力强、危害大者，谓之"戾气"（或疠气），且提出了瘟疫病原（杂气）对人体致病有特异性的观点，对湿热疫邪的伤人特点和辨证施治有了明确而具体的论述。清代余师愚进一步发展了吴又可的理论，阐述了疫与毒的关系，认识到暑燥疫由毒气所致，强调了清热解毒的重要性。创立了清热解毒的著名方剂清瘟败毒饮，可为后世师法。

现代中西医结合名家黄星垣提出了"毒寓于邪，毒随邪入，热由毒生，变由毒起"的新观点，对毒邪致病和清热解毒的理论更有新的突破性进展，对临床实践有着重要的意义。

结　语

伤寒和温病是中医外感热病这一类疾病的两个不同侧面，均由六淫外邪（包括疫疠）致病，有着共同的生理基础，有相类似的演变过程，在其发展过程中还常出现相互转化的情况。而且现存的寒温不同体系中有许多交错重复的内容。但是，在其诊疗过程中，即使一个病理本质完全相同的证候，由于采用了六经、三焦、卫气营血等不同的辨证模式，使用了不同的概念术语，常常得出几种不同的诊断结果，其治疗方药和效果也就会不同。这样不符合中医理论系统化和现代化的要求，也不利于中医整个外感热病辨证论治精神的掌握，不能满足中医外感热病的教学和医疗实践的需要。因此，寒温统一，创立新的中医外感热病辨证论治体系势在必行。近代以来，已有不少专家学者致力于此，但尚未得出一个公允的统一方案。从以上考察的统一模式来看，六经辨证论治体系无疑是具有较大优越性的。以六经辨证论治体系为基础，温病强调辨邪之在气在血，湿热病注重六经中的少阳三焦辨证，将现存的伤寒六经体系和温病卫气营血、三焦辨证体系有机地融为一体，以人体的六经生理为基础，将伤寒和温病有机地统一于六经体系之中，以明确反映中医外感热病过程中的病性、病位、病势，甚至简略的定量内容。这就是今后中医外感热病学统一辨证体系的发展方向。

第 15 讲　中医治法纲要（草稿）

予受《石室秘录》启发，在五大原则下将中医治法分为整体和局部两大部分，整体治法以三因论治为纲：因时论治，因地论治，因人论治；局部治法以三定论治为纲：定位，定性，定量。三因三定论治统率众多治法以成体系。

五大原则

辨病论治——百合病、青蒿治疟、茵陈治黄疸……

辨证论治——风、火、燥、湿、寒、毒、痰、饮、郁、瘀……

分期论治——SARS、中风、帕金森病……

审因论治——外伤、六淫、七情、饮食、劳逸、虫毒、疫疠……

对症治疗——延胡索止痛、瓦楞子治酸、鸡内金消食……

第一部分　三因论治

（一）因时制宜

夫四时阴阳者，万物之根本也，所以圣人春夏养阳，秋冬养阴，以从其根，故与万物沉浮于生长之门。

1. 五运六气　太极肇分，而有天地阴阳，阴阳不测谓之神。天有阴阳，地亦有阴阳，天以阳生阴长，地以阳杀阴藏，人在气交之中，所以具五脏六腑，以应五运六气之数也。五运者，金、木、水、火、土也。六气者，风、寒、暑、湿、燥、火也。五运六气平治汤如下。

（1）审平汤：岁金太过不及者用之。卯酉之岁，阳明司天，病者中热面浮，鼻衄，小便黄赤，甚则淋，或疡气，善暴仆，振栗，谵妄，寒疟，痈肿，便血，宜用此方以平金气，故曰审平。远志、紫檀香各一两，天门冬、山茱萸各一分，白芍药、白术、甘草、生姜各半两。上咀，每服四钱，水一盏，煎七分，食前服。

（2）敷和散：岁气风木司天，病者而反右胁下寒，耳鸣，泪出，掉眩，燥湿相搏，民病黄瘅，浮肿，时作瘟疠，宜用此方，以气和而水敷荣也，故曰敷和。

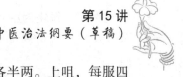

半夏、五味子、枳壳、茯苓、诃子皮、干姜、橘皮、甘草各半两。上咀，每服四钱，水一盏，枣一枚，煎七分，食前服。

（3）静顺汤：岁气寒水司天，湿土在泉，病者身热，头痛，呕吐，气郁中满，瞀闷，少气，足痿，注下赤白，肌腠疮疡，发为痈疽，宜用此以正之，则水气自静而顺，不致泛滥，故云静顺。白茯苓、干木瓜、附子（炮）、牛膝、防风、诃子皮、甘草（炙）、干姜（炮）各半两。上咀，每服四钱，水一盏，煎七分，食前服。

（4）升明汤：岁气少阳相火司天，厥阴风木在泉，民病气郁血热，咳逆头痛，胁满呕吐，胸臆不利，聋瞑，烦渴，身重，疮疡，宜用此正之，火性不致于炎郁，故曰升明。紫檀香、车前子、青皮、半夏、酸枣仁、蔷薇、生姜、甘草各等分。

（5）备化汤：岁气太阴湿土司天，太阳寒水在泉，民病关节不利，筋急身重痿弱，或瘟疠盛行，胸腹满闷，甚则浮肿，寒疟，血溢，腰痛，宜用此以正土气，则燥湿之患而物自生生矣，故曰备化。熟地黄、茯苓、附子、覆盆子、木瓜、甘草、生姜、牛膝各等分。上咀，每服四钱，水一盏，煎七分，食前服。

上五方为五行之平气。当其正音，平气之岁不须用此，前纪运语之详矣。故木运太角岁曰发生，为太过；少角岁曰委和，为不及；惟正角岁曰敷和，为平气云云。凡遇太过与不及之年，以五平气汤消息加减用之，亦未必无补云。

（6）正阳汤：岁气少阴君火司天，阳明燥金在泉，或有太过不及，宜用此方以正真阳之火，阳火，君火也，故曰正阳。白薇、当归、川芎、芍药、桑白皮、旋覆花、玄参、甘草。上咀，每服四钱，水一盏半，姜一片，枣一枚，煎七分服。

2. 二十四节气 一年二十四节气，一节气主半月。水之气味随之变迁，天地气候相感，非疆域之分限。道法自然，顺应自然节气而养，方得天年。

3. 十二时辰 每日寅时从肺起，卯时流入大肠经，辰胃巳脾午心火，未时应注小肠经，申属膀胱酉属肾，戌走包络亥焦宫，子胆丑肝寅又肺，十二经脉周环行。四神丸的主症为五更泻。五更即十二时辰中寅卯时（凌晨 3～5 时），为鸡鸣至平旦之时。《素问·金匮真言论》曰："鸡鸣至平旦，天之阴，阴中之阳也，故人亦应之。"又曰："腹为阴，阴中之阳，肝也。"《医略六书》曰："腹痛泄泻每于五更寅卯之时，可知寅卯属木，而木应乎肝，以肝主疏泄。"故寅卯时为肝木当令时，阳气升发之际，且得天阳之助，故其正气得充，有力与邪相争，驱邪外达之势。患者即出现腹痛肠鸣泄泻，泻后即安。

4. 春夏治法 论春宜理气，夏宜健脾。春夏治者，随春夏发生之气而治之得法也。春宜疏泄，夏宜清凉，亦不易之法也。然而舒发之中宜用理气之药，清凉之内宜兼健脾之剂，未可尽为舒发与清凉也。

（1）迎春汤：人参一钱，黄芪一钱，柴胡一钱，当归二钱，白芍三钱，陈皮五分，甘草一钱，神曲五分，水煎服。此方有参、芪以理气，又有柴、芍、当归以养肝而舒木气，则肝不克脾土，自然得养矣。

（2）养夏汤：麦冬三钱，玄参三钱，五味子一钱，白术五钱，甘草一钱，香薷八分，神曲三分，茯苓三钱，陈皮五分，水煎服。此方妙在健脾之中而有润肺之药，脾健而肺润，又益之去暑之品，又何患暑极之侵入哉。

5. 秋冬治法　论秋宜润肺，冬宜补肾。秋冬治者，以顺秋气之肃，冬气之寒也。然秋天而听其气肃，冬令而顺其气寒，则过于肃杀矣。法当用和平之药以调之，使肃者不过于肃，而寒者不过于寒也。

（1）润秋汤：麦冬五钱，北五味一钱，人参一钱，甘草一钱，百合五钱，款冬花一钱，天花粉一钱，苏子一钱，水煎服。此方妙在不寒不敛，不热不散，则肺金既无干燥之患，而有滋润之益，又何虑金风之凉也。

（2）温冬饮：白术五钱，茯苓三钱，山茱萸二钱，熟地黄五钱，肉桂三分，生枣仁一钱，枸杞子一钱，菟丝子一钱，薏苡仁三钱，水煎服。此方补肾之水多，补肾之火少，使水不寒而火不沸，又何虞冬令之寒哉。秋冬治法之佳妙者。

6. 人体阳气变化的日夜节律　《灵枢·卫气行》云："阳主昼，阴主夜。"又云："昼日行于阳二十五周，夜行于阴二十五周，周于五脏。"《素问·生气通天论》云："故阳气者，一日而主外，平旦人气生，日中而阳气隆，日西而阳气已虚，气门乃闭。"《灵枢·口问》曰："卫气昼日行于阳，夜半行于阴，阴者主夜，夜者主卧。"又言："阳气尽，阴气盛，则目瞑；阴气尽而阳气盛，则寤矣。"以上均描述了人体阳气的昼夜变化规律。

7. 日治法　日治者，病重于日间，而发寒发热，较夜尤重，此等症必须从天未明而先截之。方用柴胡三钱，当归三钱，黄芪五钱，人参一钱，陈皮一钱，半夏一钱，青皮一钱，枳壳一钱，白术五钱，甘草一钱，干姜五分，水煎服（补正逐邪汤）。此方妙在加柴胡于参、芪、归、术之中。盖邪之敢在日间作祟者，欺正气之衰也。今用祛邪之品同补正之药共相攻邪，则正气有余，邪自退舍。譬如贼人白昼操戈入室，明欺主人软弱，故肆无忌惮。倘主人退缩潜形，则贼势更张，必大恣掠，席卷资囊而去。正气日消，病安能愈也？妙在全用补正为君，则主人无惧，指挥如意，号召家人，奋勇格斗，前后左右，无不执末而来，负锄而至，争先捍御，贼人自然胆落，惟恐去之不速矣。况方中有柴胡、半夏之类，各各消邪，又譬如主人既勇，奴仆无非勇士，则贼不奔逃，必被擒获。此方之用于日间，实有妙用也。

8．**夜治法**　夜治者，病重于夜间而发热者也。或寒少而热多，或热少而寒多，一到天明，便觉清爽，一到黄昏，便觉沉困。此阴气甚虚，故行阳分则病减，行阴分则病重也。方用熟地一两，山茱萸四钱，当归三钱，白芍三钱，鳖甲五钱，柴胡三钱，白芥子三钱，陈皮一钱，生何首乌三钱，茯苓五钱，北五味一钱，麦冬三钱，水煎服（补阴辟邪丹）。

（二）因地制宜

《素问·异法方宜论》云："黄帝问曰：医之治病也，一病而治各不同，皆愈何也？岐伯对曰：地势使然也……故圣人杂合以治，各得其所宜，故治所以异而病皆愈者，得病之情，知治之大体也。"

1．**东南治法**　论补中益气汤。东南治者，东方之人与南方之人同治也。东南俱系向明之地，腠理疏泄，气虚者多，且天分甚薄，不比西北之人刚劲。若照西北人治法治之，立见危殆矣。用人参一钱，白术二钱，当归一钱五分，黄芪三钱，柴胡一钱，升麻五分，陈皮五分，甘草一钱，此补中益气汤也。以此方出入加减，无有不妙。

2．**西北治法**　西北人赋质既坚，体亦甚壮，冷水冷饭，不时常用，始觉快然，一用热剂，便觉口鼻双目火出，故治法与东南人迥别。方用黄连五分，黄芩一钱，栀子一钱，陈皮一钱，枳壳一钱，厚朴一钱，甘草一钱，麦芽二钱，水煎服。

（三）因人制宜

《素问·上古天真论》云："女子七岁，肾气盛，齿更发长。二七而天癸至，任脉通，太冲脉盛，月事以时下，故有子……七七，任脉虚，太冲脉衰少，天癸竭，地道不通，故形坏而无子也。丈夫八岁，肾气实，发长齿更。二八，肾气盛，天癸至，精气溢泻，阴阳和，故能有子……七八，肝气衰，筋不能动，天癸竭，精少，肾脏衰，形体皆极。八八，则齿发去。"

1．**男治法**　强阳不倒，此虚火炎上，而肺金之气不能下行故尔。若用黄柏、知母二味，煎汤饮之，立时消散。然而自倒之后，终岁经年，不能重振，亦是苦也。方用玄参三两，肉桂三分，麦冬三两，水煎服，即倒（养阳汤）。此方妙在用玄参以泻肾中浮游之火，尤妙肉桂三分，引其入宅，而招散其沸越之火，同气相求，火自回合。

2. **女治法**　生化汤（千古名方）。生化汤原方：当归八钱，川芎三钱，桃仁十四粒（去皮尖，研），黑姜五分，炙甘草五分，用黄酒、童便各半煎服。

四二五合方。

3. **老治法**　论老人宜补肾。莫妙用六味丸，加麦冬三两，北五味一两，与之常服，则肠无燥结之苦，胃有能食之欢。此方之妙，竟可由六十服至百年，终岁不断常服。盖老人气血之虚，尽由于肾水之涸。六味丸妙在极补肾水，又能健脾胃之气，去肾中之邪火，而生肾中之真阳，所以老人最宜也。

4. **少治法**　论少年人宜治脾胃。方用厚朴一钱，茯苓三钱，陈皮一钱，甘草一钱，半夏一钱，砂仁三粒，车前子一钱。此方为主，而随症加减，自易奏功。

5. **随人之性情禀赋不同而治**　禀赋不同而受病亦异。顾私己者，心肝病少；顾大体者，心肝病多。不及情者，脾肺病少；善钟情者，脾肺病多。任浮沉者，肝肾病少；矜志节者，肝肾病多。病起于七情，而五脏因之受损。

6. **强治法**　体质强壮：张飞、李逵、武松。麻黄汤证。

7. **弱治法**　林黛玉。桂枝汤证。

8. **肥治法**　六君子。肥治者，治肥人之病也。肥人多痰，乃气虚也，虚则气不能运行，故痰生之。则治痰焉可仅治痰哉，必须补其气，而后带消其痰为得耳。然而气之补法，又不可纯补脾胃之土，而当兼补其命门之火。盖火能生土，而土自生气，气足而痰自消，不治痰，正所以治痰也。方用人参三两，白术五两，茯苓二两，薏苡仁五两，芡实五两，熟地黄八两，山茱萸四两，北五味一两，杜仲三两，肉桂二两，砂仁五钱，益智仁一两，白芥子三两，橘红一两。各为末，蜜为丸，每日白滚水送下五钱（火土两培丹）。

9. **瘦治法**　六味地黄汤。瘦人多火，人尽知之。然而火之有余，水之不足也，不补水以镇阳光，又安能去火而消其烈焰哉？方用熟地黄三两，玄参八两，生地黄四两，麦冬三两，白芍五两，牡丹皮三两，沙参二两，地骨皮五两，天冬三两，陈皮五钱。各为末，蜜为丸。加桑叶六两，亦为末，同捣为丸，每日白滚水送下五钱（添阴汤）。妙在玄参去浮游之火，而又能调停五脏之阳。

10. **富治法**　富治者，治膏粱富贵之人也。身披重裘，口食肥甘，其腠理必疏，脾胃必弱。一旦感中邪气，自当补正为先，不可以祛邪为急。方用人参三钱，白术三钱，甘草一钱，陈皮五分，茯苓三钱，半夏五分，为君主之药。倘有风邪，加入桂枝一钱，或柴胡一钱；伤暑，加入香薷一钱；伤湿，加入猪苓二钱；伤热，加入黄连一钱；伤燥，加入苏子一钱，麦冬五钱；伤气，加入白芍五钱；伤寒，加入肉桂一钱。水煎服。此方之妙，妙在健脾顺气，正补而邪自退。况又逐经各有加减妙法，使膏粱之子，永无屈死矣。

11. **贫治法**　贫治者，藜藿之民，单寒之子，不可与富贵同为治法，故更立一门。盖贫贱之人，其筋骨过劳，腠理必密，所食者粗粝，无燔熬烹炙之味入于肠胃，则胃气健刚可知。若亦以富贵治法治之，未必相宜也。方用白术二钱，茯苓三钱，白芍三钱，甘草一钱，半夏一钱，陈皮五分，厚朴五分，共七味为主。

12. **产前治法**　产前之症，俱照各门治之。方用人参二钱，白术五钱，茯苓二钱，白芍五钱，黄芩三钱，杜仲一钱，熟地黄一两，生地黄三钱，当归身二钱，水煎服。此方纯是利腰脐之圣药，少加黄芩清之，则胎得寒，子自定。其次漏胎乃气血不足之故，急宜以峻补之，则胎不漏。方用人参二钱，白术五钱，杜仲一钱，枸杞子一钱，山药二钱，当归身一钱，茯苓二钱，熟地黄五钱，麦冬二钱，北五味五分，山茱萸二钱，甘草一钱，水煎服。此方不寒不热，安胎之圣药也。

13. **产后治法**　论产后宜补。产后之病，不可枚举，终以补气补血为主。如产后诸症，以补气血为主。方用人参三钱，当归一两，川芎五钱，荆芥炒黑一钱，益母草一钱，水煎服（气血兼补汤）。

第二部分　三定论治

（一）定位

1. **上治法**　上治者，治上焦之症也。如头痛、目痛、耳聋、口舌生疮、鼻肿之类。

2. **中治法**　中治者，或胸前生疮，乳上生疮，两胁、两背、两手生疮是也。然而疮疡别有专门，此不必再赘。既已立门，存一治法，统治中焦部位之疮，无不神效。

3. **下治法**　下治者，乃生腿痛、多骨痛、囊痛、骑马痈、鹤膝风、两脚烂疮、脚疽等项是也。

4. **内治法**　内治者，言人有病在脏腑而治之也。

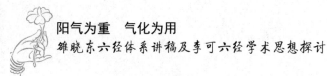

5. **外治法**　摩治法，浴治法……

6. **不内外治法**　内者，胸腹之中；外者，风邪之犯。今既无胸腹之病，又无风寒之侵，忽然跌仆为灾，断伤受困，此不内外之因，又一门也。方用当归五钱，大黄二钱，生地黄三钱，赤芍三钱，桃仁一钱，红花一钱，牡丹皮一钱，败龟甲一钱。水一碗，酒一碗，煎服（逐瘀至神丹）。

7. **深治法**　深治者，病患深而深治之也，如人病在膏肓，或在骨髓，或在脑中者是。此等症，成非一朝，则治亦非一日，必须多服汤药于日间，久服丸饵于夜半，非数百剂，非数十斤，不能奏效。大约痨瘵之症居多，而虚劳次之。方用熟地黄一两，山茱萸四钱，山药三钱，牡丹皮二钱，泽泻二钱，茯苓三钱，北五味一钱，麦冬三钱，芡实五钱，水煎服。此朝服方也。晚服丸方：用紫河车一具，鹿角胶二两，龟胶三两，玄参三两，熟地黄八两，山茱萸四两，地骨皮五两，人参二两，白术五两，白芍五两，炒枣仁三两，枸杞子三两，麦冬三两，人乳二碗，浸熟地黄，晒干，砂仁五钱，各为末。每日半夜，白滚水送下五钱。此方不热不寒，可以长服，方名中正丸。

8. **浅治法**　浅者，因病未深而浅治之者也，不必深治之者也。如人患细小疾病，何必张皇而用人参，惊惧而加桂、附。饮食不调，用六君子可也；头痛，用小柴胡汤可也；咳嗽，用逍遥散可也；水泻，用五苓散可也；腹痛，用小建中汤可也；两肋饱闷，亦用逍遥散可也。

9. **五体九窍**　五体为筋、脉、肉、皮、骨。五体与五脏相合：肝合筋，心合脉，脾合肉，肺合皮，肾合骨。九窍，头部七窍（目、鼻、口、舌、耳）及前阴、后阴为九窍。九窍分别由五脏所主。肝开窍于目，肺开窍于鼻，脾开窍于口，肾开窍于耳及二阴。

10. **皮毛治法**　皮毛治法者，感轻之症，病未深入营卫，故从皮毛上治之也。凡人生白癜风与紫癜风者，乃暑热之时，人不知而用日晒之手巾，擦其身中之汗，便成此病，最无害而最难愈。方用苍耳子一两，防风三钱，黄芪三两。各为末，水打成丸，米汤每日早晨送下三钱，一料服完必愈。神方也，紫白癜俱效。

11. **肌肤治法**　肌肤者，虽同是皮毛，而各有治法。肌肤之病，从腠理而出，较皮毛略深，如人生脓窠疮、粉刺、顽癣之类是也。然皆气血不和，故虫得而生焉，活其气血，则病自愈。脓窠疮，用当归三钱，生地三钱，熟地三钱，白芍三钱，麦冬三钱，天门冬三钱，川芎一钱，茯苓三钱，甘草一钱，柴胡一钱，人参一钱，白术三钱，黄芪五钱，荆芥一钱，薏苡仁五钱，水煎服。此方妙在补气补血之药，而略用柴胡、荆芥以发之。先服四剂，必然疮口尽加臌胀作脓。四剂后，去柴胡，加五味子五粒，又服四剂，则满身之疮如扫而愈矣。粉刺之症，乃肺热而风吹之，多成此刺。方用轻粉一钱，黄芩一钱，白芷一钱，白附子一钱，防风一钱，各为细末，蜜调为丸。于每日洗面之时，多擦数遍，临睡之时又重洗面而擦之。不须三日，自然消痕灭瘢矣。

12. 筋脉治法　筋脉之治，用当归三钱，芍药一两，熟地黄二两，柴胡一钱，白术五钱，肉桂一钱，白芥子一钱，水煎服（滋筋舒肝汤）。此方乃肾肝同治之法。筋虽属肝，而滋肝必责之肾。

13. 脏腑治法

（1）脏治法：脏治者，五脏中有病而治之者也。诸痿喘呕，皆属于上。诸厥固泄，皆属于下。诸风掉眩，皆属于肝。诸寒收引，皆属于肾。诸气膹郁，皆属于肺。诸湿肿满，皆属于脾。诸痛痒疮，皆属于心。

（2）五脏同治法：脾肺同一治，肾肝同一治，心肾同一治也。肺气之伤，必补脾气，脾气既伤，肺气亦困，故补肺必须补脾，而补脾必须补肺。

（3）腑治法：腑治法甚多，小便不通，乃膀胱之病。膀胱之气化不行，小便即不能出。方用人参三钱，莲子三钱，白果二十个，茯苓三钱，甘草一钱，车前子三钱，肉桂三分，王不留行三钱，水煎服（通水至奇丹）。一剂即如注。此方之奇妙，全在用人参，其次则用肉桂三分，盖膀胱必得气化而始出。气化者何？大便闭结者，人以为大肠燥甚，谁知是肺气燥乎。肺燥则清肃之气不能下行于大肠，而肾经之水仅足以自顾，又何能旁流以润溪涧矣？方用熟地黄三两，玄参三两，火麻子一钱，升麻二钱，牛乳一碗，水二盅，煎六分，将牛乳同调一碗服之（润燥至神汤）。

奇恒之腑：脑、髓、骨、脉、胆、胞。

14. 十二经脉奇经八脉大络　凡人一身有经脉、络脉，直行曰经，旁支曰络。经凡十二，手之三阴、三阳、足之三阴、三阳是也。络凡十五，乃十二经各有一别络，而脾又有一大络，并任、督二络为十五也。（《难经》作"阴络""阳络"。）共二十七气，相随上下，如泉之流，如日月之行，不得休息。故阴脉营于五脏，阳脉营于六腑，阴阳相贯，如环无端，莫知其纪，终而夏始。其流溢之气，入于奇经，转相灌溉，内温脏腑，外濡腠理。奇经凡八脉，不拘制于十二正经，无表里配合，故谓之奇。奇经有八，曰任、督、冲、带、阳跷、阴跷、阳维、阴维者是也。任脉任于前，督脉督于后，冲脉为诸脉之海，带脉犹身之束带，阳跷为足太阳之别，阴跷为足少阴之别，阳维则维络诸阳，阴维则维络诸阴，阴阳相维，故诸经乃调。此八脉者，譬犹图设沟渠以备水潦，斯无滥溢之患，人之奇经，亦若是也。

15．六经治法　太阳经证汗法为主，少阳经证和法为主，阳明经证宜清，阳明腑证宜下，太阴病治以温中散寒、健脾燥湿为主，少阴寒化宜温阳破阴，少阴热化宜育阴清热，厥阴证宜寒热调和。

16．卫气营血治法　在卫汗之可也，到气才可清气，入营犹可透热转气，入血就恐耗血动血，直须凉血散血。

17．三焦治法　治上焦如羽（非轻不举），治中焦如衡（非平不安），治下焦如权（非重不沉）。

18．气血精津液

（1）气治法：气治者，气实气虚而不可不平之也。气陷，补中益气汤可用；气衰，六君子汤可采；气寒，人参白术附子汤可施；气虚，则用四君子；气郁，则用归脾汤；气热，则用生脉散；气喘，则用独参汤；气动，则用二陈汤加人参；气壅滞，则用射干汤；气逆，则用逍遥散。

（2）血治法：血治者，乃血病不肯归经，或上或下，或四肢皮毛，各处出血者是也。治血以四物汤为主，加荆芥、茜草更妙，顺其性而引其归经也。然而用六味丸汤治血症亦妙。

（二）定性

1．阴阳　阳盛，阳虚，阳气衰亡；阴盛，阴虚，阴气衰亡；格阳，格阴，戴阳，阴虚阳亢等。谨察阴阳之所在而调之，以平为期。

（1）阴治者：病症乃阴气不足，而阴邪又犯之也。如肾水虚寒，又感寒者；或肾水亏竭，夜热昼寒是也。

（2）阳治法：阳治者，治阳证之病也。阳证甚多，不能概举，姑举一二症大者言之。伤寒内发斑，身热心如火，口渴喝水，气喘舌燥，扬手出身者是；或中暑热之气，大渴饮水。

2．虚实　气血阴阳，五虚五实，微虚微实，甚虚甚实等。补虚泻实，泻子补母。

（1）虚治法：虚证亦多，我举一二以概其余。虚治者，非气虚，即血虚也。气虚如人不能饮食，食之而不能化者是；血虚者，面色黄瘦，或出汗盗汗，或夜眠常醒，不能润色以养筋者是也。气虚者，用六君子、四君子汤。血虚者，用四物汤。肾虚无火者，用八味汤。肾虚有火者，用六味地黄汤。肺虚者，用生脉散。心虚者，用归脾汤或天王补心丹。肝虚者，用建中汤。胃虚者，用四君子汤。脾虚者，用补中益气汤。

（2）实治法：实病亦不同，亦甚多，今亦举其一二。如人终岁终年，不畏劳役，不辞辛苦，寒凉之品，可以多餐，辛热之味，不能上口者是也。至于邪气之入，不可同观。吾言实病之多，皆邪气之多也。人实者少而虚者多。邪气之入，别有治法，不可混入于此门。倘人有强壮之容颜，过于热甚，欲求方者与之。方用陈皮一钱，神曲一钱，麦芽一钱，黄芩一钱，厚朴一钱，天花粉一钱，甘草五分，芍药二钱，山楂十粒，枳壳五分，当归二钱，茯苓一钱，水煎服。此等方，止可备用，以治有余之人，不可据之以概治天下之人也。盖实者，一百中一二人，而虚者遍天下。天地之气，何能过厚。况培植者少，而琢削者多乎。今定此方，亦定一门之治法，非教医者执此以消导之耳。

3. 寒热　诸热瞀瘛，皆属于火。诸禁鼓栗，如丧神守，皆属于火。诸痉项强，皆属于湿。诸逆冲上，皆属于火。诸胀腹大，皆属于热。诸躁狂越，皆属于火。诸暴强直，皆属于风。诸病有声，鼓之如鼓，皆属于热。诸病胕肿，疼酸惊骇，皆属于火。诸转反戾，水液浑浊，皆属于热。诸病水液，澄澈清冷，皆属于寒。诸呕吐酸，暴注下迫，皆属于热。故大要曰：谨守病机，各司其属，有者求之，无者求之，盛者责之，虚者责之，必先五胜，疏其血气，令其调达，而致和平。此之谓也。

（1）寒治法：寒治者，乃火盛而正折之也。

（2）热治法：热治寒也。

4. 温治法　温治者，不可用寒凉，又不可用辛热，不得已乃用温补之药，以中治之也。

5. 清治法　清治者，不可用凉药，又不可用温补，乃改用清平之剂，故曰清治。

6. 燥湿　燥之与湿，虽如水火之对立，但又若水火之既济，两者盈亏失调则病，治当视其主次消长以调之，务必注意做到：润燥不助湿，燥湿不伤津，"以平为期"。

7. 风邪　内风责之于肝，外风多累于肺。

8. 痰治法　论治初起之痰，已病之痰，久病之痰，论老痰、顽痰。痰治者，痰塞于咽喉之间，虽是小病，而大病实成于此，古人所以另立门以治之。然而所立之方，皆是治痰之标，不足治痰之本也，故立二陈汤，以治上中下、新暂久之病，通治之而无实效也。今另立三方，一治初起之痰，一治已病之痰，一治久病之痰。痰病虽多，要不能越吾之范围也。初起者，伤风咳嗽吐痰是也，用半夏一钱，陈皮一钱，天花粉一钱，茯苓一钱，甘草一钱，苏子一钱，水煎服。已病之痰，痰在中焦也，白术三钱，茯苓五钱，陈皮一钱，甘草一钱，白芥子三钱，栀子一钱，火痰加之，枳壳五分，水煎服。久病之痰，当补肾以祛逐之，方用熟地黄五钱，茯苓三钱，山药三钱，薏苡仁五钱，芡实五钱，山茱萸三钱，北五味一钱，麦冬三钱，车前子一钱，益智仁三分，水煎服。此治水泛为痰之圣药。

9. 瘀血　王清任《医林改错》五逐瘀汤：通窍活血汤、血府逐瘀汤、膈下逐瘀汤、少腹逐瘀汤、身痛逐瘀汤，所治基本涵盖了一身血瘀之证。

10. 虫毒　瘟疫治法，瘴疠治法……

（三）定量

1. 范围大小

（1）完治法：完者，如病头痛、脑痛、手足两臂疼痛、两肩背疼痛、腰以下痛，不必支解刀破，囫囵而治之也。

（2）碎治法：碎治法最奇。人有病腹中癥结，或成虫形、鸟形、蛇形，各药不愈；或头内生鹊、手内生鸠之类，必内无异症，而外显奇形，如瘿如瘤之类，必须割去瘤瘿，去其鸟鹊，始能病愈。然此犹是节外生枝，虽动刀圭，无伤内脏，用生肌之药一敷上，即如无病之人。

（3）大治法：大治法，周身有病，统上下左右尽治之也。防风通圣散、五积散、十全大补丸、人参养荣丸。如气血全亏，一身多病。诸病凡胃气衰者，用药不可大剂，不可不知。更有暴病中寒，脉微欲绝，四肢冰冷者，初服须急服生附、干姜各五钱救之，参、术又在所缓。

（4）小治法：葱豉汤。小治法者，乃上焦之病也。病既在上焦，若大其剂，

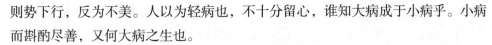

则势下行，反为不美。人以为轻病也，不十分留心，谁知大病成于小病乎。小病而斟酌尽善，又何大病之生也。

2. 程度轻重

（1）重治法：白虎、承气、参附、四逆之辈。论大渴、大汗、大吐、大泻、阴阳脱。重治者，病出非常，非轻淡可以奏功，或用之数两，或用半斤、一斤，而后可以获效。如大渴、大汗、大吐、大泻、阴阳脱之症，从前俱已罄谈，而方法亦尽，余可不言。然而尚未尽者，大渴之症，必用石膏，往往有一昼夜而用至斤许者。大汗之症，必用参、芪，往往有用参斤许者。然亦偶尔有之，不可拘执以治凡有汗亡阳之症。盖阳药不宜偏多，而阴药可以重用故耳。

（2）轻治法：桑菊、银翘之辈。轻者，病不重，不必重治，而用轻剂以治之也。如人咳嗽、头痛、眼目痛、口舌生疮，皆是小症，何必用重剂以补阳，用厚味以滋阴哉。法当用轻清之品，少少散之，无不立效，如小柴胡之方是也。然而小柴胡汤，世人不知轻重之法，予再酌定之，可永为式。方用柴胡一钱，黄芩一钱，半夏一钱，陈皮五分，甘草一钱，此小柴胡汤。

3. 王治法　王治者，不可以伯道治之，而用王道治法为必全，而尊尚之也。

4. 霸治法　霸治者，不可用王道，不得已而霸者也。如人病至危，安可仍用六君子辈，迁缓从事，以图速功哉，势必如宋襄之速亡而已。故一遇大渴、大吐、大泻、大满、发背、痈肿之类，死亡顷刻。若不用大剂去毒去邪之药，单刀直进，摧荡逐除，而欲尚补正则邪自散之论，未有不一败涂地而不可救者也，故必须大剂与之为得。

第三部分　治法术略（技巧）

1. 先治法　先治者，宜先而先之也。先治法最妙，无奈世人不肯先服药何，所以邪由皮毛而入营卫，由营卫而入脏腑也。

2. 后治法　后治法者，宜后而后之也。

3. 急治法　急治者，不可须臾缓也。

4. 缓治法　缓治者，不可急而姑缓之也。

5. 初治法　初治者，首先宜以此治之也。

6. 终治法　终治者，病已愈而为善后之计，故曰终治。如伤寒愈后，作何调治；中暑之后，作何汤饮；中风之后，作何将息是也。妙者，可以为终治之法。

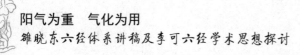

7. **长治法**　长治者，永远之症，不可以岁月计也。如病痿证、痉证是也。

8. **短治法**　短治者，乃病不必长治，而可以短兵取胜，则用短治之法。譬如阳明之症初起，乘其口渴引水自救之时，急用石膏、知母煎服，一剂而渴减，再剂而渴止，三剂而病如失，即不可再与四剂矣。盖石膏初用有荡邪之功，久用有损正之失，故可暂用而不可长用。附子理中汤，亦不可久用，有太刚则折之虞。大承气汤止可一剂，而不可至再，重则有大下亡阴之祸。

9. **久治法**　久治者，日久岁长而治之也。此乃寒虚之人，不可日断药饵，如参、苓、芪、术之类，日日煎饮始好。方用人参一钱，白术二钱，黄芪二钱，茯苓二钱，甘草五分，白芥子一钱，神曲五分，肉桂一分，麦冬二钱，北五味三分，苏子五分，水煎服（久道汤）。

10. **暂治法**　暂治者，乃强壮之人素不服药，一朝得病，用药暂治之也。

11. **本治法**　本治者，治心肾之法也。人非心不能宁静致远，非肾不能作强生育。故补心即当补肾，补肾即当补心也。是二经一身之主宰，脏腑之根本也。

12. **末治法**　人如病大小便不通，或疟症不已，产后风寒，皆作末治也。

13. **正医法**　五脏之中，除肺一经之外，俱可正治，独肺经不可正治。治肺之法，正治甚难，当转治以脾。脾气有养，则土自生金，咳嗽自已。治有隔一、隔二、隔三之治。

14. **反医法**　凡人有病发狂如见鬼状，或跌倒不知人，或中风不语，或自卧而跌在床下者，此皆正气虚而邪气犯之也。似宜正治邪为是，然而邪之所凑，其气必虚，不治其虚，安问其余。此所以急宜固其正气，而少佐以祛痰、祛邪之药为妙。

15. **偏治法**　偏治者，乃一偏之治法。譬如人病心痛，不治心而偏治肝；譬如病在上，而偏治下；譬如病在右，而偏治左；譬如病在四肢手足，而偏治其腹心也。

16. **全治法**　全治者，乃人病痨瘵之症也。痨病用不得霸药，宜用通身清火之味治之。

17. **常治法**　常治者，可以常法而常治之者也。头痛，即以蔓荆子一钱，川芎五钱，白芷一钱，甘草一钱，半夏一钱，细辛一钱治之，病去如扫（止疼汤）。此常治之法，可为师也。

18. **变治法**　变法者，不可以常法治，不得已而思变之也。变症不同，用药各异。

19. **专治法**　专治者，专治一脏，单刀直入之谓也。如人病直中阴经寒证，势如奔马，不可止遏。倘征兵分调于各路，势必观望低徊，而不能急遽以救主，不若止用一二大将，斩关直进之为得也。方用人参一两，附子二钱，水煎服即愈，方名参附汤。

20. **分治法**　分治者，症犯艰难，不可作一症治之，乃用分治之法。如人便血矣，又溺血；腰痛矣，又头痛；遗精矣，又健忘；吞酸矣，又泄泻。症既纷出，药难一般，不得不分之以相治也。或治其上，或治其下，或治其有余，或治其不足，止正可以混同一例。然而得其道，则分中可合；不得其道，则合处仍分。

21. **通治法**　通治者，因其通而通之也。

22. **升治法**　升治者，乃气虚下陷，不能升而升之者也。凡人因饥饱劳役，内伤正气，以致气乃下行，脾胃不能克化，饮食不能运动。方用人参一钱，黄芪三钱，柴胡一钱，升麻三分，当归三钱，陈皮一钱，甘草一钱，白术三钱治之。此方即补中益气汤，余为之增定其轻重，以为万世不删之定则。东垣一生学问，全在此方。

23. **降治法**　降治者，不能下降，用药以堕之也。降胃以小半夏汤、旋覆代赭汤，降肺以苏子降气汤，降肝以镇肝熄风汤，降气以四六磨饮。如腹中痛，手按痛甚，或胸中伤食，手不可按者，皆宜堕之也。方用白术二钱，枳壳三钱，白芍三钱，甘草一钱，山楂二十粒，麦芽三钱，厚朴一钱，水煎服（速腐汤）。

24. **开治法**　开治者，气闭不开而开之也。如关格之症是也，或如尸厥气闭是也。

25. **闭治法**　闭治者，乃虚极下脱，关门不闭而闭之也。如人交感乐极，男女脱精而死者，或梦遗精滑不守者是也。男女走精而亡，亦因气虚不能自禁，一时男贪女爱，尽情纵欲，以致虚火沸腾，下元尽失。

26. **顺医法**　如治气虚、胃虚。凡人有病气虚者，乃身子羸弱，饮食不进，或大便溏泄，小便艰涩。方用人参一两，茯苓三钱，白术五钱，陈皮一钱，甘草一钱，泽泻一钱，车前一钱，水煎服。此乃病欲下行，而随其性而下补之也。方中用人参为君者，开其胃气。胃为肾之关，关门不开，则上之饮食不能入，下之糟粕不能出，妙在用人参以生胃土，而茯苓、车前能分消水谷也。且胃之性最喜温和，不喜过湿，湿则必上壅呕，下积而泻矣。今顺土之性而温补之，则饮食自

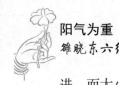

进，而大小便各安其位矣。

27. 逆医法　凡逆症甚多，不止厥症一门也。如气喘而上者，逆也，人以为气之有余也，殊不知气盛当作气虚，当用金水相生法，方用安喘至圣丹。肾火之逆，夹肝气而上冲之气喘也。虽其症轻于肾水大耗之病，而气逆作喘则一也。方用清热止喘丹。有人病双蛾者，人以为热也。喉门肿痛，痰如锯不绝，茶水一滴不能下咽，岂非热症，然而痛虽甚，至早少轻；喉虽肿，舌必不燥；痰虽多，必不黄而成块。此乃假热之症也。若以寒凉之药急救之，下喉非不暂快，少顷而热转甚。人以为凉药之少也，再加寒凉之品，服之更甚。急须刺其少商之穴，出血少许，喉门必有一线之路开矣。急以附子一钱，熟地一两，山茱萸四钱，麦冬三钱，北五味三钱，牛膝三钱，茯苓五钱，煎服（消火神丹）。更有大吐之症，舌如芒刺，双目红肿，人以为热也。不知此乃肾水干槁，火不能藏，水不能润，食入即出耳。法当用六味地黄汤，一料煎服，恣其吞饮，则余火下息，而饮食可入。盖胃为肾之关，胃中之火必得肾中之水以润之。肾水耗，不能上润脾胃，则胃火沸腾，涌而上出，以致双目红痛，舌如芒刺也。但此症时躁时静，一时而欲饮水，及至水到，又不欲饮，即强饮之，又不十分宽快，此乃上假热而下真寒也。理宜六味汤内加附子、肉桂，煎汤与饮，始合病源。

28. 敛治法　敛治者，乃气将散而收敛之也。譬如人汗出不已，此亡阳而气欲散也。又如下血与吐血不已，此血欲散而不能住者是也。气散仅存一线之阳，倘再令其奔越，则阳脱而死所不免也。然而治脱之法，惟在敛其肺气，使皮毛腠理固密，则阳从何散。

29. 解治法　解者，邪聚于一处，而分解之也。如人病结胸等症。

30. 泄治法　泄治者，汗之也。邪居于腠理之间，不肯自出，必用汗药以疏泄之。方用荆芥一钱，桔梗一钱，防风一钱，甘草一钱，苏叶一钱，白术五钱，茯苓三钱，陈皮五分，水煎服。

31. 同治法　论四物、逍遥、六君、归脾、小柴胡、参苏、补中益气、四君子诸汤加减法。同治者，同是一方而同治数病也。如四物可治吐血，又可治下血；逍遥散可治木郁，又可治数郁；六君子汤可治饮食之伤，又可治痰气之积。然而方虽同，而用之轻重有别，加减有殊。

32. 异治法　异治者，一病而异治之也。如人病中湿也，或用开鬼门之法，或用泄净府之法是也。

33. **意治法** 医者，意也。因病人之意而用之，一法也；因病症之意而用之，又一法也；因药味之意而用之，又一法也。因病人之意而用之奈何？如病人喜食寒，即以寒物投之，病人喜食热，即以热物投之也。随病人之性，而加以顺性之方则不违而得大益。

34. **收治法** 论久嗽、久泻、久汗。收治者，气散而收之也。如人病久嗽不已，方用人参一钱，白芍三钱，酸枣仁二钱，北五味子一钱，麦冬五钱，苏子一钱，益智仁五分，白芥子一钱，水煎服（止嗽神丹）。

大汗之病，阳气尽随汗而外越，若不急为止抑，则阳气立散，即时身死。

35. **平治法** 论气虚、血虚、肾虚、胃虚、脾虚诸用药方。平治者，平常之病，用平常之法也。气虚者，用六君子、四君子汤。血虚者，用四物汤。肾虚无火者，用八味汤。肾虚有火者，用六味地黄汤。肺虚者，用生脉散。心虚者，用归脾汤或天王补心丹。肝虚者，用建中汤。胃虚者，用四君子汤。脾虚者，用补中益气汤。郁证，用逍遥散。伤风，用小柴胡汤或参苏饮。有热者，用二黄汤。胃热甚者，用竹叶石膏汤。

36. **奇治法** 奇治者，不以常法治之也。

37. **隔治法** 补母泻子，泻南补北。

……

第16讲　李可学术思想和几个大病的治疗思路

李可老中医学本《内经》、仲景，凡病皆以六经辨证论治，尊火神郑钦安之论，重视阳气，为仲景经方重剂之第一传人，起重疾沉疴，实为天下之可师可法无与伦比之大师，以下简述其学术思想和几个大病的临床治疗思路。

李可推荐的医书

2006 年我跟师李老的时候，请教李老应该读哪些书？李老亲笔写下这个单子。我想，这几本书对我们来说是很重要的。

首先，他推荐郑氏三书，是郑钦安的《医理真传》《医法圆通》《伤寒恒论》，这套书是扶阳派的鼻祖。其次，他推荐的是刘炳凡的《临证指要》，这是关于《内经》的。再就是《易经》《难经》这块，他又提到彭子益的《圆运动的古中医学》，这套书的上半部分和序是李老亲自校对的，现在已经出版了。

还有就是张景岳的《传忠录》。赵献可的《医贯》也是李老要求我们读的，这本书是从肾脏着眼，从命火着眼。剩下的书，他就让我们看黄元御的"悬解"，特别是《伤寒悬解》《金匮悬解》，这套书在网络上也是很盛行的。再有就是《陈修园医书十三种》。

在《伤寒论》这一块，除了原著以外，李老最推崇的就是左季云的两本书，《伤寒论类方汇参》和《杂病治疗大法》。这两本书我都全面看过，写得非常实用、非常系统、非常具体，每一条、每个类证、每个鉴别、每个要点，甚至是舌脉，都标注得很清楚。所以我觉得左季云讲伤寒的书，到目前来说还是非常好的一本书。

李老推荐朱丹溪的书，但明确说是要从它反的方面去读，他说朱丹溪坏了我们的中气，滋阴派从朱丹溪以来就搞错了，一直错到现在。在很多滋阴派那里是阴虚火旺，在李老看来都是浮阳外越，而不是阴虚，都是用附子理中、四逆，甚至用白通汤解决的。所以他让我们去读朱丹溪的书的目的是去批判他，而不是从正面去读。《医学问答》是唐容川的著作，也是李老推荐的。

李可基本学术思想之一——但有一处阳气不到便是病

第一条是人身皮毛筋脉，五脏六腑，五官九窍，但有一处阳气不到便是病。为什么得病了？就是阳气不到。不管是内外妇儿、肿瘤，还是帕金森病、糖尿病，都是阳气的问题。"春夏养阳，秋冬养阴"，秋冬也是要考虑阳气的，不是补益，而是要潜藏好、收敛好，到春天升发的时候有所用，而不是说秋冬去服养阴药。

第二条是阳虚者十占八九，阴虚者百不一见。

第三条是寒湿为害，十占八九。

李老对病机有总体认识，这就是李老的基本学术思想。虽然他不认为自己是扶阳派，但他写下的东西反映在病机这方面，应属于扶阳派。

这是李老对整个人体的生理病理的认识。李老最推崇的就是《伤寒论》，攻克现代疑难病的金钥匙就是《伤寒论》。如果把《伤寒论》的六经搞清楚了就可以"执万病之牛耳"，所有的病都能够解决了。

这是李老写下的六经的重要方剂，但是他还没有写全。太阳这边，他写了麻黄汤、桂枝汤、麻黄附子细辛汤、小青龙汤、大青龙汤、麻杏石甘汤……当时他讲这些是"六经要方"。实际上李老所推崇的《伤寒论》的重要方剂也就是《伤寒论》类方的内容。

《伤寒论》六经体系是疾病共性规律的概括，以六经生理为基础，阐释其病理变化，不仅是外感，实可以统万病。阳气为一身之本，只求阳气充裕流畅，则万病不生，故四逆、理中、桂、萸为常备之药。三阴病多阳气衰，皆以少阴阳气为其根本，故三阴病多合病、并病，故三阴病阳药多合而用之，吴佩衡的回阳饮（附子、干姜、肉桂、炙甘草）为三阴并治万全之剂。但太阴之上，湿气治之，故太阴要兼治其湿，苓、夏为常用之品。厥阴之上，风气治之，多寒凝、血气凝，或阳气凝滞，或阳气散乱，可以当归四逆或乌梅丸、来复汤之类增损以治之。

六经本为一体，乃一气流行其间。六经之阳衰，四逆类皆可加减用之。如太阳之桂枝加附子汤，太少两感之麻黄附子细辛汤，即使胃寒、胆寒、三焦之寒证，皆可加减用之。三阴重证，无论何经，吴氏回阳饮均为正剂，以奠其基。

总之，阳气为一身之本，无论何处，无论何病，皆阳气之病，六经无论何经，五脏无论何脏，皆要调其阳气，治其阳气。阳气旺则人旺，阳气衰则人衰，阳气

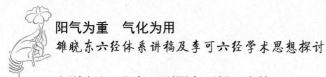
亡则人亡。阳气旺则阴寒不凝，水饮不生，血气流通，万病不生！

李可基本学术思想之二——一切病皆本气自病

本气自病有几个观点。一个是人本身的阳气亏虚。所以得病，就是因为正气自虚，"邪之所凑，其气必虚。"另一个是六经标本中气。在《伤寒论》气化理论里面有标本中气，这个标本中气代表六经里面重要的东西。这个本气自虚就是六经理论体系里面本气虚衰这个情况。但不管是狭义的还是广义的，本气者，即混元一气也。李老讲到的本气，就是先后天和大自然清气的混元一气，就是《难经》里谈到的三元之气，即先天之气、后天之气和大自然清气，这个气不能病，这就是我们人身的经气。气化学说讲的开阖枢，就是这个经气向上向下、向内向外的运转趋势。所谓少阳为枢，就是通过三焦布散经气。很多方子都是调整经气来治疗疾病。少阴是通过血脉来布散的，少阳是通过三焦气化来布散的。本气虚衰或者本气运转出现了问题，这是人体一切病证的根源！

彭子益语录：一部《伤寒论》，一个河图尽之矣。中气为轴，经气为轮，轴运轮转，轴停轮止。三阳统于阳明，三阴统于太阴。阳明之燥热，永不敌太阴之寒湿。凡病皆本气自病。

火神派始祖郑钦安独得医圣张仲景不传之秘，创"坎中一点真阳，乃人身立命之本"。生命之奥秘全在于此。因此，一首四逆汤可通治百病。此论先天肾气。彭子益先生以易论医，创河图五行运行以土为中心论，中气为轴，十二经（五脏六腑）经气为轮。轴运轮转，轴停轮止，生命终结。此论后天胃气。二气实是混元一气，先天、后天互为其根。

"火生土"是说先天一点真阳乃原动力，此火移动，如维升降各循其道，生命欣欣向荣。此火一熄，阳根被拔，生命终结。"土伏火"是说后天胃气（中气）乃先天肾气之根，生命之延续全来自中气之滋养、灌溉。土能生万物，无土不成世界。同理，人身之中土即脾胃中气，中气左升右降，斡旋运转不停，五脏得养，生生不息。此即运中土，溉四旁，保肾气法。

治本气之伤，当分轻重缓急。有胃气则生，无胃气则死，保得一分胃气，便有一线生机。理中汤、桂附理中汤。太阴之伤，损及少阴，阳根将拔，生死关头，破格救阳。保得一丝阳气，便有一线生机。

李老说"不治（标）之治（本）"，特别是大病（肿瘤）、危症（三衰），"气

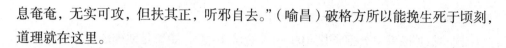

息奄奄，无实可攻，但扶其正，听邪自去。"（喻昌）破格方所以能挽生死于顷刻，道理就在这里。

李可基本学术思想之三——重太阴还是重少阴

李老讲三阴统于太阴。到底是重先天还是重后天？到底是重太阴还是重少阴？在第一届扶阳论坛上，李老讲"太阴如釜，少阴如火"，太阴急重病治不好的时候一定要急救少阴。李老到底是重太阴还是重少阴还要看时候，在平稳的时候是重太阴；在艰难的时候、关键的时候、治太阴效果不好的时候，就要治少阴，要以附子去下手。李老讲："太阴如釜，少阴如火；理中不效，急用四逆。"

五行学说有一个参考的公式：火生土，土伏火，土生万物。这一公式来源于河图，河图的原理即《易经》的原理，这就是我们通常说的"道"。《易经》是中华文化的母典，是后世百家学说的源头。中医的四大经典：《内经》《难经》《神农本草经》《伤寒杂病论》，皆源于河图的基本原理。"不知易，不足以言大医。"追本溯源，中医不可以不读《易经》，不但要读，而且要明理、领悟，通过反复实践，探其微言奥义。火土相生相伏的关系，也是太阴、少阴的重要关系之一。

李可基本学术思想之四——虚化问题

李老常讲到"虚化"问题，比如小青龙汤虚化，就是小青龙汤加附子。所谓虚化，就是少阴虚，阳气在根本上不足。阳气虚衰就要用到扶阳的根本药物——附子。真武汤进一步虚化，附子量要大，天雄用 30～100 克。李老用附子是逐渐增加，从 30 克开始，每天加 5～10 克，直到疗效明显或到 100 克为止。只是这三年，李老开始用生附子。查李老的方子，像破格救心汤，他都是用熟附子，但现在李老在大病重症的时候，如肿瘤、心衰，他直接用生附子。熟附子李老可以用到 300 克，甚至 500 克，但生附子李老用到 100 克就打住了。其他的中药有白术 30 克，云茯苓、杭白芍、煅龙牡各 45 克，生晒参（捣）30 克，炙甘草 60 克，生姜 45 克。这个加减方除了有真武之外，李老把他的破格救心的思路加了进来。另外，李老对煎煮法非常重视，以水 3000 毫升，文火煮取 300 毫升，分 3 次服，写得清清楚楚。张仲景也不过如此。李老治疗大病重症用附子的时候都要有一个间歇。所谓"旬 7"，就是一个月上、中、下旬，每旬 10 天，服 7 天药，停 3 天药，

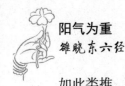
如此类推，这有利于防止乌头碱蓄积中毒。

固本散加破壁灵芝孢子粉 100 克、蛤蚧 10 对。蛤蚧是敛肺的，慢性阻塞性肺病的时候用。用法：每天 2～3 次，每次 3 克，重的时候每次 5 克，热黄酒调下。

李可帕金森病治疗思路——分期论治

帕金森病，李老给我们做了专门论述。李老说："我所经治的病例大多属中、晚期，见证以少阴、太阴为主。帕金森病属世界十大医学难题之一，古中医学派有望攻克此病。"

病机：本气先虚，寒自内生；表邪误攻，内陷三阴（太阳、少阴同病）。

证候：水气（痰饮之类）为病（阴水）。

大法：壮元阳以消阴翳，逐留垢以清水源。

选方：真武汤原方原量。

分期论治如下。

1. 初期　本气损伤不甚，出现心下悸，头眩，身瞤动（筋惕肉瞤），振振欲擗地（震颤，时欲跌仆）者。先以变通真武汤：茯苓 90 克，白术 60 克，杭白芍 90 克，炮附片 45 克，生晒参（捣）45 克，三石（龙骨、牡蛎、磁石）各 45 克，生山茱萸 90 克，生姜 90 克。以水 1600 毫升，煮成 600 毫升，分 3 次服。

加减法：咳（或微喘），加五味子 30 克，辽细辛 30 克，干姜 30 克；小便自利者，去茯苓；下利者，去芍药，加干姜 60 克；呕者，去附子，生姜加至 125 克，呕止仍用附子。

上方所治诸症十去八九，本气渐复，下方扶正托透三阴伏邪。

麻黄（先煎，去上沫）30 克，炮附子 30 克，辽细辛 30 克，黑小豆 30 克，红枣 12 枚，核桃 6 枚，红参（另炖）30 克，生姜 30 克，肾四味（枸杞子、酒泡菟丝子、盐水补骨脂、淫羊藿）各 30 克。上窍不利，鼻塞不闻香臭，闷聋，加辛夷 45 克，鹅不食草 30 克，九节菖蒲 30 克，麝香 0.2 克（首次冲服）。

此法要反复用之，直至伏邪全数透发于外。此期治法得当，可阻断病邪深入，逐渐康复。

2. 中期　本气已伤。

（1）救胃气，大桂附理中汤所治，至胃气来复。炮附片、干姜各 45 克，越南桂（后下）10 克，砂仁米（后下）30 克，云茯苓 45 克，高丽参（另炖）15 克，炒麦芽 60 克，藿香、佩兰、焦曲桂各 10 克，炙甘草 30 克。

（2）运大气，固阳根，托透伏邪，复方大乌头汤。黄芪 500 克，孙真人续命煮散各 30 克，生附子、川乌、黑小豆、防风、桂枝、赤芍各 45 克，炙甘草 60 克，麻黄 10 克，干姜 45 克，肾四味各 30 克，止痉散（全蝎 6 克，蜈蚣 3 条）（冲服），红参（另炖）30 克，生姜 45 克，大枣 12 枚，核桃 6 枚，蜂蜜 150 克。

3. 晚期　本气大伤，三阴冰结。

（1）亡阳端倪初现，大破格所治，脱险。

（2）复方大乌头汤，生附子逐日渐加，暂定 100 克为度，出现大的瞑眩效应，加蜂蜜 150 克，开水冲服即止。

4. 初、中、晚三期，培元固本散贯彻始终。三七 200 克，血琥珀、高丽参、血河车、黄毛茸各 100 克，炮附片 300 克，清全蝎、大蜈蚣、藏红花、越南桂、炙甘草各 100 克，砂仁米 100 克。喘，加上沉香、冬虫夏草、川尖贝各 100 克，蛤蚧尾 20 对。

中医治帕金森病，有必要详细了解西医诊断之各期内脏损伤情势，以便做出针对性方案，"中西结合"仅此而已。其他辨证要领，要另起炉灶，独立辨证。本病关键走太阴、少阴，顾护脾肾为第一要义。厥阴风木妄动，木克土，则但固太阴，本气旺自不受克，本气伤则风木无制。总的趋势是，火不生土，土不伏火，出现"风"证，及早用孙真人续命煮散，可标本兼顾。历来中医辨证侧重肝肾，吾意当为脾肾。寒、湿、虚为本病之主因。中晚期重用生黄芪有卓效。少数病例用马钱子粉，可控制危化。本病少阴、太阴虚寒至极，若妄用滋水涵木，则反助湿伤阳，实助纣为虐，治本之要，切切不可弄错！

按：上文出自李老亲笔，但用药剧、重，若无李老之胆识切不可轻用！

李可糖尿病治疗思路——从三阴论治

这是我当时请教李老糖尿病应该怎么治，我们应该怎么去思考时，李老给出的指导思路。

李老指出，初期三多（多饮、多食、多尿），用大理中汤合引火汤，油桂米丸吞。理中，我们知道是《伤寒论》太阴的主方，《伤寒论》理中丸还有一个煮汤法，都是 45 克（三两）。按李老命名，正理中就是《伤寒论》里的理中，四味药都是三两（45 克）。如果是煮汤的话，"以水八升，煮取三升……温三服。"李老

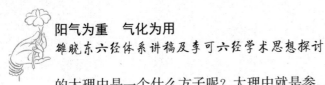

的大理中是一个什么方子呢？大理中就是参、术、姜都是90克，翻了一倍，炙甘草用120克。他跟张仲景的有一些区别。这个我们可以在李老的临证处方里查到证据。

引火汤是一个非常特殊的方子，是陈士铎《辨证录》里的方子，生地黄用三两。如果引火汤用原量，生地黄要用到90克。我们知道引火汤是"天地二冬苓味桂"，就是巴戟天、生地黄、天冬、麦冬、茯苓、五味子、肉桂。但是在陈士铎的《辨证录》里没有肉桂这味药，肉桂是李老加的。他用的肉桂是油桂，所谓油桂就是用手指甲一划就显出油光光的，这是非常好的肉桂。"米丸吞"，就是把油桂压成粉末，然后用小米粥混合后吞服。李老用油桂一般都是3~5克。在《吴佩衡医案》里都是20克、30克，都是用水泡，不用煎。但是张仲景用桂枝一般都是用煎剂。《千金方》《外台秘要》里也多是用煎剂。

不管怎么说，消渴病早期李老就给出这样一个思路。

关于下消用桂附理中。他的桂附理中也是指大理中，参、术、姜都是90克，炙甘草120克，肉桂一般用10~30克，制附子李老一般用100~120克，甚至200克。具体治糖尿病的医案，大家可以看相关资料。我们治糖尿病多是滋阴清火，但是在李老这里开创了一个新的局面，就是用扶阳的办法。而且慢性的糖尿病，寒热症状、三焦症状不是很明显的慢性调理，李老都是用附桂理中作为底子。

"消渴，气上撞心……饥而不欲食"，这是厥阴病提纲里的内容。如果具备这些症状，李老就用乌梅丸，他是改汤剂的，炙甘草用120克。

最后一个是调理。病人的情况很理想了，血糖也控制得相对理想了，最后善后李老用五味固本散。所谓固本散，是李老相对固定的一个基础方，一般用高丽参，国内基本上用吉林产的生晒参，高丽参会更好一点。李老的固本散，一般很小的方都用50克，然后全部打成散，每次3克，每天2~3次，黄酒调服。如果用的时间比较长，高丽参上来就是100克。另外还有一个是鹿茸，李老开鹿茸，有时候写"鹿茸"，大多数写"黄毛茸"，后来一个阶段写"二杠"，就是分叉的那一段，是比较好的鹿茸。这是李老用的一个专有名词。还有紫河车，用一具或者两具，一具大概相当于50克。剩下的就是琥珀，每料用50克，除非这个人特别需要祛邪、消坚，就要用100克。再有一个是田七。琥珀、田七、高丽参、鹿茸、紫河车就是他的五味固本散。他所有的固本散都是在这个基础上加减的。

李老在第一阶段都会考虑到加附子；第二阶段附桂理中里面有附子；第三

阶段乌梅汤里面也有附子；第四阶段培元固本散，到后来两年，2008、2009年，李老在固本散里就直接加附子、肉桂进去，加得多、加得少根据情况去调整。

李可肿瘤治疗思路——扶阳抑阴

1. 病因总括

（1）本气自虚（阳气亏虚）：一切病皆本气自虚。本气自虚有几个观点。一个是人本身的阳气亏虚。所以得病，就是因为正气自虚。"邪之所凑，其气必虚。"另一个是六经标本中气。在气化理论里面有标本中气，这个标本中气代表六经里面的重要东西。这个本气自虚就是六经理论体系里面本气虚衰这个情况。但不管是狭义的还是广义的，肿瘤还是阳气虚衰问题。我们跟李老去看大病重症的时候，越复杂的病在李老那里越简单。我跟他去汕头看过一个晚期肿瘤患者，李老去了以后就开了附桂理中、四逆汤，我们就请教李老为什么这样用？李老讲大病晚期"但扶其正，任邪自去"。只要你把正气固住，邪气就慢慢自散。消坚散结、抗肿瘤的药，像半枝莲、半边莲、黄药子，越是晚期，他越是一个都不用，只用固本扶正的药，就是理中、四逆。

（2）强弱从化：从化理论是《伤寒论》气化学说的一部分，到底是从标从本还是从中气，到底是从阴化还是从阳化还是从中气化，治肿瘤都要具体考量。

（3）伏邪：治肿瘤要考虑伏邪问题。肿瘤是怎么产生的？李老都要探究这些问题。李老在治疗大病的时候都会追溯到很多年前，比如说脉管炎、肿瘤，多少年前因为什么怎么了，李老都会联想到、考虑到伏邪的问题。

（4）邪正交争：伏邪存在，正气必攻。有很多症状我们搞不清楚，请教李老的时候，李老都会认为是正邪交争。那些越高热的人，症状越明显的人，李老认为越不可怕，他认为这些人都死不了，因为正气还有得攻。一到烧都烧不起来了，无声无息的，这个人反倒很危险。

（5）人身各部，但见一处阳气不到便是病：这跟上面一样，可见治肿瘤和治所有病的理念是不变的。阳气不到之处，则寒邪为患，便是痰湿瘀浊滋生之所。李老认为肿瘤先是阳气不足，然后是寒邪凝滞，然后就产生这些痰浊瘀滞。这是一切病的普遍规律，因此说寒湿为患十占八九。而**肿瘤病则是寒邪中之沉寒痼冷**，冰冻三尺，伏匿于三阴要害。所以他认为肿瘤是个日久的伏邪，而且是伏在三阴的重症。

（6）情志内伤，五志过极，伤及脏气：以忧郁症为例。他见到忧郁症与肿瘤的相关性问题。我们治忧郁症按现在的教材都是以逍遥散为主，逍遥疏肝。在第一次扶阳论坛上，李老谈到忧郁症的治疗，如果一般的忧郁症长年不愈的就用四逆，扶他的阳气，阳气旺自然就会流通。这个可以看第一次扶阳论坛的讲稿。

2. 治疗大法

（1）顾胃气：有胃气则生，无胃气则死，保得一分胃气，便有一线生机。只要不是急则治标，可用大桂附理中汤来解决这个问题。他的理念不在攻邪，而在扶正，越是到大病晚期越要扶正。

（2）固阳气：阳伤则病，阳衰则危，阳亡则死，保得一分阳气，便有一线生机。**少阴为阳气之根本！**

李可对真武汤的运用

真武汤证：筋惕肉𥆧，振振欲僻擗地，眩晕，心悸，浮肿。单独的眩晕、心悸、浮肿，苓桂术甘汤就可以了。到了筋惕肉𥆧、振振欲擗地，就一定要用真武汤。两个方都是治阳虚，但一个是在太阴，一个是在少阴。苓桂术甘汤是太阴水饮，真武汤是少阴水饮。

左季云把真武汤放在理中汤类方里，不是放在四逆类方里。真武汤和附子汤实际上都是太阴、少阴并治的情况。李老也把真武汤归为理中汤类方，这种归类法应该是出自徐大椿的《伤寒论类方》。

1. 筋惕肉𥆧

引申：一切风木妄动之征象。小儿双目眨动不停，大人不定处肌肉跳动，上下眼睑跳动，面肌痉挛……

部位：脾所属。

治则：补土生火，壮元阳以消阴翳。

性质：木克土。

2. 振振欲擗地，眩晕，心悸，浮肿

水气——痰饮。脾为生痰之源，肺为贮痰之器，肾为痰饮之根，水泛为痰，阳不化阴。病在三阴，太阴统之。脾胃为釜，釜中之物，伏火可以熟腐、运化、散精于五脏。故脾胃本病，理中、小建中，牵涉釜底之火，则大桂附理中补火生土。若见生克乖乱，但扶其正，听邪自去。

木克土，不仅是木气强，重点是土气虚，土旺则自不受气。《难经》提倡之隔二隔三疗法，我很少用，但特别注重"虚则补其母"（东方实，西方虚，泻南方，补北方，以中气为圆运动之轴）。

李老治数百例小儿眨眼症和大人面肌痉挛，见这些病人大多面黄肌瘦，精神委靡不振，食少便溏，便知皆因太阴不升，用理中汤，十天半月即大为改观，以桂附理中收功。30 岁前，还注意抑木，用平肝息风之类，实是画蛇添足。而且木气乃生生之气，张锡纯叫作"生命的萌芽"，岂能任意摧残（镇肝，伐肝，泻肝）！

真武汤之用白芍，乃是降胆（甲木），酸以敛之，使升发太过的肝气（乙木）回归肾水之中，成为坎中一阳。只有降得到位，才能生化无穷。故"十一脏皆取决于胆"，奥义在此。

一切属于少阴、太阴两虚之证，真武汤完全可以胜任。

李可的两个案例分析

一个 15 岁的小孩，双膝关节、双腕关节、双踝关节肿痛，有强直性脊柱炎家族史。李老开方：黄芪 120 克，当归、桂枝、芍药各 23 克，炙甘草 18 克，川牛膝 23 克，生附子、生川乌各 9 克，黑小豆 30 克，防风 15 克，干姜 23 克，止痉散 6 条～3 克（冲服），生姜 23 克，大枣 6 枚，蜂蜜 100 克。

煎服法：以水 3000 毫升，文火煮取 300 毫升，分 3 次，饭后 90 分钟服。第一轮 10 剂；如果服完 10 剂没有乌头碱中毒的迹象，第二轮生附子、生川乌加倍到各 18 克，同时加生南星 18 克，白芥子 9 克（炒研），生黄芪 250 克，丹参 30 克，乳没各 10 克，服 20 剂。

生附子 18 克是违反药典的，中国药典中写生附子尽量不入煎剂，可外用但不可内服。黑小豆、防风、炙甘草、蜂蜜都是用来解决乌头碱毒性的。

另外一个病例是这个小孩的妈妈，她是一个鼻咽癌（稳定期）患者，主诉：口干、声音嘶哑 7 年，头晕 2 年。李老开的方子是：麻黄 10 克，生附子 30 克，辽细辛、辛夷各 45 克，苍耳子 15 克，漂海藻 120 克，炙甘草 60 克，生半夏 130 克，生南星 60 克，玄参 120 克，鹅不食草、肾四味各 20 克，止痉散 6 条～3 克（冲服），生晒参 30 克（捣），干姜 45 克，乌梅 36 克，生姜 75 克，大枣 12 枚，核桃 6 枚（打），葱白 4 寸。

我们看有毒性的药物，生附子从 30 克开始用。辽细辛用 45 克，按《伤寒论》

常规量，像小青龙汤用三两，45克。李老现在用半夏都是用生的，130克是一升的量。《伤寒论》中小半夏汤用一升，大半夏汤用两升，260克。

煎服法：以水3000毫升，文火煮取300毫升，分3次服。10剂后，去玄参，生附子每天加5克，用到90克为止，同时炙甘草120克，油桂4.5克（研粉冲服），旬7（每旬用7剂），21剂。

这个方子和小孩的方子有点区别，有"十八反"在里面，"半蒌贝蔹及攻乌"，里面用生半夏130克，生附子30克。虽然生附子和乌头有一些不同，但是乌头碱成分是没多大差别的。

两个人在服药前后查心电图、血常规、尿常规、肝功、肾功都正常，没有看到乌头碱中毒的迹象。

关于甲流的防治经验

李老认为甲流从证候分析属寒疫，主要表现为发热、咳嗽、全身肌肉酸痛等上呼吸道感染的迹象，属小青龙汤虚化证，需太阳、手太阴、足太阴同治。主方为小青龙汤加附子、人参、白果、紫冬（紫菀和款冬花）。加减：发热38℃以上时加生石膏250克，杏仁25克；呼吸困难，加麝香。如果是迅速恶化的，需用大剂破格救心汤。

预防甲流方：贯众、苍术、明雄黄、黑小豆、炙甘草、制附片、干姜、人参、乌梅。1剂供一家人服3天，2剂于7天服完，能够有效预防。

苍雄散：苍术、明雄黄等份研粉，凡士林膏调涂双鼻中深部。

附子毒副作用：心、肝、肾蓄积中毒。

李可470张处方用药规律分析

前几年，我们对李老的用方做了统计分析，一共470张处方。李老的用药剂量是最接近张仲景的。但是他有几个破格，比如说理中有破格，四逆也有破格，所谓破格就是增加到张仲景一倍的量。

黄芪，李老最多用到500克，不会中毒，起到扶助阳气的作用。像刚才那个小孩的病例，在吕英那里也看过，黄芪用到500克就不痛了，但低于500克又开始痛，乌头用到30克，附子用到100克，都起不到这样的作用。黄芪的平均用量也达到165克。

在 470 张处方中，制附子最大量用到 300 克。葛根最大量用到 300 克，张仲景用葛根最大量是在葛根芩连汤里用八两，桂枝加葛根汤是四两。炙甘草有的方子用到 200 克。白术最大用到 120 克。生姜用到 125 克。用姜最好的还是卢崇汉，卢崇汉用生姜、煨姜、炮姜、筠姜，有时候还一起用，例如四逆汤，他用附子、生姜、甘草，而不用干姜。柴胡在小柴胡汤里用八两，李老用 125 克，也是遵照张仲景的剂量。浙贝母用 120 克。山茱萸在《伤寒论》里用四两，李老用 120 克，是从张锡纯那里学来的，张锡纯的来复汤就是用四两山茱萸。

李老用"十八反"用得非常好，海藻和甘草经常同用，尤其是消坚破结的时候，用海藻甘草汤。我请教过李老，他说是从甘肃的一个治疗肿瘤的老中医那里学来的。肾四味，大家都知道，就是菟丝子、枸杞子、淫羊藿、补骨脂，但是卢崇汉他们喜欢用巴戟天、胡芦巴，他们也有一些比较平和的补肾药。

李老有一个特点，就是给没病保健的人用量也是挺大的，附子也用到 100 克。我让李老给我开过几次方，基本上都是附桂理中、封髓丹。

李老因其比较独特的成长经历和行医经验，使其成为远离学院派的独树一帜的医家。如果从中医的发展历史来看，张仲景应是中医大剂量用药的代表和典范，而李老为最接近张仲景用量的医家，在治疗危急重疑难病症方面疗效卓著，但因用药剂量偏大，故我们临床应更加谨慎。有李老之胆识则可用，无李老之胆识则断不可轻用！

第 17 讲　随想集——跟师李可心得

体会 1　六经赅万病之理

《伤寒论》六经体系是疾病共性规律的概括，以六经生理为基础，阐释其病理变化，不仅是外感，实可以统万病。《金匮要略》则以疾病的特殊性即该病的个性特点来研究辨治疾病。二者虽均属辨证论治范畴，或均以辨证论治精神来论治疾病，但明伤寒六经之理，可达万病皆通之境界，可以内通于六经（脏腑经络气化），外应于六气，万病皆在掌握之中，而可以一隅三反之。而《金匮要略》则重在一病一理，明于此而难例于彼，停留在经验水平。故愿大家以伤寒六经为经（核心），以杂病论治为纬，融会贯通，成一家之体。

体会 2　论辨阴阳之纲领

	阳	阴
舌	舌红，苔黄干燥	舌淡，苔白滑润
脉	脉大有力	脉弱无力
神	有	无（但欲寐）
气	亢奋	疲乏
声	高亢	低弱
色	红赤	青白
二便	尿赤便干	便溏尿清

体会 3　辨五脏之阳亏阳衰要点

肾——畏寒肢冷

脾——食少便溏

肝——疲乏倦怠

肺——气短声低

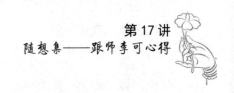

心——心慌面白

体会4　坎离卦解

离卦寓心，真阴寓于中；坎卦寓肾，元阳潜于内，二者互为其根。

人体合而观之，一阴一阳而已；更以阴阳凝聚而观之，一团元气而已。

无极——太极——两仪——四象——八卦

体会5　郑氏理法特点

理论上：沿袭《内经》《伤寒论》学术思想；特重阳气——元阳、真气；气化六经——乃《伤寒论》一部之真机！

诊断辨证上：首辨阴阳，再辨六经，万病总在阴阳之中！

论治上：但扶真阳，内外二邪皆能治。阳者阴之根也，阳气充足，则阴气全消，百病不作。治疗上但求回阳，扶阳，救阳，通阳……

用药上：承袭仲景六经用药特点；简方重剂，大辛大热；四逆、理中类，重用附、姜、桂；遵六经以治万病，绝不拘于伤寒。

体会6　《伤寒论》——立法垂方之作

"气化"二字，乃《伤寒论》一部之真机！

伤寒者，邪伤太阳寒水之经也，非独为风寒所伤立论，邪犯太阳寒水之界，诸邪皆寒也，故太阳赅风、寒、暑、湿、燥、火六气，皆有恶寒也；表阳被郁，太阳不开也。故有一分恶寒，即有一分表证。邪犯太阳，与太阳寒水合化，寒水者，太阳之本也，客多从主，故诸邪皆寒也。

治之以开腠疏表，因势利导之，以从太阳之开，麻桂峻剂为首选；体弱、气虚、年老诸辈，宜助少阴之阳，少阴者，太阳阳气之根源也，故麻、附、辛为常用之剂，六经一体也，六气一气也！老父有不助小儿之理乎？

桑菊、银翘诸方，轻浅伤风之剂也。和营卫、疏表寒之力不足矣。乃上窍不利之剂，太阳重证不可与也。即湿热之邪重伤太阳，亦必麻、桂、荆、防与麻、附、辛之类也。

"今人只知冬月为伤寒，不知一年三百六十日，日日皆有伤寒，只要见得是太阳经证的面目，即是伤寒也。"

体会7　三阴论

少阴是三阴的基础，为坎中一点真阳之所在，也是一身之根基。故三阴阳亏，皆可补少阴；三阴阳衰，终要累及少阴。三阴浊阴寒凝久伏不化者，皆可加用四

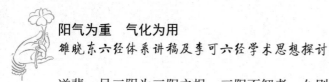

逆辈。另三阴为三阳之根，三阳不解者，久则入三阴，三阳不振者，即可助三阴之阳，附、姜、桂是也。

六气之体，六经之体也。太阳气虚，麻、附、细可也。既可治太少两感证，又可治表虚证。太阴阳亏，理中加四逆，即附子理中可也。厥阴乌梅丸是主方正治，附、姜、桂俱全也，可增桂治之。厥阴经证，血分寒凝，当归四逆加吴茱萸、生姜、附子汤可也。

体会 8　治阳气阴血

仲景之论，阳气、阴血不分也。阳即是气，血即是阴。附子大辛大热，少阴之阳药，回阳、救阳、扶阳不可缺也，缺则不力。干姜辛热，太阴之阳药，也回阳助阳，从后天以滋先天也。故四逆辈从先后两天着眼，互为资助，以炙甘草和谐之。故能起重疾沉疴，为回阳救逆之正局。白通、通脉、加猪胆汁皆变局也。然回阳救逆，起重疾沉疴，非重剂不可，熟附子 100～200 克，干姜 60 克，炙甘草 60 克，以水 3000 毫升煎至 600 毫升，分温再服。格阳者用通脉，戴阳者用白通，格拒不能受药者，以热药冷服或加入猪胆汁、童便引之。

阳欲散者，加来复汤敛之。阴欲脱者，加人参以救之。昏迷窍闭者，加麝香以开之。最佳之剂，莫过于李老之破格救心汤，挽垂绝之阳，救暴脱之阴，敛欲散之气，仍欲重剂，可仿李老之剂重用法。

少阴阳气实一身阳气之根，六经阳虚四逆皆可用之，不必待肢厥、脉微矣。太阳阳虚麻、附、辛可也，重者合四逆汤用之。少阳、阳明皆多热证。但三阴阳虚，皆可用之。太阴阳虚，轻则理中、建中，重则合四逆辈。厥阴阳虚，也用四逆，观乌梅丸可知也。

体会 9　三阳统于阳明，三阴统于太阴

三阳统于阳明，胃气不衰，邪断不能入三阴也，阳明为三阴之屏障。阳明统于肠胃，居中属土，万物所归，无所复传，为诸脏腑有形之邪外出之径也。太阳蓄血，有桃核承气汤证，以阳明之腑为出路也；少阳胆腑证，发热而呕，心下急，郁郁微烦，大柴胡汤或柴胡加芒硝汤证，皆以阳明为出路也。

邪犯三阳，均要累及阳明，太阳有鼻鸣干呕，少阳心烦喜呕，呕而发热，故太阳以姜、枣和胃止呕，少阳以姜、夏和胃止呕，故服小柴胡汤上焦得通，津液得下，胃气因和而解之。

太阴为后天之本，与阳明同为中气，统胃气，禀生之后，脾胃太阴之气则为

最重，先天之气非胃气不能滋之，《内经》云有胃气则生，无胃气则死，伤寒也有除中死证。李东垣因之而创《脾胃论》，但仍以仲景为最。大小建中汤为太阴之轻剂，理中人参汤则为太阴之中剂，理中合四逆的附子理中才堪称太阴之重剂。临证宜时时固护中气，急危重症则宜回阳救阳，但四逆汤之干姜本也理中、建中之剂。总之，时时处处要顾护胃气，阳明、太阴为胃气之本也。另外，阳明、太阴属于中焦，为坎离心肾水火交通之要塞，宜通而不宜滞，宜温而不宜寒，寒凝滞塞，水火不交，癥结诸证生矣。

体会 10　南人阳气更亏论

北人、南人孰之阳气更亏乎？北方冰裂之地，冬长夏短，天地多寒而少暖，其人腠理密，阳气虚于外而实于内。多热饮热食，助内在之阳气，故北人阳气不易亏也。南方天地所长养，天气暑热，其人腠理疏松多汗，阳随汗泄。常饮凉茶冰水，少食辛辣，阳气多伤而少助，故南人阳气更亏也。因之，则南方更宜仲景之学，养生则宜时时处处顾护阳气，治病则不忌大剂理中、四逆，虽观之禀赋较北人稍弱，但有故无殒则无殒也，至少附、桂、姜、萸之用不应比北方少矣。

体会 11　李师列书单

奈跟师不能久也，遂向李师讨教书单，师不易轻授，学生讨矣。但不敢独吞，遂公之与同道诸君共享。

郑氏三书——伤寒之学诸家无与伦比。

陈修园医书十三种——可师可法！

黄元御医学全书——重在四悬解！

赵献可《医贯》——重先天命火！

左季云《伤寒论类方汇参》《杂病治疗大法》。

朱丹溪《格致余论》，反观之，知己知彼，百战不殆。

《医宗金鉴》。

学问之道，读书为要。李师之学，60%淑于《内经》、仲景，未列者因应知之列也。

体会 12　仲景三阴本质

阴阳水火，共居一体，不可分也，但有多少偏颇。有阴无阳，谓之死阴；有阳无阴，谓之孤阳。

少阴是阳衰，三阴之极，最终均要累及少阴，故四逆汤三阴皆可用也，治之回阳、助阳、救阳。

太阴是中焦寒湿，太阴之上，湿气治之，胃气之所在，后天之本也，五脏六腑皆所赖之以生，禀生之时，先天以生后天，禀生之后，先天皆赖后天以生，亦一身之所赖。故仲景时时处处顾护胃气。补中、建中、温中、理中，皆一理也，程度不同而已。

厥阴病要在"阳散"，厥阴之上，风气治之，风大则散也，疏泄太过之谓也，治之以敛之、镇之、潜之、降。山茱萸、乌梅、五味子以敛欲散之阳也，磁石、紫石英、龙、牡、桂、萸镇之、潜之、降之也。

体会 13　体悟仲景时时顾护胃气

仲景禀《内经》"人以胃气为本"之言，在六经用药中处处皆能体现。

太阳——桂枝汤以姜、枣和营卫，亦以姜、枣和胃气也；炙甘草和诸药，亦和胃气也；啜粥以滋胃气，以助汗之源也。

阳明——白虎汤以粳米同煎以和胃气也。

少阳——小柴胡汤用姜、枣、参、草，皆助胃气之剂。

太阴——建中、理中之助中焦，强脾胃之正局也，为万世不易之法，后世诸家皆禀之。

少阴——炙甘草、干姜也温中之剂也。

厥阴——乌梅丸蒸之以五斗米下，特顾胃气也。

体会 14　拾穗集

吴氏回阳饮：熟附子 50～100～300 克，少阴之阳药；干姜 30～60 克，太阴之阳药，以辅之助之；肉桂 10～15 克，厥阴之阳药，可以吴茱萸助之；炙甘草 10～15 克。

砂仁、半夏——开中焦之痞气，中焦乃天地气交之所。

细辛——交表里阴阳之气（太阳之表和少阴之里）。麻、附、辛，主要是细辛的作用，交内外之阴阳。

敛厥阴之气——山茱萸、乌梅、五味子，气血阴阳欲脱欲散者重用之。

小青龙汤以五味子顾护卫气。

交心肾上下之水火——葱白，引心之真阴下交于肾，启少阴之阳上交于心。

淡豆豉——和胃而宣胸膈之郁，勿以轻而忽之。

炙甘草（四逆汤中）——伏少阴之火，护火之神剂也！

清震汤——治暑湿头重不解者。苍术 100 克，升麻 60 克，荷叶 30 克（后入）。

麻附辛＋四逆汤＋清震汤，治头重不解者。

体会 15　附子、理中、四逆可助六经之阳

六经阳气亏者，皆可加附子，皆可加四逆汤以助之，六经本是一经，六气乃是一气，皆人体坎中阳气也。

桂枝甘草汤治心阳虚心悸，不愈者或较重者可加炮附子，或四逆，或理中汤。桂枝甘草汤助心阳，四逆、附子、理中类可助之。可与桂枝附子甘草汤、桂枝去芍药加附子汤互参。

甘草干姜汤可治虚寒肺痿，可治多涎，可治少阴咽痛，甚者可加附子以助之，合而成四逆也。

麻黄甘草汤可治水，开腠发汗，若阳虚者，可加附子，或麻黄附子细辛汤，或麻黄附子甘草汤。

附子甘草汤可治阳虚畏寒，甚者加干姜，以成四逆汤也。

吴茱萸汤治厥阴脏寒犯胃证，若剧者可加附子，或加四逆，或理中类以治之。

当归四逆汤治厥阴经证，不愈者加吴茱萸、附子、生姜以助之。若其人内有久寒者，宜当归四逆汤加减。六经阳衰皆可加附子、理中、四逆，以上可证之。

五苓散证若不愈者，可加四逆或加附子以助之，效佳。

体会 16　论栀子豉汤系列方

栀子豉汤：栀子清热（郁热），豆豉宣表，合用清宣胸膈郁热，除心烦，从太阳而出也。

栀子枳实汤：伤寒瘥后劳复食复者。胸膈郁热以栀子，痞满食滞以枳实。

栀子干姜汤：兼脾气虚寒，便溏者，加干姜。

栀子厚朴汤：心烦腹满，起卧不安。枳实消痞（滞塞），厚朴除满（胀）。

体会 17　三阳病机，重在经气转输失常——失开、失枢、失阖

天之大宝唯此一丸红日，人之大宝唯此一息真阳。人之一身，凡阳气不到即是病。救治阳气，治病之总则。

三阳病机——重在开、阖、枢失用。

太阳——失开，故治疗太阳经病重在开腠疏表。

少阳——失枢，故治疗重在枢三焦之气液，通畅上下内外，服小柴胡汤后，"上焦得通，津液得下，胃气因和而解也。"

阳明——失阖，失于通降。三阳统于阳明，六腑以通为顺，六腑皆借阳明为出路。白虎、承气皆为阖剂，潜镇阳气，通降六腑也。

体会 18　三阴病机

第一个问题：重在本气失化——湿盛，热少，风大。

少阴病机——阳衰——热少——四逆辈。

太阴病机——阴寒——湿盛——理中类。

厥阴病机——风大或风小——气散或气闭（疏泄太过或不及）。

经证——当归四逆汤；腑证——乌梅丸加减。

三阴乃阴盛之地，更以阳气为用，但人之真阳乃一阳生于二阴之中，阳本不足，阴盛阳亏，皆和朱丹溪相反。三阴病机重在本气失化，少阴之上，热气治之，乃坎中一点真阳。坎阳乃命火也，为一身之生机所在，故少阴病机重在阳气虚衰。

第二个问题：少阴失枢，太阴失开，厥阴失阖（气散）。

阴阳本为一体，阴中有阳，阳中存阴。从生理上看，少阴之上，热气治之，热气即元阳也。人之元阳，先天本已不足，后天则更易亏损，故人身之阳有亏而无满。人身之病皆阳气为病也，阳气一处不在，则一处即病，阳气一处有亏，则一处阴凝，多寒湿并至也。故阳气乃人生之本。但阳气宜温不宜补，温则阳气通达，补则阳气凝滞。人之一身阳气本为一体，乃一气流行也。少阴病则阳衰阳亏，太阴病则湿阻饮停，厥阴病则风气不治，多散漫也，故可以乌梅、山茱萸、五味子收之。

李老破格救心汤乃三阴并治之剂，附子以救少阴之阳，干姜以救太阴之阳，除太阴之湿，亦阳盛而湿化也，山茱萸、龙、牡等以敛厥阴欲散之气。

厥阴主要是风气失治，疏泄失常。风大气散，来复汤。风小气郁，四逆散。

三阴病机，总概括之，也可以曰：阳衰——少阴病机是热少；寒湿——太阴主要是湿盛；寒凝——厥阴主要是风大或气厥。此皆以本气病为主。

六气本为一气，六经本为一体，乃真阳氤氲其间。子时发于少阴，出于三阳，故少阴阳旺则一身阳气皆旺，少阴为一身阳气之枢也。三阴阳气皆以赖之，但少阴阳气欲赖太阴、阳明之胃气以滋之，欲赖厥阴风气以疏之，少阴阳衰则六经阳衰，皆可用附子以助之。厥阴风气不疏则阳气滞塞，血脉不行，在经则阴寒凝滞，当归四逆汤之类可也。

三阴之寒凝皆赖厥阴以疏之。脏寒凝滞则赖通脉四逆加吴茱萸、桂心以温之。

少阴、厥阴同病，阳衰欲散，则一身之气血阴阳皆欲亡，故赖厥阴以收之。在大剂四逆汤基础上，加用乌梅、山茱萸之类。来复汤乃收厥阴之峻剂也。收厥阴者乃收厥阴之风，使阳气不得散也。疏厥阴乃疏阳气之滞，故阳气不凝也。

太阴乃阳气之助，先天之阳气非胃气不能滋之，故四逆汤干姜之温中。太阴、少阴合病则四逆、理中合用，附子理中是也。三阴本为一体，三阴合病，则四逆、理中、桂、萸同用。四逆，救其阳也，理中救其中也，桂、萸治其风也，非重剂救阳不可。

熟附片 30～100～200 克，干姜 30～60～120 克，炙甘草 30～60～120 克，桂心或油桂 3～10～20 克。

回阳之剂也，重在挽垂绝之阳。其液欲脱者，加人参以救暴脱之阴。阳气欲散者，加山茱萸、乌梅、三石（龙骨、牡蛎、磁石）以敛欲散之气。

体会 19　归来兮，中医之魂

近日，师李老近半月，感悟颇多，激情奔涌，思复仲景之道。仲景为医圣，《伤寒论》乃中医之魂，感目今之状，中医无魂，故作文以挽之。

第一，要回归仲景之六经辨证，六经乃仲景之魂也，仲景之理法也。

第二，要回归仲景之药量，非仲景之药量，难起重疾沉疴也。

仲景之方药理法，中医之瑰宝也。六经内通于五脏，外应于六气，是站在天地人这一层面上的中医整体观的具体体现。六经本于阴阳，根于太极，实天地氤氲之一气所化。无极——太极（太极乃阴阳之模型）——阴阳——四象——八卦。

明六经才得知天地气化之理，明六经才得以仲景方药之用。

六经是中医的时空宇宙，六经是中医的相对论。仲景是中医之圣，六经乃中医之魂，不可不知也。不通六经气化，仲景之方成经验之方，乃是"死方"。不明六经气化，仲景之药乃是对症之药，乃是"死药"。六经气化乃《伤寒论》一书之灵魂！不通六经气化，不可以用仲景方。不通六经气化，不可用李可方。无有驾照，不得驾车。六经气化，乃天地之气化，客主加临，司天在泉……

六经气化，乃标本中气及其从化，开阖枢及六经气血多少、阴阳盛微之理。

体会 20　大疾沉疴，师法仲景原因

仲景之方乃千锤百炼之"经方"，指征明确，疗效卓著，渊源悠远，多经千锤百炼而成。

仲景之方，多为小方重剂，小方则减少相互牵掣，重剂则疗效卓著。中医之药，量效关系肯定，多呈正相关也。麻黄少则四两，多则六两，大黄少则二至四两，多则六两。

仲景之方，多用药峻烈，青龙白虎、承气玄武、四逆理中、麻桂辛夏，大多用药皆威猛如虎，用之得当，效如桴鼓。硝黄巴豆、麻桂姜附之效，路人皆知。

石膏用至一斤，吴茱萸、半夏用至两升，细辛常用三两，乌头多则五枚，柴胡用到半斤，生地黄用到一斤，酸枣仁用二升。今确切考之，东汉一两乃今之 15.625 克，一升约合 200 毫升。目今用量上少有望仲景之项背者，经方之效差乃经方之量差矣，回归仲景，时不我待！

体会 21　论仲景、华佗之学

分证体系	仲景六经	华佗五脏
总纲	先分阴阳，总体把握	先分五脏，分列把握
要目	舌、脉、神、气、声、色、便	心、肝、脾、肺、肾
论理	以六经六气，标本开阖	以五行生克，分别罗列
特点	从整体上把握更易抓住要害	五脏分别罗列，容易导致迷惑
理念	阴阳一体，重视阳气	
治疗方法	重在调节开阖枢，标本从化，据于理而明于法	五脏补泻，补气血阴阳，治本脏或隔治之
总的原则	调开阖枢，补阳，除湿，疏泄（风气治之）	补某一脏腑的气血阴阳，泻其邪气
二者均以人体生理为基础来治疗疾病	重在调六经，张氏更具整体性	主在调五脏，华氏局限性较大
方药特点	太阳麻桂，阳明白虎、承气，少阳大小柴胡，太阴理中，少阴四逆，厥阴乌梅、吴茱萸	泻心汤、补心汤、温脾汤、补肝汤

体会 22　《灵枢·经脉》有感

是动——脏腑之证——本经自病（包括本经脏腑）。

所生——经络之病——他经传来（包括他经诸证）。

五脏气绝证：

手太阴气绝——则皮毛焦，太阴者行气温于皮毛者也。

手少阴气绝——则脉不通（少阴不振）。

足太阴气绝——则脉不荣肌肉。

足少阴气绝——则骨枯。

足厥阴气绝——则筋绝，筋急引舌与卵。

六腑主所生病：

手阳明大肠——主津液之所生病。

手太阳小肠——主液之所生病。

手少阳三焦——主气之所生病。

足太阳膀胱——主筋之所生病。

足少阳胆经——主骨之所生病。

足阳明胃经——主血之所生病。

体会23　人迎寸口辨

左为人迎，以候外感；右为寸口，以候内伤。

气口：五脏属阴，以寸口候五脏阳气盛衰。寸口盛则阳气盛，寸口衰则阳气衰。与人迎相比较，三阴经病，主候寸口。

人迎：六腑属阳，以人迎候六腑强弱。人迎盛则阳气盛，人迎衰则阳气衰。或三阳经病，主要候人迎。

三阳之枢机失用：

开折——则肉节渎而暴病起矣。

阖折——则气无所止息而痿疾起矣。

枢折——则骨摇而不安于地也。

三阴之枢机失用：

开折——则仓廪无所输而膈洞。

阖折——则气绝而喜悲。

枢折——则脉有所结而不通。

可以明确，仲景六经，即是人体脏腑经络、五体九窍及其气化功能的总体概括。

体会 24　六经之终，十二经之所终也

太阳之脉，其终也，戴眼，反折，瘛疭，其色白，魄汗乃出，出则死矣。

少阳终者，耳聋，百节皆纵。

阳明终者，口目动作，善惊妄言，色黄，其上下经盛，不仁则终矣。

少阴终者，面黑，齿长而垢，腹胀闭，上下不通而终也。

太阴终者，腹胀闭不得息，善噫，呕则逆。

厥阴终者，中热咽干，善尿心烦，甚则舌卷卵上缩而终也。

历代以来，重视五行远胜过重视六经，中医界以五脏、五行独揽天下，仲景方药仍用而六经之道已晦矣。仲景之道晦，乃舍本逐末，是废理而存方。废理而药，仲景之悲，中医之悲也。回归仲景，回归六经！

体会 25　人身一小宇宙

人类是先认识外界然后才认识自身的，而且认识自身的难度更大。人们为了生存，首先要生产和生活，就应该顺应自然的气候变化，寒暑风雨是我们始祖最早认识的对象，阴阳五行，把这些认识的思想方法拿来认识人体。

取类比象的方法：

自然界有阴阳——人体亦有阴阳。

自然界六气——人体亦有六气（六经）。

自然界五行——人体亦有五行（五脏）。

六气六经——张仲景《伤寒论》。

五脏五行——华佗《中藏经》。

体会 26　谈辨证论治之难

中医治病，有两难之境。辨证，一难也，辨证难在何处？是阴证还是阳证？可以从辨证大要来考察，舌、脉、神、气、声、色、便也。

真证还是假证？临床假证颇多，水极似火，阴极似阳，处处可见假证。阳虚可见面赤如妆，可见咽部化脓，可见舌红无苔，可见脉数、脉实，可见便结尿赤，甚者可见高热不退，皆假象也。不识假象，药必增病。辨假之难，难于上青天！

前提：①人身各处，但凡一处阳气不到便是病。②阳虚者十之八九，阴虚者百无一见。③寒湿证十之八九。

论治，二难也。西医重在诊断，诊断一旦明确，即可据现成治疗方案，中医违矣，即使辨证明确，遣方用药仍难矣。同是气血亏，是用八珍还是归脾？同是阳衰，是用四逆还是通脉？同是四逆，是用仲景原方还是后世法？

用量之差，天渊之别也，疗效之差，亦天渊也。即使是同一病证，即使是同一个人，同一时刻，不同的医生，即或是高明之医，方药肯定也大不同也。千人千方，万人万方，一人一方，后学诸君，有何可师可法？

论治之难，难于上青天。医道之难，难于上青天。

体会 27　论三焦之阳

三焦者，人体一身之膜膈也，主通行三气（元气、谷气、清气），乃气化之枢纽，乃人身最关要之大腑也。

三焦之阳，上焦以心肺统之，中焦以脾胃统之，下焦以肝肾统之。虽言三焦，其实一焦而已，其气化相呼应。上焦阳衰，心肺之阳衰也，不能统摄在上之津液也，故清涕不止、咳嗽不休，治之以姜、桂加麻、附、辛可也。中焦阳虚，脾胃之阳衰也。中焦者上下阳气交通之枢纽也，中焦阳衰则寒湿水饮痞膈之证作矣。上之真阴不能下降，下之命火不能上交于心。阴阳不交，心肾不交也。故郑氏理中汤最佳。理中温中焦之阳，半夏去其湿浊水饮，砂仁辛香宣通中焦之滞塞也。下焦之阳衰，乃真火不足也，不能统下焦之关窍精血，遗尿、滑精、带下、二便不禁，诸症作矣。四逆汤类回阳救逆可也。

三焦乃是一焦，三阴乃是一阴，六气乃是一气，其阳衰甚则皆可于先后两天着眼，以四逆、理中、回阳以救之、助之、挽之。没有天地一统的思想，不可以为医也。

体会 28　六经用药之理

《内经》、仲景皆首重阳气，阳气者，元气也，真气也，生气也。六经本为一经，六气本为一气，三焦本为一焦，皆坎中真阳流行其间也。

阳气为一身之本，只求阳气充裕流畅，则万病不生，故四逆、理中、桂、萸为常备之药。三阴病多阳气衰，皆以少阴阳气为其根本，故三阴病多合病、并病，故三阴阳药多合而用之，回阳饮（附子、干姜、肉桂、炙甘草）为三阴并治万全之剂。但太阴之上，湿气治之，故太阴要兼治其湿，苓、夏为常用之品。厥阴之上，风气治之，多寒凝、血气凝，或阳气凝滞，或阳气散乱，可以当归四逆或乌梅丸、来复汤之类增损以治之。

三阳经病多以开阖枢之经气转输失常为主，故治以疏表开腠、清凉开泄为主，太阳重在疏表以开之，少阳则重在转输三焦之气液，阳明以清下为主，以助其阖。

麻桂、柴芩、白虎、承气为其正局。三阳在经之邪，必以太阳为出路，故三阳经证皆要疏表；三阳腑证必以阳明为出路，故太阳有桃核、抵当，少阳有大黄、芒硝。正局乃阳明三承气也。

六经本为一体，乃一气流行其间。六经之阳衰，四逆类皆可加减用之。如太阳之桂枝加附子汤，太少两感之麻黄附子细辛汤，即使胃寒、胆寒、三焦之寒证，皆可加减用之。三阴重证，无论何经，吴氏回阳饮均为正剂，以奠其基。

总之，阳气为一身之本，无论何处，无论何病，皆阳气之病，六经无论何经，五脏无论何脏，皆要调其阳气，治其阳气。阳气旺则人旺，阳气衰则人衰，阳气亡则人亡。阳气旺则阴寒不凝，水饮不生，血气流通，万病不生！

体会 29　万病皆要首分阴阳

经云治病必求于本，本于阴阳，阴阳不惑，治之不至于大错也。伤寒以阴阳统六经，万世之法备矣。与阴阳相比，五行乃末节也。

治病先明阴阳纲领，以六经为纬，分清三阴三阳，在脏在腑，阴阳之气何盛何衰。经气开阖枢转何乖，标本中之三气何化何从，循经、过经、合病、并病、越经、两感何如，厘清阴阳之纲，寻出六经之结，得病之真情，乃敢问治。

治气者，循六经之大法而治，三阳经重在顺其开阖枢转之情，因势而利导之，重在除邪。三阴者务要察清标本之变，中气之化，合病并病。少阴之上，热气治之，热气乃少阴坎中真阳也。故少阴以阳衰为正局，少阴之阳即一身之阳，故三阴阳衰，皆及少阴，少阴阳衰，即一身之阳衰矣。故太阳有麻、附、细，有桂加附，以少阴助太阳也。太阴有四逆辈，厥阴乌梅丸有附、姜、椒、桂，以四逆助三阴也。治病必以六经之正局为纲，以六经之宗法为变，仲景之心明矣。

不可习用经方，随意增减，不循六经之理，昧于仲景之心，不记经方比例剂量，医之道危矣！

体会 30　运用经方的三个境界

（1）方证相应境界——我诵六经：谨记仲景条文，方症相符者用之，不通六经，不问理法，以证候群与方药相应，以常规剂量，随意用之，不行加减或随症加减，此第一境界。是应用仲景经方的最低境界，也是应用仲景经方的最起码境界，此境界不能达到，则属于境界之外，不可以运用经方，慎之！

（2）六经境界——我注六经：明六经之布局，通六经之理法，以六经开阖枢、标本中气、阴阳盛微之理而用方，辨证无违六经之理，用药谨守煎服、消息、禁忌之法，明药性药毒，知服药几剂可以相应，无违于大毒、常毒、小毒、无毒、食养之道。知麻桂之表实表虚，明少阴之格阳戴阳，可通少阳少阴二枢，厥阴阳明从中之化，知六经乃一气贯之，真阳乃立命之本。

（3）神游于六经之外——我创新经：通天地之变，察古今之化，与六经气化相应，乃天地人，时空宇，与仲景六经——神游之境，神游则无方，无定法，无定方。精通中国文化，融儒道佛于一体，其大无外，但循天地之理，无代化，无违时，以天地之子自居。其小无内，明六经气化之理，洞晰解剖生理、细胞基因之学。神游于仲景六经之外，可创新法，可立新方，剂量方药应时、应人、应地而变。知医易之同源，知易乃尽天地之理，医者以意合阴阳消长之机。

体会31　大疾沉疴，阳衰已回，调养善后

第一步：大疾沉疴，阳衰欲脱，服四逆类回阳之后，脉渐缓和，必须改用附子理中汤以阴中求阳，先后天并治，元气元精并补。

第二步：病势已稳定，阴寒之邪大势已去，以扶正化瘀为主。以培元固本散加减。在五味培元固本散基础上加减，有肝风，有痛，有凝结积聚之症，加止痉散；有肺肾两虚，喘咳欲脱，加蛤蚧、沉香；有顽疾死血，攻之不去者，加炮甲珠、麝香、水蛭、土鳖虫。

第三步：大病初愈，阳气未固，养生三忌。①绝对杜绝房事，以护坎中真阳。②心情愉悦，以使气机调畅。③杜绝生冷黏腻，以防损伤阳气。④慎起居，顺四时以养生气。大疾沉疴，不遵戒者不治！

体会32　中医立法

仲景为医圣，仲景之理法方药历千年而不衰，但仲景方药之量晦矣。目前国内仲景方药之剂大多在原方用量的 1/5 ~ 1/3，甚至 1/10，即使辨证用方精确，望之效亦难矣。或全然无效，或 1/5 ~ 1/3，甚至 1/10 之效。故经方之道晦矣，仲景之名侮矣。看如今之国家药典，各种教材，大家之作，其仲景之用量也不过如此。有回归仲景之量者，如李可，如吴佩衡，如卢崇汉等，其效著矣！但峻毒之药近十倍于药典之剂量，岂非法之徒乎？仲景如若在世，亦非法之徒乎？

起大疾沉疴，仲景之方甚效，不以仲景之量为法，其方药之效难矣。

体会33　治病之法要在四辨四定

（1）四辨：①辨病：外感、内伤。②辨证：首辨虚实。正气虚——五脏六腑、气血阴阳；邪气实——寒、暑、燥、湿、风、火。③辨症：呕吐、呃逆、头痛、咳嗽。④辨因：内、外、不内外。

（2）四定：①定位：脏腑经络、五体九窍、四肢百骸。②定性：风、寒、暑、湿、燥、火，痰饮、瘀血、积毒。③定向：六经、卫气营血、三焦，顺传、逆传、越经、直中、合病、并病。④定量：三阴三阳、气血多少、阴阳盛微。

辨析系统（怎样认识）

总括——八纲、六因、六经。

外感——六经、卫气营血、三焦。

内伤——脏腑经络、气血津精液。

体会 34　病机十九条的意义——创建了定性定位诊断模式

定位——五脏、上下。

定性——风、寒、暑、湿、燥、火。

特点——开创了定性定位诊断先河。

不足——定位定性分列，无有融合。

体会 35　假象之症，十之八九

凡病几乎均有假象，或假于舌，或假于脉，或假于症，或假于上，或假于下。凡假者众，实吾侪之难料。辨假者，医之难矣！初学者惑，即有识之医，不惑者寡，或惑于一时，医之难免，或惑于一世，害人者众，"不死于病而死于医者"即是此类。

惑于舌者，阳衰而见红舌、剥舌、光舌，阳气外泄也。惑于脉者，气虚而有盛候。但弦、但代、但毛、但钩，无胃者也。惑于上者，面赤如妆，惑于外者，阳衰而身反热也，格阳、戴阳之类也。

世之俗医，惑于假者多矣。辨假之法，犹悟空有火眼金睛，抓住要害，务请牢记：要在阴阳总纲上把握，勿在五行细节上纠缠。七纲上定阴阳：舌、脉、神、气、声、色、便。仍惑者，以小剂试之！

体会 36　论中医的差异性

病的差异性，症的差异性，舌的差异性（同一病证，舌脉同一吗），脉的差异性（同一病证，舌脉同一吗），方的差异性（即或同用一方，量的差异），药的差异性（同一药品，医院的差异，批次的差异），煎服法的差异性，因的差异性（即或同一内伤外感，因也有异），时的差异性，地的差异性，体的差异性，医的差异性，证的差异性……

怎样看待中医的差异性？要不要解决？能不能解决？在多大的程度上可以解决？是值得我们各位同道思考的问题。因为关系到我们对证的准确把握，对方药的准确把握，关系到最终疗效。

体会37　论中医之内涵

总则：以中为医之目标，即谐和、平衡的状态。即《内经·至真要大论》所云："谨察阴阳之所在而调之，以平为期。"

体会38　论中医补法

（1）定性：补什么？气血阴阳（气、血、精、津、液）。

（2）定位：补哪里？脏腑、经脉、五体九窍（气、血、精、津、液）。

（3）定量：补多少？（250～500～1000～2000毫升）补多久？（3天、周、月、年）

（4）定方药：①定方：四君，四物，八珍，归脾，六味，八味。同是气虚，用四君还是补中益气？同是血虚，用四物还是归脾？同是阳虚，用四逆还是八味？同是阴虚，用六味还是左归？②定药：同是血虚，用归、芎还是阿胶、桑寄生？同是气虚，用人参还是黄芪、生晒参、红参、高丽参、西洋参、太子参？同是阳虚，用附子，还是肉桂、鹿茸？同是阴虚，用熟地黄还是山茱萸？

（5）定时：①时序：春夏养阳，秋冬养阴。②时间差异：春夏养阳、秋冬养阴的时间差异。

（6）药补和食补的特征：①《内经》言："大毒治病，十去其六；常毒治病，十去其七；小毒治病，十去其八；无毒治病，十去其九。谷肉果菜，食养尽之，无使过之，伤其正也。"②治疗则以药，预防则以食：治疗则以药，善后调理以食；药食同进问题：川芎、天麻、白芷炖鱼头，山药粥，莲子百合粥。

体会39　治病大法

以中为医之目标，一补，二泻，三通（二便、食、血、气），四调，五病种，六对症。

体会40　论火神派之内涵（一）

火者，阳气之谓也，气化之谓也。

中西汇通学派有论言：西医泥于形迹，中医长于气化。气化者，由气而化，亦由化而为气者也。人身有形，五脏六腑，五体九窍，皆由气而化也，由化而成形也。人身有形，由气化也，生长发育，亦由气化也。精血津液，无不由气化而成。气化谐和，气化恰当，无太过不及之差，则人身生机旺盛。若气化不及或阴邪凝聚，或血瘀气滞，或痰浊水饮留滞，有形之阴邪生也。若气化太过则虚阳外浮，亢奋烦热之象作矣。

气化于精，以阴血为基，阴血不足，则气不足以化，此阴不化气也。气化：由气助化的过程。化气：由阴化气，有形变气的过程。人身之病，皆气化之病也，或气不化阴，或阴不化气，或气化不及，或气化太过。

气化不及者，补其火也，在上则以君火为主，助心肺上焦之阳气也；在下则以命火为主，助下焦肝肾少阴之阳气；在中则助太阴脾胃之阳气。君火居上以明，相火居下以位，二火往来熏蒸以成中焦之阳气。君火主神明，为一身之统领；命火为一身之根，为君火之基；中阳为后天之本，君相之火均以之为基。中医气化疗法乃火神派之基也，有郑附子，有吴附子，有卢附子，有祝附子，皆以重用附子以助气化也。温阳、回阳、救阳，皆助阳气之火也。火神者，阳气也。神者，阳之灵也。温阳药，化生阳气也。火神派，助中医气化之学派也。

助化命火之阳，以附子为第一；助中焦太阴之阳，以干姜为第一；助上焦君火之阳，以桂为第一。

气不化津则口干口渴，姜、附可致津液、通气化也。气不化水则三焦水泛，真武、苓桂之属也。血气凝滞，痰瘀互结，阴气内聚，助阳可以化阴也，李老用理中、四逆，温阳以治糖尿病、高血压、肿瘤，助阳以化阴也。

温阳补火，可以治数百成千的疾病，乃中医气化疗法之功也。补阳可以旺盛神气，故四逆辈可以治少阴但欲寐也。

体会41　论火神派之内涵（二）

（1）以阳气为重的思想：阳主阴随。"阳气者，若天与日，失其所则折寿而不彰。"上层建筑决定经济基础（多数情况）。生理：存得一分阳气，便有一分生机，阳气乃生命的象征，阳气是生命活动的具体体现。

（2）阳气的作用无所不能：可助一切正，可攻一切邪，可治一切病（万病不治，可助其阳）。气化乃中医学的灵魂，阳气是气化的源泉，阳气可以化津、化液、化精、化气，化生一切有形之体。阳气可以攻痰、逐瘀、化湿、利水、行气，改善一切新陈代谢。

（3）仲景六经体系是以阳气为重、气化为用的最佳体系。助六经之阳气：太阳——麻、桂；少阳——柴胡；阳明——高良姜、吴茱萸；太阴——理中；少阴

——附子；厥阴——肉桂。

（4）气化要点：阳主阴随；阳与气的关系：气之峻者为阳；气化——阳气是可以化的（生化：化生精、血、津、液；化解：痰饮、瘀血、癥瘕、积聚；转化）。气化疗法是中医学术的最高境界，可助一切正，可攻一切邪，可治一切病。

体会 42　李老学术思想的核心和学术创新

李老学术思想的核心：疾病的病因有内因、外因之分，李老认为人之所以病，内因不外乎阳衰和阳虚，而外因多是寒凝、寒湿，总结其病因病机为：人身皮毛筋脉，五脏六腑，五官九窍，但有一处阳气不到便是病；阳虚者十占八九，阴虚者百不见一；寒湿为害，十占八九。

李老学术创新点：六经伏寒，三阴同病，统杂病于六经，培元固本，创立新方，破格用药，注重煎服法。

李老学术思想的内涵：阳气不化，凡一切有形之邪皆阳气不化所致，凡一切阴血之亏皆可以阳化阴，阳虚可助阳，阴虚也可以助阳，阳气可以助人身之一切气化，助阳可以治人身一切病证。

第18讲　气病钩玄——李可阳气自病阐释

李可老中医在第一届扶阳论坛上讲过一句话，"世界上的一切疾病都是本气自病，人身五脏六腑、四肢百骸、五体九窍，凡一处阳气不到便是病。"今天就这个问题谈一下自己的看法。

一、气的认知

气是中国的宇宙观，也是中医的宇宙观。这种思想至少起源于春秋时代，《易传》提出了"精气为物"的思想，认为精气为宇宙万物的构成本原。诸子百家之一的管仲认为精是能够变化的气，西汉董仲舒《春秋繁露》首次提出"元气论"，认为元气是宇宙万物和人类生成的本原物质。

宇宙是有形万物与无形之气的统一。有形与无形，皆为气之本体状态。气之凝聚而成形质的状态，气之弥散而成无形的状态。罗钦顺讲的"通天地，亘古今，无非一气"，是对这种宇宙观的最精辟的概括。

《素问·天元纪大论》论述了宇宙中元气不断运动变化的规律，文中引《太始天元册》云："太虚寥廓，肇基化元。万物资始，五运终天，布气真灵，揔统坤元……幽显既位，寒暑弛张，生生化化，品物咸彰。"寥寥数语，已勾勒出天体演化和生命发展的一幅轮廓。宇宙造化根于元气，五运循行，六气敷布，是天体运行的规律，也是总统大地万物生长变化的共同规律。其中自然也包括人体在内。

既然宇宙由气构成，人身作为一小宇宙，自然也是由气构成。《庄子·知北游》说："人之生，气之聚也。聚则为生，散则为死。"人病即是气病。人的一切疾病都是人病，那么人的一切疾病也都是气病。"世界上的一切疾病都是本气自病"，即是说世界上的一切疾病都是人本身的阳气出了问题！

中医学中气的概念，即气是构成人体和维持人体生命活动的精微物质。人的生命活动、生理病理变化都是气的运动变化的结果。元气及其运动变化也是人体生命活动的根本，广义的元气即是先天父母之精气、后天饮食水谷之精气和大自然之清气组成的混元一体之气。因其相对于有形结构而言应该属阳的方面，故谓之阳气。

整个宇宙、整个世界就是运动着的物质。佛教讲"造化"，造是从无到有，化是从有到无。中国哲学讲"气聚而为物，物散而为气"，即世界上的物质可分为有形和无形，有形者为物，无形者为气，然而，有形生于无形，物由气聚而成。那么，形病即是气病，形质病即是气化病。因此，形体结构性疾病也要调治气化。

阳气由先天之气、后天水谷精微之气和大自然的清气构成。即《灵枢·刺节真邪论》所说："真气者，所受于天，与谷气并而充身者也。"

三者的关系：禀生之时，先天之肾气为主，禀生之后，后天脾所主水谷精微之气（统称为中气）和肺所主之大自然的清气（宗气。宗气者，积于胸中，出于喉咙，以灌心脉而行呼吸焉）为重。三者混元一体，即是我们所说的元气、真气、精气、阳气、经气。

元气运动变化的形式，不论在人在天，均是有规律可循的升降出入。这一形式遭到破坏，则产生疾病灾害。如《素问·六微旨大论》云："出入废则神机化灭，升降息则气立孤危。故非出入则无以生长壮老已，非升降则无以生长化收藏。是以升降出入，无器不有。"

《素问·阴阳应象大论》云："治病必求于本。"这个本就是人体本身的阳气！就是指治病必须寻求解决自身的阳气问题。阳气层面的问题，是第一层面的问题，是中医治病的最高境界！我今天讲的"气病钩玄"，即是讲阳气自病的问题。

二、气病大纲

1. **气虚病**　肺为五脏之天，为宗气之源。宗气主要来源于大自然的清气，主要是指肺所主的呼吸之气。生气通天，人和大自然相通应，主要依靠肺主治节的功能。如果肺不能主呼吸了，生命将立即结束。如果肺不能治节，则体虚易于外感，如慢性阻塞性肺疾病。脾为百骸之母。水谷精微，禀生之后，最为重要！胃气系统为水谷精气的补充来源，先天之精气，非胃气不能滋之。肾为一身之根。先天之精，源于先天父母的精气，为先天之本，肇物之始，水火之基，分主全身表里。故此系统为胃气系统的基础，五脏之阴气非此不能滋，五脏之阳气非此不能发。

元真系统主司神机，为人体生命活动的主宰。胃气系统为水谷精气的补充来源，先天之精气非胃气不能滋之。先后两天之精气和大自然的清气相合为一身气化的基础，为经气的源泉。

人身经气是一个有机联系的整体，来源于先天父母之精气、滋养于后天脾胃水谷之精气和大自然的清气，根据其组成、结构、分布和功用的不同，从而形成了六经气化特性的区别。但经气是作为一个有机的整体系统来发挥作用的。如太阳的营阴卫阳以阳明胃气（包括气、液两部分）和少阴阴精阳气为根基，通过三焦和经络气化联系为一个有机的整体，而且离不开五脏的激发、推动作用。从而完成其护表拒邪，维持内外环境间协调统一的作用。其他各经也同样是在六经整体协同作用的基础上完成其具体功用的。

大自然给了我们太多的眷顾，一般情况下我们是不会面临宗气亏虚的，而先天父母之精气一旦禀生之后也已确定，因此最重要的就是后天脾胃饮食水谷之精气，先天之精气非胃气不能滋之，李东垣的最大贡献就在于此！

李老在讲中医大病的治疗思路时，对糖尿病、高血压、高血脂、高尿酸、代谢综合征等，在标证不明显时，都主张以附桂理中汤为基本方，重在扶助后天脾胃之阳气，自能胜邪驱邪，固住根本。理中、大理中、附桂理中，更胜仲景一筹。但治本一定要假以时日，不可求其速效。

阳气要维持一定的量，但这个量我们无法度量，中医讲"虚者得见，盛者不可得见"。但要维持这个阳气，禀生之后，脾胃是最重要的。阳气是人体健康的基础，脾胃化生的水谷精微是阳气的最重要来源。李老在深圳讲"四逆汤不但是救命之方，也是保健之方"，保健即是保护阳气，冷饮、空调皆有戕害阳气之虞。

2. 气郁病　五郁为纲，五脏之郁，肝郁为本；六经之郁，三阳为纲。赵献可云："凡三阳病，当从郁看。"五郁出自《素问·六元正纪大论》，张景岳在《类经·运气类》注云："天地有五运之郁，人身有五脏之应，郁则结聚不行，乃致当升不升，当降不降，当化不化，而郁病作矣。"

木郁达之——四逆散、逍遥散、越鞠丸、柴胡疏肝散。

火郁发之——火郁汤、升阳散火汤。

土郁夺之——承气类。

金郁泻之——葶苈大枣泻肺汤。

水郁折之——五苓散、十枣汤、舟车丸、禹功散。

李老在第一次扶阳论坛上讲，用四逆汤、续命汤治疗忧郁症100多例，一出汗病就好了。为什么？因为忧郁症就是人体的阳气郁滞，通过扶阳、通阳，气机通畅，病自然就好了。

3．气机病　《素问·六微旨大论》云："升降出入，无器不有。"即气的运动障碍问题。

升阳：升陷汤、举元煎、补中益（升）气汤、黄芪、升柴羌葛、桔梗等，一切脏器下垂、气机下陷、眩晕、久泻、遗尿失禁之类。实际上，桂枝汤（阳旦汤）、青龙剂（东方之神）也是生发之剂。

降阳：温氏奔豚汤、旋覆代赭汤、镇肝熄风汤、白虎汤、承气汤也是降阳之剂。可治高血压、头痛、烦躁失眠之类。吴荣祖讲的温潜法、秘阳法皆在此列。

通阳：阳气外出，麻桂、续命类。四肢为阳气之末，故多可治四肢病变。

敛阳：阳气内入，生脉饮、来复汤、乌梅汤，可治阳气欲脱、津血耗散之类，如大汗、久泻、气微脉微等。

阳气的升降出入皆以阳气不虚为基础！

自然界是一个有机联系的整体，天人相应即是通过阳气相通应，"生气通天"即是此意！大体上说，一天当中，平旦阳气升，日中阳气隆，日西阳气降，至夜阳气入。一年当中，春日阳气升，夏日阳气盛，秋日阳气收，冬日阳气藏。

人体一定要与四时相应，进行"四气调神"。《素问·生气通天论》云："虽有大风苛毒，弗之能害，此因时之序也。"

4．气化病　中医学的气化有两个方面的意义：一是气血精津液之间的相互转化，多用以指导治疗气血津精液亏虚；二是以阳气化阴邪，多用以指导治疗痰饮、肿瘤等。前者多是生理上的，而后者多讲病理和治疗，阳化气，阴成形，此之谓也。

阳气不化，凡一切有形之邪皆阳气不化所致。凡一切阴血之亏皆可以阳化阴。阳虚可助阳，阴虚也可以助阳。阳气可以助人身之一切气化。助阳可以治人身一切病证。李老治疗肿瘤晚期，强调"但扶其正，任邪自去"。附桂理中汤、破格救心汤、阳和汤之类加减变通，也是重点从扶助先后两天之阳气着眼。肿瘤、"再障"、虚劳之类可以照此思路治疗。

三、几个问题

1．经气与三焦的问题。《素问·刺节真邪论》云："经气者，真气也。"《中藏经》谓："三焦者，人之三元之气也，号曰中清之腑，总领五脏六腑、荣卫经络、

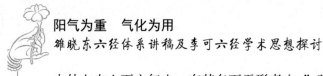

内外左右上下之气也，有其名而无形者也。"张锡纯提出人之气化以三焦为总纲，"人之一身，皆气所撑悬也。此气在下焦为元气，在中焦为中气，在上焦为大气。"

2. 阳气虚衰是一切阳气病的基础。气机病、气郁病、气化病大多在阳气亏虚的基础上发生，万病不治，求治于阳虚。大多数疾病，当标证不急时，扶阳治本是没错的。由此可以理解李老多用附桂理中、大理中之意。

3. 治病求本的问题。一是要探求辨析人体本身阳气的状态，是气虚病？气郁病？气机病？气化病？二是要探求辨析病人即时所处环境的阳气状态，如春升、夏盛、秋收、冬藏，如平旦阳气升、日中阳气隆、日夕阳气收、入夜阳气藏。如陈士铎的迎春汤、养夏汤、润秋汤、暖冬汤、东南治法、西北治法等，都可作为范例。如空调病、冷饮病、凉茶病等。

4. "春夏养阳，秋冬养阴"的问题。人身一小宇宙，人体的阳气一定要和自然界的阳气相和谐。《素问》讲"生气通天"即是此意。整个《生气通天论》就是讲阳气自病。因此，反复强调"因时之序"。春夏养阳就是指春夏季节，人体要和自然界的阳气升发状态相和谐；秋冬养阴就是指秋冬季节，人体要和自然界的阳气收藏状态相和谐，绝不是要大家滋补肾阴。《素问·四气调神论》为具体范例。

5. 神的问题。广义的神是人体整个生命活动的外在表现，狭义的神是指人的意识思维活动，两者都是人体阳气的外在表现。郑钦安云："神者，阳之灵也。"神是人体阳气的灵魂。张仲景讲"但欲寐"是指阳气虚衰，《素问·汤液醪醴论》讲"神不使"是讲阳气不能运转。这类情况都属病危病重。

6. 经气的运行问题。经气的运行有两种方式，一是循着经络有顺序地运行，一是循着三焦的升降出入。三焦气化几乎涵盖了所有脏腑的气化功能，因此它是人体生命活动的重要基础。唐容川所说"三焦者，人身之膜膈也"，我的理解即是人身的组织间隙，亦即"玄府"。《素问·六微旨大论》所说"出入废则神机化灭，升降息则气立孤危"，是讲人体阳气循着三焦的升降出入一旦停止，生命就将完结。

我在这里只是进一步阐述李老的阳气自病的观点，不是废除阴阳学说，不是废除三焦、五脏、六经辨证，而是站在气一元论的层面上考虑问题，可以高屋建瓴，易于把握全局，不易搞错，是可以解决大方向问题的，而不是要废除阴阳、六经、脏腑学术体系。